基层医生药物处方集丛书

肿 瘤
治疗药物处方集

U0294980

总主编　孙淑娟

主　编　陈　旭　徐云峰

副主编　王峥嵘　郭益俊

编　者　（按姓氏笔画排序）

王峥嵘　王茹稼　朱燕舞　孙华丽

沈　健　张慧敏　陈　旭　庞晓平

徐云峰　郭益俊

人民卫生出版社

图书在版编目（CIP）数据

肿瘤治疗药物处方集 / 孙淑娟主编 . —北京：人民卫生
出版社，2018

（基层医生药物处方集丛书）

ISBN 978-7-117-27858-4

Ⅰ.①肿… Ⅱ.①孙… Ⅲ.①肿瘤 - 用药法 Ⅳ.①R730.5

中国版本图书馆 CIP 数据核字（2018）第 293422 号

| 人卫智网 | www.ipmph.com | 医学教育、学术、考试、健康，购书智慧智能综合服务平台 |
| 人卫官网 | www.pmph.com | 人卫官方资讯发布平台 |

基层医生药物处方集丛书

肿瘤治疗药物处方集

总 主 编：孙淑娟

分册主编：陈 旭 徐云峰

出版发行：人民卫生出版社（中继线 010-59780011）

地 址：北京市朝阳区潘家园南里 19 号

邮 编：100021

E - mail：pmph @ pmph.com

购书热线：010-59787592 010-59787584 010-65264830

印 刷：三河市尚艺印装有限公司

经 销：新华书店

开 本：850×1168 1/32 **印张**：12.5

字 数：313 千字

版 次：2019 年 2 月第 1 版 2019 年 2 月第 1 版第 1 次印刷

标准书号：ISBN 978-7-117-27858-4

定 价：45.00 元

打击盗版举报电话：010-59787491 E-mail：WQ @ pmph.com

（凡属印装质量问题请与本社市场营销中心联系退换）

序

处方集应该属于指导药物应用的权威书籍，可以规范药物使用、减少不合理用药。其内容应涵盖药物的基本信息、临床应用规范与临床应用经验总结，且内容应定期更新。我国于2010年出版了《中国国家处方集（化学药品与生物制品卷）》就是这方面的典范。

《基层医生药物处方集丛书》就是以基层专科疾病治疗药物为重点，以药品说明书为基本信息，增加了药物临床应用实践经验。整套系列丛书设有9个分册，覆盖了大部分药物治疗相关的各专科疾病，包括：感染性疾病、心血管系统疾病、内分泌系统疾病、神经系统疾病、呼吸系统疾病、消化系统疾病、泌尿系统疾病、肿瘤与重症疾病。

每个分册包含本专科相关疾病的定义、范畴与分类的概述，简单介绍各类疾病的病因、临床表现、诊断与治疗原则，并且综述每一类药物的开发应用情况，详细阐述每个药物的使用精解，包括：其他名称、药物特征（类别、药代特征、药效特征）、适应证、剂型与特征、用法用量、不良反应、禁忌证、药物相互作用、注意事项、FDA妊娠/哺乳分级与用药实践。药品的基本信息基于药品说明书，且做到简明扼要、准确可靠。"用药实践"版块加入了说明书中没有的临床实践经验总结、指南推荐、FDA与NMPA安全警示、超说明书应用情况与药物过量解救等内容，这使读者既能了解每个药物的基本内容，又能掌握每个药物的应用进展与用药安全警示，成为本丛书最大的亮点。

　　《基层医生药物处方集丛书》的总主编是孙淑娟博士,她长期从事临床药学实践与临床药师培养工作,在多个临床科室工作实践过,经常参与院内、外临床多学科会诊(MDT 活动),了解临床工作中的实际需求,也具有扎实的药物治疗学知识。因此,由孙淑娟博士主持编写的本套丛书,突出实用性,以解决临床药物治疗中的实际问题为主线,注重药物基本信息和临床治疗实践的结合,尤其适合基层的医生、药师(特别是临床药师)的临床工作需求,也是其他医务工作者的案头参考手册。

　　一本好书,需要著者倾其智慧,呕心沥血;一本好书,也期待读者研读参考,批评指正! 所以,期待,在读者和著者的互动岁月中,慢慢成长为经典!

刘治军

2018 年 10 月于北京

前　言

目前，恶性肿瘤严重危害着我国人民的生命健康，更是引起我国城市居民因疾病死亡的首要原因。同样，恶性肿瘤的预防和治疗也是当前全世界关注的热点。药物治疗是控制恶性肿瘤的主要手段之一，但抗肿瘤药物基于自身的药理作用与明显的毒副作用，与其他药物相比有诸多差异和注意事项。

我国发展临床药师队伍已有多年，已有大批接受过培训的临床药师积极参与药物治疗工作中，但如何才能发挥临床药师的作用，是一个仍在摸索的过程。以药物合理应用为切入点，发挥临床药师的专业特长，解决临床实际用药问题，是临床药师开展临床药学工作的基础。《肿瘤治疗药物处方集》的编写正是为了满足抗肿瘤方向的临床药师和基层医师能掌握抗肿瘤药物在临床实际用药过程中的注意事项而编写。

《肿瘤治疗药物处方集》的编写主要参考了国内外相关专业最新书籍与文献，邀请了具有丰富经验的肿瘤科医师和抗肿瘤方向临床药师共同编写。本书第一章为概论，概述了肿瘤和抗肿瘤药物的分类等。第二章至第八章按照药物分类展开详述，尤其是"用药实践"版块加入了说明书中没有的临床实践经验总结、指南推荐和研究进展等内容，是本书最大的亮点，使读者既能了解每个药物的基本内容，又能掌握每个药物的应用进展和用药安全注意事项，以供大家在实践工作中参考。第九章是根据治疗指南和最新参考文献，综述了抗肿瘤药物给药过程中出现的常见不良反应类别、临床表现、实验室检查及其处理方案等方面的内容。第十章则概述了常见恶性肿瘤疾病的流行病学、临床表现和分期等，同时也重点总结了常用化疗方案及其给药过程中的注意事项（包括给药剂量、给药周期、给药顺序等）。

《肿瘤治疗药物处方集》由抗肿瘤方向临床药师和临床医师共同编写，其内容既体现了专业性、学术性与规范性，又体现了先进性与实用性，适合于广大临床医师和临床药师应用。

关于药物的 FDA 妊娠分级，虽然美国已不再沿用，但目前国内尚无其他标准方便大家参考，临床上在考虑妊娠期用药安全时还仍然会参考此分级标准，因此，此书中仍然保留了每个药 FDA 妊娠/哺乳分级情况及用药注意事项，仅供大家参考。

由于水平有限，肯定存在诸多不足和疏漏之处，恳请关心此书的前辈、专家、学者和同行给予赐教，我们将不胜感激。

陈 旭

2018 年 11 月

目　录

第一章 概　　论

　　恶性肿瘤是当前威胁人类健康的最严重疾病之一,是全球突出的公共卫生问题,疾病的总发生率在全球都呈上升趋势。根据国家癌症中心联合中国医学科学院北京协和医学院肿瘤医院发布的 2014 年中国分地区恶性肿瘤发病和死亡分析数据,我国 2014 年恶性肿瘤发病率为 287.07/10 万,新发恶性肿瘤病例约 380.4 万,死亡病例 229.6 万。在此之前我国 2008 年原卫生部公布的第三次死因回顾性调查结果揭示与生态环境、生活方式相关的肿瘤呈现持续性增长趋势。生态环境的改变如空气、水、土壤的污染,臭氧层的减少和生态平衡的破坏导致恶性肿瘤发生风险增加;生活方式的改变如饮食结构、饮食习惯(吸烟、饮酒、高脂肪饮食等)和行为方式(焦虑等)导致部分肿瘤的发生率增高。

第一节　肿瘤的定义及分类

一、肿瘤的定义

　　肿瘤本质上是细胞的异常增殖,是机体正常细胞在多种致瘤因素的作用下发生基因水平调控失常,导致其克隆性异常增生而形成的新生物。换而言之,肿瘤细胞来源于正常细胞,但与正常细胞相比,其细胞结构、功能和代谢方面均有明显的差异,具有超过正常细胞的快速增殖能力,这种增殖的能力通常

1

和机体不相协调。

根据生长特性和对机体的破坏程度,肿瘤可以分为良性和恶性两大类(若无特殊指出,本书述及的肿瘤均为恶性肿瘤)。良性肿瘤是无浸润和转移能力的肿瘤,它的发生通常有明显的刺激因素,并且细胞增生往往局限于一定程度和一定时间,当刺激因素消除后即停止生长。良性肿瘤通常有包膜或边界清晰,呈膨胀式生长,生长速度缓慢,瘤细胞分化成熟,对机体危害小。而恶性肿瘤正好相反,是具有浸润和转移能力的肿瘤,通常没有包膜或边界模糊,可向周围组织浸润性生长,或通过淋巴道或血道等转移至远处器官,其生长迅速,瘤细胞分化不成熟,容易复发,对机体危害大。也有部分肿瘤是介于良性和恶性之间的,称之为"临界性肿瘤"或"交界性肿瘤"。

世界卫生组织(WHO)2006 年把恶性肿瘤定义为一种慢性病,即病理变化缓慢、病程长、短期内不能治愈或终身不能治愈的疾病,这可能基于以下几点原因:肿瘤的发生和发展是一个相对漫长的过程,包括较长的潜伏期和发病阶段。肿瘤的发生和发展是内外因共同作用下的结果,外部因素如生态环境的恶化、不良生活方式、电离辐射和病毒感染,内部因素如遗传、营养与内分泌失调、细胞免疫缺损和长期过度应激反应等。从一定意义上说,肿瘤的发生是癌基因(Oncogene)的激活和(或)抑癌基因(Tumor Suppressor Gene)失活的结果。

目前人们对肿瘤的认识有以下几点共识:

(一)肿瘤是一种慢性病,是可预防、可治疗、甚至是可治愈的疾病。

(二)肿瘤是由机体正常细胞转变而来的,并非外源性。

(三)肿瘤的发生和发展是一个多因素参与和作用的极为复杂的生物学现象,通常认为是外因和内因共同作用的结果。外因包括环境因素、不良生活方式、电离辐射和病毒感染等;内因有遗传、营养与内分泌失调、细胞免疫缺损和长期过度应激反应等。

（四）基因调控在肿瘤的发生和发展中有重要作用。正常细胞的基因中存在于原癌基因和抑癌基因，原癌基因表达的产物参与细胞增殖、分化等重要生理调节过程。如果当细胞受到内外因素作用时可通过突变、重组等发生结构或表达水平的异常，原癌基因转化为能促进细胞转化的癌基因，最终形成肿瘤。反之，抑癌基因能抑制细胞生长增殖，是隐性基因，当发生缺少、丢失、失活或变异时会导致肿瘤或促进肿瘤的发展。

（五）部分肿瘤有明显的家族遗传倾向性，如乳腺癌、结肠癌和卵巢癌等。

（六）为了防治需要，可以将肿瘤的发生发展分为以下五个阶段：

1. 癌前阶段：细胞已发生一定改变，但仍然不是癌，可以双向发展，结局随病变的轻重、范围、部位以及致癌因子是否消除等因素而异。

2. 原位癌（一般称为 0 期）：细胞刚刚发生恶变，位置局限于皮肤和黏膜内，尚未突破基膜的最早期上皮恶性肿瘤，又称上皮内癌或浸润前癌。

3. 浸润癌（一般用 T 代表）：细胞已由发生的部位向深处浸润，侵入固有层或黏膜下层。

4. 局部或区域性淋巴结转移（一般用 N 代表）：细胞由发生的组织随淋巴管液沿淋巴管转移到淋巴结，并以此为中心生长出同样肿瘤；

5. 远处播散（一般用 M 代表）：肿瘤细胞随血流转移到远处器官。

二、肿瘤的分类

恶性肿瘤从组织学上主要可以分为两大类：一类是由上皮

细胞转化而来的称为癌,占所有恶性肿瘤的90%以上。可以根据细胞的来源进一步划分,如来自鳞状上皮细胞称为鳞癌,来自涎腺上皮细胞称为腺癌。另一类是由间叶组织恶变形成(间叶组织包括脂肪组织、血管和淋巴管、平滑肌、横纹肌、纤维组织、骨组织等),称为肉瘤。目前全世界统一的肿瘤分类是由WHO制定的。表1-1列举了各组织来源的主要肿瘤分类。

表1-1　肿瘤分类列举

组织来源	良性肿瘤	恶性肿瘤	好发部位
(一)上皮组织			
鳞状上皮	乳头状瘤	鳞状细胞癌	乳头状瘤见于皮肤、鼻、鼻窦、喉等处;鳞癌见于宫颈、皮肤、食管、鼻咽、肺、喉和阴茎等处
基底细胞	-	基底细胞癌	头面部皮肤
腺上皮	腺瘤	腺癌(各种类型)	腺瘤多见于皮肤、甲状腺、胃、肠;腺癌见于胃、肠、乳腺、甲状腺等
	黏液性或浆液性囊腺瘤	黏液性或浆液性囊腺癌	卵巢
	多形性腺瘤	恶性多形性腺瘤	涎腺
移行上皮	乳头状瘤	移行上皮癌	膀胱、肾盂
(二)间叶组织			
纤维结缔组织	纤维瘤	纤维肉瘤	四肢
纤维组织细胞	纤维组织细胞瘤	恶性纤维组织细胞瘤	四肢
脂肪组织	脂肪瘤	脂肪肉瘤	脂肪瘤多见于皮下组织;脂肪肉瘤多见于下肢和腹膜后

4

组织来源	良性肿瘤	恶性肿瘤	好发部位
平滑肌组织	平滑肌瘤	平滑肌肉瘤	子宫和胃肠
横纹肌组织	横纹肌瘤	横纹肌肉瘤	横纹肌瘤多见于头颈部、生殖道等部位；横纹肌肉瘤多见于头颈、生殖泌尿道及四肢末端
血管和淋巴管组织	血管瘤、淋巴管瘤	血管肉瘤、淋巴管肉瘤	皮肤和皮下组织、舌、唇等
骨组织	骨瘤	骨肉瘤	骨瘤多见于颅骨、长骨；骨肉瘤多见于长骨两端，以膝关节上下尤为多见
	巨细胞瘤	恶性巨细胞瘤	股骨上下端、胫骨上端、肱骨上端
软骨组织	软骨瘤	软骨肉瘤	软骨瘤多见于手足短骨；软骨肉瘤多见于盆骨、肋骨、股骨、肱骨及肩胛骨等
滑膜组织	滑膜瘤	滑膜肉瘤	膝、踝、肩和肘等关节附近
间皮	间皮瘤	恶性间皮瘤	胸膜、腹膜
（三）淋巴造血组织			
淋巴组织	–	淋巴瘤	颈部、纵隔、肠系膜和腹膜后淋巴结
造血组织	–	各种白血病	淋巴造血组织
	–	多发性骨髓瘤	椎骨、胸骨、肋骨、颅骨和长骨
（四）神经组织			
神经鞘膜组织	神经纤维瘤	神经纤维肉瘤	单发性：全身皮神经；多发性：深部神经及内脏也受累
神经鞘细胞	神经鞘瘤	恶性神经鞘瘤	头、颈、四肢等处神经

续表

组织来源	良性肿瘤	恶性肿瘤	好发部位
胶质细胞	胶质细胞瘤	恶性胶质细胞瘤	大脑
原始神经细胞	–	髓母细胞瘤	小脑
脑膜组织	脑膜瘤	恶性脑膜瘤	脑膜
交感神经节	节细胞神经瘤	神经母细胞瘤	节细胞神经瘤多见于纵隔和腹膜后;神经母细胞瘤多见于肾上腺髓质

（五）其他肿瘤

组织来源	良性肿瘤	恶性肿瘤	好发部位
黑色素细胞	色素痣	恶性黑色素瘤	皮肤、黏膜
胎盘滋养叶细胞	葡萄胎	绒毛膜上皮癌、恶性葡萄胎	子宫
性索	支持细胞瘤、间质细胞瘤	恶性支持细胞瘤、恶性间质细胞瘤	卵巢、睾丸
	颗粒细胞瘤	恶性颗粒细胞瘤	卵巢
生殖细胞	–	精原细胞瘤	睾丸
	–	无性细胞瘤	卵巢
	–	胚胎性癌	睾丸、卵巢
三个胚叶组织	畸胎瘤	恶性畸胎瘤	卵巢、睾丸、纵隔和骶尾部

根据细胞系的来源，血液系统肿瘤可进一步分为四种类型：髓系肿瘤、淋巴系肿瘤、组织细胞肿瘤和肥大细胞肿瘤。每一类肿瘤又根据细胞形态、免疫表型、遗传学特征和临床特点

等确定不同病种。表 1-2 和表 1-3 分别是髓系肿瘤和急性白血病、淋巴瘤的具体分类。其中白血病（leukemia）是一类造血干细胞恶性克隆性疾病，是由于造血干细胞、祖细胞在分化的不同阶段发生分化阻滞、凋亡障碍和恶性增殖，导致细胞停滞于发育的不同阶段。临床主要表现是异常白细胞或幼稚细胞浸润各种组织，抑制正常的造血过程。根据成熟程度和自然病程，可以细分为急性白血病和慢性白血病。急性白血病细胞以异常原始细胞和早期幼稚细胞为主，发展较快，病程短；慢性白血病细胞分化停滞于较晚阶段，以异常成熟细胞为主，其次为幼稚细胞，发展较慢，病程长。

表 1-2 2016 年 WHO 髓系肿瘤和急性白血病分类

分类	具体病种
骨髓及骨髓增生性肿瘤（MPN）	[慢性髓系白血病（CML），BCR-ABL1 阳性]、慢性中性粒细胞白血病（CNL）、真红细胞增多症（PV）、原发性骨髓纤维化（PFM）、[PMF，纤维化前 / 早期]、[PMF，明显纤维化期]、特发性血小板增多症（ET）、[慢性嗜酸粒细胞性白血病，NOS]、MPN 无法分类、Mastocytosis 肥大细胞增多症
伴嗜酸粒细胞增多和 PDGFRA，PDGFRB 或 FGFR1 异常，或伴 PCM1-JAK2 的髓系或淋系肿瘤	伴 PDGFRA 重排的髓系或淋系肿瘤、伴 PDGFRB 重排的髓系或淋系肿瘤、伴 FGFR1 重排的髓系或淋系肿瘤、临时病种：伴 PCM1-JAK2 的髓系或淋系肿瘤
骨髓增生异常 / 骨髓增殖性肿瘤（MDS/MPN）	慢性粒细胞白血病（CNL）、[不典型慢性粒细胞白血病（aCML），BCR-ABL1 阴性]、幼年型粒单细胞白血病（JMML）、伴环形铁幼粒细胞和血小板增多的 MDS/MPN（MDS/MPN-RS-T）、MDS/MPN 不能分类

分类	具体病种
骨髓增生异常综合征（MDS）	伴单系病态造血的 MDS、伴环形铁幼细胞的 MDS（MDS-RS）、伴环形铁幼细胞和单系病态造血的 MDS、伴环形铁幼细胞和多系病态造血的 MDS、伴多系病态造血的 MDS、原始细胞过多的 MDS、伴孤立 del（5q）的 MDS、MDS 不能分类、临时类型：儿童难治性血细胞减少症、伴胚系易感性髓系肿瘤
急性髓系白血病（AML）和相关肿瘤	伴遗传学异常的 AML 　AML 伴 t（8；21）（q22；q22.1）；RUNX1-RUNXIT1 　AML 伴 inv（16）（p13.1q22）或 t（16；16）（p13.1；q22）；CBFB-MYH11 　APL 伴 PML-RARA 　AML 伴 t（9；11）（p21.3；q23.3）；MLLT3-KMT2A 　AML 伴 t（6；9）（p23；q34.1）；DEK-NUP214 　AML 伴 inv（3）（q21.3q26.2）或 t（3；3）（q21.3；q26.2）；GATA2，MECOM 　AML（原始巨核细胞）伴 t（1；22）（p13.3；q13.3）；RBM15-MKL1 　临时分类：AML 伴 BCR-ABL1 　AML 伴 NPM1 突变 　AML 伴 CEBPA 等位基因突变 　临时分类：AML 伴 RUNX1 突变 伴骨髓增生异常改变 AML 治疗相关髓系肿瘤 AML 无法分类 　AML 微分化型、AML 不伴成熟型、AML 伴成熟型、急性粒单细胞白血病、急性原始单核细胞/单核细胞白血病、纯红系白血病、急性原始巨核细胞白血病、急性碱性粒细胞白血病、急性全髓增殖伴骨髓纤维化

分类	具体病种
	髓系肉瘤
	唐氏综合征相关髓系增殖
	暂时异常的髓系造血（TAM）、唐氏综合征相关髓系白血病
系未明急性白血病	急性未分化型白血病、混合表型急性白血病（MPAL）伴 t（9；22）（q34.1；q11.2）；BCR-ABL1、混合表型急性白血病伴 t（v；11q23.3）；MLL 重排、[MPAL, B/髓系, NOS]、[MPAL, T/髓系, NOS]
B 原始淋巴细胞白血病/淋巴瘤	[B 原始淋巴细胞白血病/淋巴瘤，NOS]、B 原始淋巴细胞白血病/淋巴瘤伴重现性遗传学异常、B 原始淋巴细胞白血病/淋巴瘤伴 t（9；22）（q34.1；q11.2）；BCR-ABL1、B 原始淋巴细胞白血病/淋巴瘤伴 t（v；11q23.3）；MKT2A 重排、B 原始淋巴细胞白血病/淋巴瘤伴 t（12；21）（p13.2；q22.1）；ETV6-RUNX1、B 原始淋巴细胞白血病/淋巴瘤伴超二倍体、B 原始淋巴细胞白血病/淋巴瘤伴低二倍体、B 原始淋巴细胞白血病/淋巴瘤伴 t（5；14）（q31.1；q32.3）TL3-IGH、B 原始淋巴细胞白血病/淋巴瘤伴 t（1；）（q23；p13.3）；TCF3-PBX1、临时分类：B 原始淋巴细胞白血病/淋巴瘤，BCR-ABL1 样、B 原始淋巴细胞白血病/淋巴瘤 Iamp21
T 原始淋巴细胞/淋巴瘤	临时分类：早期 T 细胞前体淋巴细胞白血病、临时分类：自然杀伤（NK）细胞原始淋巴细胞白血病/淋巴瘤

表 1-3 2016 年 WHO 淋巴瘤分类

分类	具体病种
成熟 B 细胞肿瘤	白血病 / 小淋巴细胞淋巴瘤、单克隆性 B 细胞淋巴细胞增多症、B 细胞幼淋巴细胞白血病、脾边缘带淋巴瘤、毛细胞白血病、淋巴浆细胞淋巴瘤、Waldenström 巨球蛋白血症、[意义未明的单克隆丙种球蛋白症（MGUS），IgM]、重链病（μ、γ、α）、[意义未明的单克隆丙种球蛋白病（MGUS），IgG/A]、浆细胞骨髓瘤、孤立性骨浆细胞瘤、髓外浆细胞瘤、单克隆免疫球蛋白沉积病、黏膜相关淋巴组织结外边缘区淋巴瘤（MALT 淋巴瘤）、富于 T 细胞 / 组织细胞的大 B 细胞淋巴瘤、原发性中枢神经系统（CNS）弥漫大 B 细胞淋巴瘤、原发皮肤的弥漫大 B 细胞淋巴瘤，腿型、EB 阳性弥漫大 B 细胞淋巴瘤，NOS、EB 病毒阳性黏膜皮肤溃疡、弥漫大 B 细胞淋巴瘤相关慢性炎症、淋巴瘤样肉芽肿病、原发性纵隔（胸腺）大 B 细胞淋巴瘤、血管内大 B 细胞淋巴瘤、ALK$^+$ 大 B 细胞淋巴瘤、浆母细胞性淋巴瘤、原发性渗出性淋巴瘤、HHV8$^+$ 弥漫大 B 细胞淋巴瘤，NOS、Burkitt 淋巴瘤、伴 11q 异常的 Burkitt 样淋巴瘤、伴 MYC、BCL 和 / 或 BCL6 重排的高级别 B 细胞淋巴瘤、高级别 B 细胞淋巴瘤，NOS、B 细胞淋巴瘤，不可归类，其特征介于弥漫大 B 细胞淋巴瘤和经典型霍奇金淋巴瘤之间 淋巴瘤 / 白血病，不可归类 　脾脏弥漫性红髓小 B 细胞淋巴瘤 　毛细胞白血病变异型 淋巴结边缘区淋巴瘤 　小儿淋巴结边缘区淋巴瘤 滤泡淋巴瘤 　原位滤泡瘤 　十二指肠球部滤泡淋巴瘤

分类	具体病种
	小儿滤泡淋巴瘤
	伴 IRF4 重排大 B 细胞淋巴瘤
	原发性皮肤滤泡中心淋巴瘤
	套细胞淋巴瘤
	原位套细胞瘤
	弥漫性大 B 细胞淋巴瘤, NOS
	生发中心 B 细胞型
	活化 B 细胞型
成熟 T 和 NK 细胞瘤	T 细胞型造血干细胞白血病、T 细胞型大颗粒淋巴细胞白血病、慢性 NK 细胞淋巴增殖性疾病、侵袭性 NK 细胞白血病、侵袭性 NK 细胞白血病、儿童系统性 EB 病毒阳性 T 细胞淋巴瘤、种痘样水疱病样淋巴组织增生性疾病、成人 T 细胞淋巴瘤 / 白血病、髓外 NK-/T 细胞淋巴瘤, 鼻型、肠病相关 T 细胞淋巴瘤、单形性向表皮肠道 T 细胞淋巴瘤、胃肠道惰性 T 细胞淋巴组织增生性疾病、肝脾 T 细胞淋巴瘤、皮下脂膜炎样 T 细胞淋巴瘤、蕈样肉芽肿、Sézary 综合征、原发性皮肤 CD30+T 细胞淋巴组织增生性疾病
	淋巴瘤样丘疹病
	原发性皮肤间变性大 B 细胞淋巴瘤
	原发性皮肤 γδT 细胞淋巴瘤、原发性皮肤侵袭性亲表皮 CD8 阳性细胞毒性 T 细胞淋巴瘤、原发性皮肤肢端 CD8$^+$T 细胞淋巴瘤、原发性皮肤 CD4$^+$ 小 / 中型 T 细胞淋巴组织增生性疾病、外周 T 细胞淋巴瘤, NOS、血管免疫母细胞性 T 细胞淋巴瘤、滤泡 T 细胞淋巴瘤、结内外周 T 细胞淋巴瘤, 呈 TFH 表型、[间变性大细胞淋巴瘤, ALK$^+$]、[间变性大细胞淋巴瘤, ALK$^-$]、隆胸相关间变性大细胞淋巴瘤

分类	具体病种
霍奇金淋巴瘤	结节性淋巴细胞为主型霍奇金淋巴瘤
	经典型霍奇金淋巴瘤
	结节性硬化型经典霍奇金淋巴瘤、淋巴细胞丰富型经典霍奇金淋巴瘤、混合细胞型经典霍奇金淋巴瘤、淋巴细胞耗竭型经典霍奇金淋巴瘤
移植后淋巴增殖性疾病（PTLD）	浆细胞增生型 PTLD、传染性单核细胞增多型 PTLD、传染性单核细胞增多型 PTLD、多形型 PTLD、单一型 PTLD（B 细胞型和 T/NK 细胞型）、经典型霍奇金淋巴瘤 PTLD
组织细胞及树突状细胞肿瘤	组织细胞肉瘤、朗格罕细胞组织细胞增生症、朗格罕细胞组织细胞肉瘤、未明确的树突状细胞肿瘤、未明确的树突状细胞肉瘤、滤泡树突状细胞肉瘤、滤泡树突状细胞肿瘤、播散性幼年性黄色肉芽肿、Erdheim-Chester 病

第二节 肿瘤病理类型及分期

一、肿瘤的分化定义

恶性肿瘤可以看成是细胞的异常分化结果。所谓的分化（differentiation）是原始干细胞在发育过程中逐渐演化为成熟的过程。分化可使细胞在形态、功能、代谢和行为等方面显示出不同的功能，从而形成不同的组织和器官。肿瘤的形成是细胞异常分化的结果，肿瘤病理学中的分化常指的是肿瘤细胞和其相应的正常细胞的相似程度，不同肿瘤的细胞分化程度是不同的。高分化（well differentiated）表示肿瘤细胞在细胞形态、功能、代谢和行为等方面和正常细胞相似，此类肿瘤分化程度较好,肿瘤细胞分裂速度较慢;低分化(poorly differentiated),表示肿瘤细胞分化程度差,极不成熟,或细胞形态明显异于正常细胞,但仍保留某些来源组织的痕迹,此类肿瘤细胞分裂速度较快;介于两者之间的称之为中分化(moderately differentiated)。少数肿瘤分化太差以至于无法确定分化方向时,称为未分化(undifferentiated)。

通常可以认为肿瘤细胞的分化程度越低,恶性程度越高,瘤体的生长速度更快,也更容易发生转移,同时对放化疗可能也更敏感。但不能简单地认为分化程度越差的肿瘤预后越差,在判断预后时需要与恶性肿瘤的种类、分期和治疗方法等进行综合评估。

二、肿瘤病理分级和分期

肿瘤的分型、分级和分期是评价肿瘤生物学行为和诊断的最重要指标,其中分级和分期主要用于恶性肿瘤的生物学行为和预后的判断。

(一)肿瘤的病理分级

恶性肿瘤的病理分级依据是肿瘤细胞的分化程度、异型性和核分裂象、肿瘤的类型等。对恶性肿瘤进行分级有助于表明肿瘤的恶性程度,利于临床制定治疗方案和判断预后。但鉴于肿瘤形态复杂,目前还没有统一的病理分级方法,国际上普遍采用的是3级法,也有部分采用4级、2级或不作进一步分级,有时也将良性肿瘤和恶性肿瘤一并分级(良性肿瘤定位0级)。

Broders分级法(1922年)根据未分化间变细胞的比例将鳞状细胞癌分成4级,代表由低到高逐步递增的恶性程度:

Ⅰ级:未分化间变细胞在25%以下。

Ⅱ级:未分化间变细胞在25%~50%。

Ⅲ级:未分化间变细胞在50%~75%。

Ⅳ级:未分化间变细胞在 75% 以上。

这种分类方法比较繁琐,现已普遍采用 3 级分类方法,用"Ⅰ""Ⅱ"和"Ⅲ"级表示,也可用"高分化""中分化"和"低分化"表示。

其他特殊分级法如:美国国立癌症研究所(NCI)的软组织肉瘤分级法、中枢神经系统肿瘤的 WHO 分级法、膀胱尿路上皮癌的 WHO 分类、前列腺癌的 Gleason 分级系统及乳腺癌的 Elston 和 Ellis 分级系统。

(二)肿瘤 TNM 分期

肿瘤的分期是根据原发肿瘤的大小、浸润的深度、范围以及是否累及邻近器官、有无局部和远处淋巴结转移、有无血源性或其他远处转移等参数确定,本质是反映肿瘤的侵袭转移程度,是评价肿瘤侵袭转移范围、病程进展程度、转归和预后的重要指标。

恶性肿瘤的病理分期系统一般特指 TNM 系统,是国际抗癌联盟(UICC)建议的一套被普遍接受的分期标准。该分期系统是基于肿瘤的范围(T, tumor)、淋巴结播散情况(N, node)和是否存在转移(M, metastasis)来执行。如果是根据临床分期得出的 TNM 分期,称为 cTNM;通过病理分期得到的可记为 pTNM。cTNM 是通过物理诊断、影像学、病理活检等手段取得的,往往是在患者进行诊断时做出,属于治疗前分期。pTNM 只针对接受手术切除肿瘤或探查肿瘤的患者,综合临床分期和手术结果所做出的,所以与 cTNM 相比,pTNM 分期是能更准确地反映肿瘤实际情况。需要注意的是,每种恶性肿瘤的 TNM 分期系统是不同的,TNM 中的含义也不尽相同。

全身各部位病理分期总定义见表 1-4。

表1-4　病理分期的定义

病理分期	定义
pT	原发肿瘤
pTX	组织学上无法评价原发性肿瘤
pT0	组织学上无原发性肿瘤的依据
pTis	原位癌
pT1-4	组织学上原发性肿瘤体积增大和(或)局部范围扩大
pN	区域淋巴结
pNX	组织学上无法评价区域淋巴结
pN0	组织学上无区域淋巴结转移
pN1-3	组织学上区域淋巴结累及增多
pM	远处转移
pMX	显微镜下无法评价远处转移
pM0	显微镜下无远处转移
pM1	显微镜下有远处转移
G	组织学分级
GX	无法评价分化程度
G1	高分化
G2	中分化
G3	低分化
G4	未分化

注：1. 原发性肿瘤直接侵犯到淋巴结，纳入淋巴结转移；淋巴引流区域的结缔组织中肿瘤直径＞3mm而无残留淋巴结的组织学证据时，纳入pN作为区域淋巴转移；肿瘤直径≤3mm则纳入pT，即为不延续的浸润。

2. 当肿瘤转移的大小作为pN分级中的一个标准，如乳腺癌，应测量转移灶的大小，而不是整个淋巴结的大小。

3. 在许多部位应记录有无原发性肿瘤组织学分级的信息。

特殊类型的 TNM 分期,如再治疗分期(rTNM)、尸检分期(aTNM)、同一部位多个原发肿瘤(pT(m)TNM)、初次综合治疗过程中或之后完成的分期(ycTNM、ypTNM)。

第三节　抗肿瘤药物的分类

化学治疗主要是利用抗肿瘤药物抑制细胞增殖和肿瘤生长的效应发挥作用,是当前控制恶性肿瘤的主要治疗方法之一。肿瘤的化学治疗发展迅速,尤其是随着对各类肿瘤的发生发展分子学机制的不断深入,至今为止,已有多种化学结构、不同作用机制的抗肿瘤药物应用于临床,其分类方法较多,主要有传统分类方法、根据细胞动力学分类和根据作用机制分类三种。

一、传统分类方法

主要根据药物的来源和作用机制分类。该分类方法应用时间长,便于记忆,但当下抗肿瘤药物的进展迅速,已不能完全概括,见表 1-5。

表 1-5　抗肿瘤药物的传统分类方法

类别	代表药物
烷化剂	环磷酰胺、异环磷酰胺、苯丁酸氮芥、达卡巴嗪、替莫唑胺等
抗代谢药	氟尿嘧啶、吉西他滨、阿糖胞苷、甲氨蝶呤、羟基脲、巯嘌呤、氟达拉滨等
铂类	顺铂、奈达铂、卡铂、奥沙利铂等
抗生素类	博来霉素、放线菌素 D、丝裂霉素、表柔比星、多柔比星等
植物来源	紫杉醇、多西他赛、长春新碱、长春瑞滨、依托泊苷、替尼泊苷、伊立替康等

类别	代表药物
激素类	地塞米松、他莫昔芬、来曲唑、阿那曲唑、依西美坦、己烯雌酚、甲羟孕酮、亮丙瑞林、戈舍瑞林、比卡鲁胺、氟他胺等
靶向制剂	伊马替尼、吉非替尼、厄洛替尼、埃克替尼、贝伐珠单抗、利妥昔单抗、曲妥珠单抗等
免疫调节药	IFNα-2b、IL-2 等
酶类	门冬酰胺酶、培门冬酶等

二、按细胞动力学分类

肿瘤细胞和正常细胞一样,增殖的过程是按照一定的细胞周期进行的。每个不同的细胞周期具有不同的生化过程,可以根据 DNA 的合成不同阶段分为 G_1、S、G_2、M 和 G_0 期。绝大多数抗肿瘤药物可以根据是否作用于细胞周期分为时相特异性药物和时相非特异性药物,但这种分法并非绝对,见表 1-6。

表 1-6 不同细胞周期的生化过程及细胞周期时相特异性药物

细胞周期	生化过程	代表药物
G_1	合成 DNA 需要的酶、RNA 和蛋白质	门冬酰胺酶、激素
S	DNA 合成	阿糖胞苷、吉西他滨、氟尿嘧啶、甲氨蝶呤、培美曲塞、嘌呤类药物、拓扑替康、伊立替康
G_2	进一步合成蛋白质和 RNA	博来霉素、依托泊苷、替尼泊苷
M	有丝分裂期,形成 2 个子代细胞	紫杉醇、多西他赛、长春碱类
G_0	休眠期	–

另外,只要细胞处于活化的细胞周期内,抗肿瘤药物就能发挥作用,而不需要依赖某一特定的时相,这类药物称为周期特异性药物;反之,如果抗肿瘤药物不论是否处于细胞周期都能起作用,称为周期非特异性药物。代表药物见表 1-7。

表 1-7　周期特异性 / 非特异性代表药物

类别	代表药物
细胞非周期特异性	铂类、烷化剂、大部分抗肿瘤抗生素
细胞周期特异性	抗代谢药、植物来源类、门冬酰胺酶及培门冬酶

三、按作用机制分类

该分类方法适应肿瘤药物的研究进展,并且同类药物具有一定的对比性,作用相同的药物可以适当相互替代。本书的编写即参照这种分类方法进行,见表 1-8。

表 1-8　按作用机制分类

作用靶点	类别	代表药物
DNA	1. 铂类	顺铂、卡铂、奥沙利铂等
	2. 烷化剂	盐酸氮芥、苯丁酸氮芥、环磷酰胺、异环磷酰胺、替莫唑胺、达卡巴嗪等
	3. 抗肿瘤抗生素	丝裂霉素、博来霉素、放线菌素 D 等
核酸	1. DNA 聚合酶抑制剂	阿糖胞苷、吉西他滨
	2. 二氢叶酸还原酶抑制剂	甲氨蝶呤、培美曲塞
	3. 胸苷酸合成酶抑制剂	氟尿嘧啶、卡培他滨、替加氟、卡莫氟、替吉奥等
	4. 嘌呤核苷酸合成抑制剂	巯嘌呤、磷酸氟达拉滨等

作用靶点	类别	代表药物
	5．核苷酸还原酶抑制剂	羟基脲
拓扑异构酶	拓扑异构酶抑制剂	拓扑替康、伊立替康、依托泊苷、替尼泊苷、蒽环类（表柔比星、多柔比星、米托蒽醌、柔红霉素等）
蛋白质	干扰有丝分裂和影响蛋白质合成的药物	紫杉醇、多西他赛、长春碱类（长春地辛、长春新碱、长春瑞滨）、门冬酰胺酶、培门冬酶
LHRH	LHRH 类似物	戈舍瑞林、亮丙瑞林、曲普瑞林
雄激素受体	雄激素受体拮抗剂	氟他胺、比卡鲁胺
雌激素受体	雌激素受体调节药	他莫昔芬、托瑞米芬
芳香化酶	芳香化酶抑制剂	来曲唑、阿那曲唑、依西美坦
–	糖皮质激素	地塞米松、泼尼松、泼尼松龙
–	孕激素	甲羟孕酮、甲地孕酮
–	诱导分化剂	维 A 酸、三氧化二砷
–	单克隆抗体	利妥昔单抗、曲妥珠单抗、贝伐珠单抗
EGFR	EGFR 拮抗剂	埃克替尼、厄洛替尼、吉非替尼
VEGFR	VEGFR 拮抗剂	索拉菲尼、伊马替尼
蛋白酶体	蛋白酶体抑制剂	硼替佐米

（陈　旭）

参 考 文 献

[1] 陈万青, 李贺, 孙可欣, 等 . 2014 年中国恶性肿瘤发病和死亡分析 . 中华肿瘤杂志, 2018, 40(1): 5~13.

[2] 陈竺. 全国第三次死因回顾抽样调查报告. 北京：中国协和医科大学出版社, 2008.

[3] 汤钊猷. 现代肿瘤学. 第 3 版. 上海：复旦大学出版社, 2011.

[4] Kaushansky K, Lichtman M, Beutler E, et al. 威廉姆斯血液学. 第 8 版. 陈竺, 陈赛娟, 译. 北京：人民卫生出版社, 2011.

[5] Skeel RT, Khleif SN. 癌症化疗手册. 第 8 版. 于世英, 译. 北京：科学出版社, 2012.

[6] 孙淑娟. 住院医师用药手册. 北京：人民卫生出版社, 2015.

[7] 朱雄增, 蒋国梁. 临床肿瘤学概论. 上海：复旦大学出版社, 2006.

[8] 许祖德, 陈增良. 病理学. 上海：复旦大学出版社, 2003.

[9] 李玉林. 病理学. 北京：人民卫生出版社, 2006.

第二章 作用于DNA分子结构的药物

本类药物包括烷化剂、铂类及某些抗生素，可与核酸和蛋白质亲核基团如巯基、羧基、羟基、氨基、磷酸基及杂环氮原子等进行烷基化作用，直接损伤 DNA 模板，阻止 DNA 复制，使细胞组成发生变异，影响细胞分裂，导致细胞死亡；也能使核酸、蛋白质、酶等生物活性成分的功能发生变化，影响细胞的生长和繁殖。本类药物为细胞周期非特异性药物，一般对 M 期和 G_1 或 G_2 期的杀伤作用较强。小剂量可阻止细胞周期 S 期进入 M 期，大剂量时可杀伤各期的增殖细胞和非增殖细胞，具有广谱的抗肿瘤作用。但由于选择性不高，在杀伤肿瘤细胞的同时可对多种生长活跃的正常组织和重要器官产生明显毒性。常见不良反应包括：骨髓抑制、消化道反应、心脏毒性、皮肤黏膜毒性、脱发、神经毒性、肺毒性及肝肾功能损伤等。在临床应用过程中，应权衡利弊、合理选择，必要时根据药物毒性反应酌情减低药物剂量甚至停药。

第一节 烷 化 剂

烷化剂是最早的抗肿瘤细胞毒性药物，它们通过烷化基团与 DNA 共价结合，可分为单功能烷化剂和双功能烷化剂。单功能烷化剂只有一个功能基团,而双功能有两个反应基团,能更有效地与 DNA 形成共价交联。最常见的烷化部位是鸟嘌呤的 N_7 和 O_6。交联形成后,细胞无法从 G_1 期进入 S 期,随后细胞进行 DNA 修复或者凋亡。本类药物是细胞周期非特异性药物,具有广谱抗肿瘤作用,尤其对快速分裂的肿瘤细胞敏感性高;本类药物的缺点是作用靶点选择性差,容易对骨髓、胃肠道上皮和生殖系统等生长旺盛的正常细胞产生较大的毒性;对体液免疫或细胞免疫也有较明显的抑制作用,所以导致临床应用受到一定限制。

按化学结构,本类药物主要可以分为氮芥类、乙撑亚胺类、磺酸酯及多元醇类、亚硝基脲类、三氮烯咪唑类和肼类,各类别代表药物见表 2-1。烷化剂耐药是多因素的,并且在不同烷化剂间耐药机制不同,例如对亚硝基脲的耐药可能是由 O_6- 酰基转移酶表达增加引起的。除了 DNA 修复,耐药细胞对烷化剂解毒活性较强,这种机制包括:谷胱甘肽增加、金属硫蛋白增加、谷胱甘肽转移酶增加。因考虑到基层医院抗肿瘤药物的普及性,本节将介绍氮芥类和三氮烯咪唑类药物(本书中其他章节罗列的药物亦遵此原则)。

表 2-1　烷化剂分类与代表药物

分类	代表药物
氮芥类	氮芥、苯丁酸氮芥、环磷酰胺、异环磷酰胺等
亚硝基脲类	卡莫司汀、洛莫司汀、司莫司汀、尼莫司汀
乙撑亚胺类	塞替派
磺酸酯及多元醇类	白消安
三氮烯咪唑类	达卡巴嗪、替莫唑胺
肼类	丙卡巴肼

一、氮芥类

（一）治疗药物概论

氮芥类药物来源于芥子气，起初作为第二次世界大战时期的一种毒气而使用。后来发现其对淋巴瘤有一定的治疗作用，但因其较强的毒副反应而未作为药用。后来研究人员对其结构进行了改造而得到了现在的氮芥类抗肿瘤药物。氮芥类药物是 β 芥氯乙胺类化合物的总称，其结构可分为烷基化和载体两部分。烷基化部分（即双 β 分氯乙胺基，也称为氮芥基）是抗肿瘤活性的功能基团；载体部分主要影响药物在体内的吸收、分布等药代动力学性质，通过选择不同的载体，可以达到提高药物选择性和疗效、降低毒性等目的。

（二）药物使用精解

盐酸氮芥 Chlormethione

【其他名称】

恩比兴，甲基氮芥，甲氯乙胺，双氯乙基甲胺安小辛、肿瘤良、恩比新、恩经兴

【药物特征】

氮芥是最早用于临床并取得突出疗效的抗肿瘤药物，为双氯乙胺类烷化剂的代表。氮芥可与鸟嘌呤第 7 位氮共价结合，产生 DNA 的双链内的交叉联结或 DNA 的同链内不同碱基的交叉联结。G_1 期及 M 期细胞对氮芥的细胞毒作用最为敏感，由 G_1 期进入 S 期延迟。大剂量时对各周期的细胞和非增殖细胞均有杀伤作用。

氮芥进入血中后迅速水解或与细胞的某些成分结合，在血中停留的时间只有 0.5~1 分钟，迅速分布于肺、小肠、脾、肾、肝及肌肉等组织中，脑含量最少。90% 在 1 分钟内由血中消除，24 小时内 50% 以代谢物形式排出。

【适应证】

1. 恶性淋巴瘤(尤其是霍奇金淋巴瘤)。

2. 癌性胸腔、心包及腹腔积液。

3. 外用可治疗皮肤蕈样霉菌病,也可辅助治疗白癜风。

【剂型与特征】

1. 注射剂 可静脉注射和腔内给药。

2. 外用搽剂 为浓溶液,可刺激和腐蚀皮肤,需稀释后使用;也可用注射剂加 0.9% 氯化钠注射液稀释后外用。

3. 酊剂 氮芥酊剂可通过对皮肤的刺激而使白斑处变黑。

【用法用量】

1. 静脉注射 每次 4~6mg/m^2(或 0.1mg/kg),加 0.9% 氯化钠注射液 10ml 由输液小壶或皮管中冲入,并用 0.9% 氯化钠注射液或葡萄糖注射液冲洗血管,每周 1 次,连用 2 次,休息 1~2 周重复。

2. 腔内给药 每次 5~10mg,加 0.9% 氯化钠注射液 20~40ml 稀释,在抽液后即时注入,每周 1 次,可根据需要重复。

3. 局部皮肤涂抹 ①本药注射剂新鲜配制:每次 5mg,加 0.9% 氯化钠注射液 50ml,每日 1~2 次,主要用于皮肤蕈样霉菌病;②本药搽剂,每 1ml 用乙醇稀释成 200ml(浓度为 0.05%)后涂擦患处。

【不良反应】

1. 骨髓抑制 为剂量限制性毒性,主要表现为白细胞和血小板减少,严重时可导致全血细胞减少。白细胞下降最低值在注射本药后第 7~10 天,停药 1~2 周后多可恢复。

2. 消化道反应 恶心、呕吐常出现于注射后 3~6 小时,可持续 24 小时。

3. 生殖功能影响 包括睾丸萎缩、精子减少、精子活动能力降低和不育,妇女可致月经紊乱、闭经。

4. 其他反应 包括脱发、乏力、头晕、注射于血管外时可引起溃疡。局部涂抹可产生迟发性皮肤过敏反应。常规剂量氮芥对肝肾功能无明显影响。

【禁忌证】

1. 骨髓严重抑制者及其他不适合化疗者禁用。

2. 对本药过敏者禁用。

3. 孕期及哺乳期妇女禁用。

【药物相互作用】

与氯霉素、磺胺药、保泰松等可能影响造血功能的药物联用,可加重骨髓损害。

【注意事项】

1. 本药剂量限制性毒性为骨髓抑制,故应密切观察血象变化,每周查血象1~2次。

2. 氮芥对局部组织刺激性强,若漏出血管外,可导致局部组织坏死,故严禁口服、皮下及肌内注射。药物一旦溢出,应立即予以处理。

3. 氮芥溶解后极易分解失去活性,尤其在中性和碱性pH条件下,故药物开封后应在10分钟内注入体内。

【FDA妊娠/哺乳分级】

D/L3级,孕妇及哺乳期妇女禁用。

【用药实践】

1. 局部刺激的处理　本药注射剂一旦漏出血管外,应立即使用0.25%硫代硫酸钠注射液或1%普鲁卡因注射液局部注射,用冰袋冷敷局部6~12小时。如果搽剂或酊剂接触健康皮肤应立即用2%硫代硫酸钠溶液洗涤,以防止皮肤溃烂。

2. 医护人员的安全防护　氮芥是作为战争毒气合成的,故对人体伤害较大。医护人员在配制药物过程中应注意避免使药物和黏膜接触,如果不小心溅到眼睛里应立即用0.9%氯化钠注射液冲洗,并用抗菌药物眼膏保护结膜和角膜。

环磷酰胺 Cyclophosphamide

【其他名称】

安道生，癌得星，癌得散，环磷氮芥，癌得量

【药物特征】

本药属于细胞周期非特异性药物。其在体外为无活性前体，进入体内经肝内微粒体氧化及包括肿瘤细胞在内的细胞内磷酸胺酶和磷酸酯酶参与下水解，变为活化作用型的磷酰胺氮芥而起作用。作用机制与氮芥相似，也可干扰 RNA 的功能；对 G_2 期细胞作用尤为显著。本药抗瘤谱广，对多种肿瘤有抑制作用。

环磷酰胺口服易吸收，迅速分布全身，约 1 小时后达血浆峰浓度，在肝脏转化释出磷酰胺氮芥，其代谢产物约 50% 与蛋白结合。静注后血浆半衰期 4~6 小时，48 小时内经肾脏排出 50%~70%，其中 68% 为代谢产物，32% 为原形。环磷酰胺大部分不能透过血 - 脑脊液屏障，脑脊液中的浓度仅为血浆的 20%。

【适应证】

1. 广谱抗癌药，对恶性淋巴瘤、急性或慢性淋巴细胞白血病、多发性骨髓瘤有较好的疗效，对乳腺癌、睾丸肿瘤、卵巢癌、肺癌、头颈部鳞癌、鼻咽癌、神经母细胞瘤、横纹肌肉瘤及骨肉瘤均有一定的疗效。

2. 本药滴眼液可用于翼状胬肉术后、角膜移植术后蚕蚀性角膜溃疡等。

【剂型与特征】

有注射剂、片剂及滴眼剂。环磷酰胺水溶液仅能稳定 2~3 小时，最好现配现用；口服片剂一般空腹服用，如发生胃部不适，可分次服用或进食时服用。

【用法用量】

1. 注射剂　成人常用量：单药静脉注射按体表面积每次

500~1000mg/m^2，加 0.9% 氯化钠注射液 20~30ml，静脉冲入，每周 1 次，连用 2 次，休息 1~2 周重复。联合用药 500~600 mg/m^2。儿童常用量：静脉注射每次 10~15mg/kg，加 0.9% 氯化钠注射液 20ml 稀释后缓慢注射，每周 1 次，连用 2 次，休息 1~2 周重复。也可肌内注射。

2．口服片剂　成人常用量：口服每日 2~4mg/kg，连用 10~14 天，休息 1~2 周重复。儿童常用量：口服每日 2~6mg/kg，连用 10~14 天，休息 1~2 周重复。

【不良反应】

1．骨髓抑制　白细胞减少最常见，最低值在用药后 1~2 周，多在 2~3 周后恢复。对血小板影响较小。

2．消化道反应　包括食欲减退、恶心及呕吐，一般停药 1~3 天即可消失。

3．泌尿道反应　可致出血性膀胱炎，表现为膀胱刺激症状、少尿、血尿及蛋白尿，系其代谢产物丙烯醛刺激膀胱所致，大量补液及使用美司钠可以预防。但环磷酰胺常规剂量应用时，其发生率较低。

4．其他　包括脱发、口炎、中毒性肝炎、皮肤色素沉着、月经紊乱、无精或少精及肺纤维化等。

【禁忌证】

感染、肝肾功能损害者禁用或慎用；对本药过敏者禁用；妊娠及哺乳期妇女禁用。

【药物相互作用】

1．本药可增加血清尿酸水平，与抗痛风药如别嘌醇、秋水仙碱、丙磺舒等同用，应调整抗痛风药的剂量，使高尿酸血症与痛风得到控制；另外别嘌醇可增加本药的骨髓毒性，如必须同用应密切观察其毒性作用。

2．与酶诱导剂如巴比妥、皮质激素等合用时，可使本药代谢物活性增加。

3. 与多柔比星合用时, 二者所致的心脏毒性增加。

4. 可抑制胆碱酯酶, 延缓可卡因的代谢, 因此可延长可卡因的作用并增加毒性。

5. 可降低血浆中假胆碱酯酶的浓度, 而使琥珀胆碱的神经肌肉阻滞作用加强, 可使呼吸暂停延长。

【注意事项】

1. 以下患者慎用本药　①低白蛋白血症者; ②肝、肾功能不全者; ③骨髓抑制患者; ④育龄患者; ⑤出血性膀胱炎患者。

2. 本药对儿童的影响　儿童长期用药可引起骨软化 - 肾性糖尿 - 氨基酸尿 - 高磷酸尿综合征(Fanconi 综合征)。

3. 用药前后及用药时应当检查或监测, 用药期间应检查血常规、尿常规及肝、肾功能。

4. 本药的代谢产物对尿路有刺激性, 应用时应鼓励患者多饮水, 大剂量应用时应水化、利尿, 同时给予尿路保护剂美司钠。

5. 近年研究显示, 提高药物剂量强度, 能明显增加疗效, 当大剂量用药时, 除应密切观察骨髓功能外, 尤其要注意非血液学毒性如心肌炎、中毒性肝炎及肺纤维化等。

6. 当肝肾功能损害、骨髓转移或既往曾接受多程化放疗时, 环磷酰胺的剂量应减少至治疗量的 1/3~1/2。

7. 由于本药需在肝内活化, 因此腔内给药无直接作用。

【FDA 妊娠 / 哺乳分级】

D/L5 级, 孕妇及哺乳期妇女禁用。

【用药实践】

1. 美司钠预防环磷酰胺泌尿道毒性的使用时机与用法用量　曾接受骨盆区放疗者、使用环磷酰胺治疗时出现过膀胱炎者、曾有泌尿道损伤者以及使用大剂量环磷酰胺(超过 10mg/kg 或单次应用环磷酰胺剂量超过 1g)的患者, 在给予环磷酰胺的同时应合用美司钠。

美司钠是一种巯基化合物，主要通过在尿液中巯基与丙烯醛结合，形成无毒性硫醚复合物，由尿中迅速排泄。常用量为环磷酰胺剂量的 20%，可以静脉注射或静脉滴注，给药时间分为 0 小时段（用环磷酰胺的同一时间）、4 小时后及 8 小时后的时段，共 3 次。当环磷酰胺作连续性静脉滴注时，在治疗的 0 小时段，可一次大剂量静脉注射美司钠，然后将美司钠加入环磷酰胺输注液中同时给药（剂量可高达环磷酰胺剂量的 100%）。在输注液用完后约 6~12 小时内连续使用美司钠（剂量可高达环磷酰胺剂量的 50%）以保护尿道。

2. 环磷酰胺的免疫抑制作用　可用于各种自身免疫性疾病。对严重类风湿性关节炎及全身性红斑狼疮，大部分病例有效；对儿童肾病综合征，疗效较硫唑嘌呤为好，可长期缓解。可单独用药，但与皮质激素并用则疗效较佳，且不良反应较少。也常用于多发肉芽肿。与皮质激素合用治疗天疱疮疗效也好。此外，尚用于治疗溃疡性结肠炎、特发性血小板减少性紫癜等自身疫性疾病。

3. 安全警示　日本厚生省（MHLW）和药品与医疗器械管理局（PDMA）于 2015 年 3 月发布消息：基于专家意见和现有证据，建议在药品说明书不良反应中增加横纹肌溶解症：有可能发生横纹肌溶解症，表现为肌痛、乏力、肌酸激酶升高，血和尿肌红蛋白升高，如观察到任何异常，应停药并采取相应治疗措施。

异环磷酰胺 Ifosfamide

【其他名称】

和乐生，匹服平，宜佛斯酰胺，异磷酰胺，Z-4942

【药物特征】

本药是环磷酰胺的同分异构体，属氮芥类烷化剂，为细胞周期非特异性药物。本药需进入人体经肝脏活化后才具有抗肿瘤活性;其活性代谢产物可与细胞内许多分子结构产生烷化或联结,通过与DNA和RNA交叉连接,干扰二者的功能,从而产生细胞毒作用。另外,本药还可抑制蛋白质合成。对环磷酰胺耐药者,使用本药时加大剂量,仍有一定疗效。

本药口服吸收良好,生物利用度接近100%。血浆蛋白结合率不足20%,本药主要在体内通过肝脏激活,活性代谢物仅少量通过血脑脊液屏障,脑脊液中药物浓度为血药浓度的20%。给药 $3.8\sim5g/m^2$ 后,血药浓度曲线呈双相,终末半衰期为15小时;给药 $1.6\sim2.4g/m^2$ 后,血药浓度曲线呈单相,半衰期为7小时。本药70%~86%通过肾脏清除,单次给予 $5g/m^2$ 的高剂量后,给药量的61%以原形排出;单次给予 $1.2\sim2.4g/m^2$ 后,仅12%~18%以原形排出。连续给药5日可使本药清除加快,药物的毒性降低,但疗效未降低。

【适应证】
适用于骨及软组织肉瘤、非小细胞肺癌、乳腺癌、头颈部癌、子宫颈癌、食管癌。

【剂型与特征】
仅有注射用粉针剂,25℃以下保存。

【用法用量】
1. 单药治疗 每次 $1.2\sim2.5g/m^2$,静脉注射或滴注,每日1次,连续5日为一疗程。下一疗程至少应间隔3~4周。最大剂量为 $18g/m^2$ 。

2. 联合用药 每次 $1.2\sim2g/m^2$,静脉注射或滴注,每日1次,连续5日为一疗程。下一疗程至少应间隔3~4周。最大剂量为 $18g/m^2$ 。

【不良反应】
1. 血液毒性 本药主要不良反应为骨髓抑制,表现为轻-中度白细胞和血小板减少。白细胞和血小板一般于给药后1~2周降至最低值,大多可在2~3周恢复正常。

2．泌尿生殖系统毒性　可导致出血性膀胱炎，表现为排尿困难、尿频、尿痛，可出现于给药后几小时至几周内，通常停药后几日内可消失。还可导致肾功能损害，表现为血肌酐升高等；高剂量时可致肾小管坏死。长期用药可能导致不育。

3．中枢神经系统毒性　肾功能不全者或既往用过顺铂者用药后，可出现焦虑不安、紧张、幻觉和乏力等，少见晕厥、癫痫样发作，甚至昏迷。剂量过高时也可导致以上不良反应。

4．消化道反应　可有食欲减退、恶心和呕吐；少见一过性肝功能异常。

5．其他不良反应　少见脱发；注射局部可产生静脉炎；长期用药可产生免疫抑制、垂体功能低下和继发性肿瘤；有报道，高剂量给药时可导致肺炎和心脏毒性。

【禁忌证】

严重感染、骨髓抑制者禁用；双侧输尿管阻塞者禁用；膀胱炎者禁用；妊娠及哺乳期妇女禁用。

【药物相互作用】

1．曾应用或同时应用顺铂、氨基糖苷类或两性霉素 B 时，患者的肾毒性会加剧，骨髓抑制和神经毒性也会加剧。

2．同时使用抗凝药物，可能引起凝血机制紊乱而导致出血危险。

3．因异环磷酰胺对免疫系统产生抑制，可能会减弱患者对疫苗的反应，接种活疫苗会加剧疫苗引起的损害。

4．别嘌醇及氢氯噻嗪可能加重它的骨髓抑制毒性。

5．氯丙嗪、三碘甲状腺素及醛脱氢酶抑制剂如双硫仑可增强其效能及毒性。

6．异环磷酰胺能增强磺胺类降糖药物的降血糖作用。

7．同时使用苯巴比妥、苯妥英钠、水合氯醛有诱导肝药酶的风险。

8．与氯化琥珀胆碱同用能加强氯化琥珀胆碱的肌松效能。

【注意事项】

1. 与放疗同时应用,可使放疗引起的皮肤反应加重。

2. 应用时需要使用尿路保护剂美司钠及适当水化。

3. 儿童长期应用可引起骨软化 - 肾性糖尿 - 氨基酸尿 - 高磷酸尿综合征(Fanconi 综合征)。

4. 忌与其他中枢神经抑制药合用(镇静药、镇痛药、抗组胺药及麻醉药等),一旦出现脑病症状,应停止使用,即使患者在恢复正常后也不该再次使用。

【FDA 妊娠 / 哺乳分级】

D/L4 级,孕妇及哺乳妇女禁用。

【用药实践】

1. 异环磷酰胺的配制和使用　静脉注射时,本药每 200mg 溶于注射用水 5ml 中,溶解后注射(浓度不超过 4%)。静脉滴注时,溶解于 500ml 溶液中滴注 3~4 小时,可采用复方氯化钠注射液、0.9% 氯化钠注射液、5% 葡萄糖等溶液。溶液配制后应尽快使用。

2. 美司钠在预防异环磷酰胺所致泌尿道毒性中的应用　①当异环磷酰胺每日剂量 $<2.5g/m^2$ 时,美司钠应短期静脉滴注。美司钠的日剂量为异环磷酰胺日剂量的 60%,在异环磷酰胺给药前 15 分钟和治疗后 4 小时和 8 小时分 3 次使用。②连续使用标准剂量异环磷酰胺:美司钠静脉注射单次剂量为异环磷酰胺的 20%,美司钠持续静脉注射的剂量为异环磷酰胺的 40%,在异环磷酰胺注射完成后 12~24 小时连续注入。

3. 肾功能不全时异环磷酰胺的使用　GFR 为 10~50ml/min,100% 正常剂量;GFR <10ml/min,减量为正常剂量的 75%。英国国家药典推荐在患者血肌酐浓度高于 120μmol/L 时应避免使用异环磷酰胺。

苯丁酸氮芥 Chlorambucil

【其他名称】

瘤可宁，留可然，流克沦，氯氨布西，苯丁酰氮芥

【药物特征】

本药为芳香氮芥类衍生物，具有双功能烷化剂作用。为周期非特异性抗肿瘤药物，对 M 期和 G_1 期细胞作用最强。其通过形成不稳定的亚乙基亚胺，干扰 DNA 和 RNA 的功能。

口服吸收完全，个体差异较小。食物可使 t_{max}（达峰时间）增加两倍，C_{max}（峰浓度）和 AUC（药-时曲线下面积）分别减少 55% 和 20%。单次口服 0.2mg/kg 苯丁酸氮芥后，平均血药浓度峰值为 492ng/ml ± 160ng/ml，t_{max} 为给药后 0.25~2 小时，平均终末血浆药物消除半衰期为 1.3 小时 ± 0.5 小时，表观分布容积为 0.31L/kg。与血浆蛋白结合率可达 99%，主要在肝脏代谢为活性产物苯乙酸氮芥，进一步氧化降解为一羟基和二羟基衍生物，主要经过肾脏排泄。

【适应证】

本药主要用于治疗慢性淋巴细胞白血病、恶性淋巴瘤、晚期卵巢癌、多发性骨髓瘤及华氏巨球蛋白血症。对于部分乳腺癌患者也有明显的疗效。

【剂型与特征】

本药口服经胃肠道吸收良好，故仅有口服剂型，因存在食物药物相互作用，建议空腹给药。

【用法用量】

推荐剂量为 0.1~0.2mg/kg 或 4~8mg/m^2，每日 1 次，连用 3~6 周。霍奇金淋巴瘤推荐剂量为 0.2mg/kg，其他淋巴瘤或慢性淋巴细胞白血病推荐剂量为 0.1mg/kg，当出现骨髓抑制或骨髓发育不全时，每日剂量不应超过 0.1mg/kg。

【不良反应】

1. 血液毒性 为最常见的不良反应。表现为白细胞减少、血小板减少、全血细胞减少、贫血等。骨髓抑制虽然发生率较高,但如及时停药,通常是可逆的。

2. 消化道反应 胃肠道紊乱如恶心、呕吐、腹泻及口腔溃疡并不多见。

3. 皮肤反应 首次用药或再次用药时偶有发生血管神经性水肿和荨麻疹的过敏反应报告。

4. 中枢神经系统反应 可能发生运动紊乱包括战栗,抽搐,肌肉痉挛,可随停药而缓解。偶有癫痫发作的报道,有癫痫发作史的患者及肾病综合征儿童当尤其注意。

5. 其他 肺间质纤维化偶可发生于长期用药的慢性淋巴细胞白血病患者,但停药后一般可恢复。其他不良反应还包括肝脏毒性和黄疸、发热、外周神经病、无菌性膀胱炎、不育和白血病等。

【禁忌证】

对苯丁酸氮芥及其任何辅料成分过敏者和对苯丁酸氮芥耐药者禁用。

【药物相互作用】

1. 患者服用本药期间同时使用苯丁唑酮时,由于苯丁唑酮可加强苯丁酸氮芥的毒性,需减少苯丁酸氮芥的剂量。

2. 服用本药的免疫受损患者,接种活疫苗有引发感染的潜在可能性。因此不推荐服药期间使用活疫苗进行免疫接种。

3. 本药白蛋白结合率较高,与保泰松联用可因竞争蛋白结合而使本药的游离血药浓度增高,可增加毒性。合用时应降低苯丁酸氮芥的剂量。

【注意事项】

1. 在治疗期间需密切监测血细胞计数。当中性粒细胞开始降低时无需停药,但须强调,停药后 10 天甚至更长时间,中性粒细胞仍可下降。近期曾接受放射治疗或其他细胞毒类药物治疗的患者不宜使用本药。间歇给药方案较每日小剂量维持给药方案骨髓毒性低,两疗程间期利于骨髓功能的恢复。

2. 与白血病的发生存在一定相关性,使用前应权衡治疗获益与白血病风险。

3. 有致畸和致突变作用。对生殖系统有一定损伤,如造成女性卵巢功能抑制和闭经,损伤男性精子活性。

4. 骨髓抑制、痛风、泌尿道结石、感染者慎用。

5. 肝肾功能不全患者:未在肝肾功能不全患者中进行代谢消除的正式研究,但肾功能损伤应该不会明显影响本药的消除。用药期间注意监测肝肾功能,肝功能明显异常者应考虑减少剂量。

6. 儿童与老年人用药:未对儿童和老年人用药进行充分研究,故使用本药时需谨慎。

7. 服用本药 3 周左右方可在临床上显效,故不应在 4 周内未见明显疗效时停止治疗。

【FDA 妊娠/哺乳分级】

D/L5 级。

本药可导致自发性早产、流产和出生缺陷,故在妊娠时,尤其在最初三个月内,应尽量避免使用;使用本药的母亲不应哺乳。

【用药实践】

1. 苯丁酸氮芥在各种疾病中的使用方法

(1)霍奇金淋巴瘤:单一用药剂量一般为每日 0.2mg/kg,持续治疗 4~8 周。本药通常作为联合化疗方案的组成药物,有多种组合方案。本药还可替代氮芥,使毒性减轻且疗效相同。

(2)非霍奇金淋巴瘤:起始单一用药剂量一般为每日 0.1~0.2mg/kg,持续治疗 4~8 周,此后进行维持治疗,可减少剂量或改为间歇用药。通常用于治疗晚期弥漫性淋巴细胞性淋巴瘤以及行放疗后复发的患者。

（3）慢性淋巴细胞白血病：通常在患者已出现症状或外周血细胞计数提示已有骨髓受损（而不是骨髓衰竭）时开始使用本药。初始剂量为每日 0.15mg/kg，用至全血白细胞降到 10000/μl。第一疗程结束后 4 周可再次用药，剂量为每 5 日 0.1mg/kg。通常经大约两年的治疗，部分患者血白细胞数降至正常范围，肿大的脾和淋巴结不再能触及，骨髓中淋巴细胞比例也降至 20% 以下。骨髓衰竭患者应首选泼尼松龙治疗，待有骨髓再生表现后，方可开始使用本药。

（4）华氏巨球蛋白血症：本药是治疗方法之一，推荐的起始剂量为每日 6~12mg，直至出现白细胞减少症，随后推荐剂量视病情而定，减至每日 2~8mg。

（5）儿童：患霍奇金病和非霍奇金淋巴瘤的儿童也可考虑应用本药治疗，其剂量方案与成人相近。

2. 药物过量的表现和处理　药物过量时表现为可逆性全细胞减少和神经毒性（表现为激越行为、共济失调等）。本药无解毒药，应根据病情采取适当的支持性疗法和输血，透析治疗无效。

二、三氮烯咪唑类

（一）治疗药物概论

氮芥类烷化剂的作用机制是将化学结构基团中的乙基转运至 DNA 分子亲电子部位及其他大分子上，从而发挥抗肿瘤治疗作用。但三氮烯咪唑类药物的作用机制不同，是通过将单个甲基转运至 DNA 分子上发挥作用的。目前已经上市的药品有达卡巴嗪和替莫唑胺，两药都是前药，通过在体内代谢成 5-（3-甲基三嗪 -1- 基）咪唑 -4- 酰胺（MTIC）发挥作用。达卡巴嗪主要用于淋巴瘤、黑色素瘤和软组织肿瘤；替莫唑胺的抗肿瘤谱与达卡巴嗪差异大，因容易透过血 - 脑脊液屏障，故主要用于中枢神经系统肿瘤。两药的不良反应类别也相似，但替莫唑胺的肝毒性可能会重于达卡巴嗪。

（二）药物使用精解

替莫唑胺 Temozolomide

【其他名称】

蒂清,泰道

【药物特征】

替莫唑胺为咪唑四嗪类具有抗肿瘤活性的烷化剂。生理 pH 条件下经快速非酶催化转变为活性化合物 5-(3- 甲基三嗪 -1- 基)咪唑 -4- 酰胺(MTIC),MTIC 主要通过 DNA 鸟嘌呤的 O_6 和 N_7 位点上的烷基化(甲基化)发挥细胞毒作用。

本药口服吸收快速而完全,中位 t_{max} 为 1 小时。进食高脂肪早餐后服用本药,平均最高血药浓度与 AUC 分别减小 32% 与 9%, t_{max} 增加 2 倍(从 1.1 小时到 2.25 小时);平均消除半衰期为 1.8 小时且在治疗剂量范围内呈线性;平均表观分布容积为 0.4L/kg;血浆蛋白结合率平均为 15%,能穿过血 - 脑脊液屏障。在生理 pH 条件下,本药能迅速地分解为活性物质 MTIC 和酸性代谢物。MTIC 进一步的分解为 5- 氨基 - 咪唑 -4- 酰胺(AIC)与重氮甲烷,AIC 为核酸与嘌呤生物合成的中间体,而重氮甲烷则为活性烷基化物质。MTIC 及 AIC 的 AUC 分别为替莫唑胺的 2.4% 及 23%。7 天后,可回收大约 38% 的替莫唑胺,其中 37.7% 由尿液回收,0.8% 由粪便回收。尿液中大部分为替莫唑胺原形药物(5.6%)、AIC(12%)、替莫唑胺酸代谢物(2.3%)及不明代谢物(17%)。替莫唑胺清除率为 5.5L/(h·m²)。

【适应证】

本药主要治疗多形性胶质母细胞瘤或间变性星形细胞瘤。

【剂型与特征】

本药有胶囊剂和注射用粉针剂。口服胶囊剂不得打开或咀嚼,应用水整粒吞服。如胶囊有破损,应避免皮肤或黏膜与胶囊内粉状内容物接触。食物能降低其口服吸收的速度和程度，故本药应空腹（进餐前至少 1 小时）服用。如用药后出现呕吐，当日不可使用第 2 剂。

【用法用量】

1. 新诊断的多形性胶质母细胞瘤　①同步放化疗推荐剂量为：每日 75mg/m²，共 42 天，同时接受放疗。②辅助治疗期推荐剂量：同步放化疗结束后 4 周，进行 6 个周期的本药辅助化疗。第一周期每日剂量为 150mg/m²，每日 1 次，共 5 天，然后停药 23 天。第二周期开始前，评估第一周期毒性反应，根据情况调整剂量。

2. 常规治疗后复发或进展的多形性胶质母细胞瘤或间变性星形细胞瘤　未接受过化疗的患者剂量为每日 200mg/m²，共 5 天，28 天为一个周期。既往接受过化疗的患者起始剂量为每日 150mg/m²，如果下一周期第 1 天的中性粒细胞计数 $\geqslant 1.5 \times 10^9$/L 和血小板 $\geqslant 100 \times 10^9$/L，第二周期剂量增为每日 200mg/m²。

【不良反应】

1. 消化道反应　最常见，表现为恶心、呕吐、腹泻、便秘等症状。

2. 骨髓抑制　呈剂量限制性。可表现为白细胞减少、淋巴细胞减少、血小板减少、贫血、全血细胞减少。

3. 呼吸系统毒性　咽炎、肺栓塞、咳嗽、肺炎、上呼吸道感染等；有间质性肺炎、肺纤维化、肺泡炎的报道。

4. 其他　疲乏、发热、流感样症状、水肿、疼痛、感染（包括伤口感染、病毒感染），有机会性感染的报道（包括卡氏肺孢子囊虫肺炎）。

【禁忌证】

1. 对本药及辅料过敏者禁用。

2. 由于替莫唑胺与达卡巴嗪均代谢为 MTIC，对达卡巴嗪过敏者禁用。

3. 严重骨髓抑制者禁用。

4. 妊娠期妇女禁用。

【药物相互作用】

1. 服用雷尼替丁不改变替莫唑胺及 MTIC 的 C_{max} 及 AUC。

2. 服用丙戊酸可使替莫唑胺清除率降低 5%。

3. 同时服用地塞米松、丙氯拉嗪、苯妥英钠、卡马西平、昂丹司琼、H_2 受体拮抗剂或苯巴比妥等不影响替莫唑胺的清除。

4. 与其他可能导致骨髓抑制的药物联合应用,骨髓抑制可加重。

【注意事项】

1. 有可能出现骨髓抑制,给药前患者必须进行绝对中性粒细胞及血小板数检查。在治疗第 22 天(首次给药后的 21 天)或其后 48 小时内检测患者的全血计数,之后每星期测定一次,直到测得的绝对中性粒细胞数(ANC)$\geqslant 1.5 \times 10^9$/L,血小板数 $\geqslant 100 \times 10^9$/L 时,再进行下一周期的治疗。

2. 长期使用本药致卡氏肺孢子囊虫肺炎的发生率提高。

3. 替莫唑胺影响睾丸的功能,因具有遗传毒性,男性患者用药期间及停药后 6 个月内应采取避孕措施。且由于本药可能造成不可逆不育,故用药前应冰冻保存精子。女性患者在接受替莫唑胺治疗时应避免怀孕。

4. 特殊人群的使用　尚无 3 岁以下患儿使用经验,3 岁以上儿童使用经验有限。无老年患者使用本药的安全性和有效性研究,临床研究提示 70 岁以上患者使用本药骨髓抑制的可能性增大。肝、肾功能损伤患者慎用本药。

【FDA 妊娠/哺乳分级】

D/L5 级。

由于很多药物都从乳汁中分泌且替莫唑胺副作用大,因此接受替莫唑胺治疗的哺乳期妇女应停止哺乳。妊娠或即将妊娠妇女禁服本药。

【用药实践】

1. 药物过量的表现和处理 有使用本药每日 2000mg，连用 5 日，出现全血细胞减少、发热、多器官衰竭及死亡的报道。有用药超过 5 日（最长达 64 日）出现骨髓抑制和死亡的报道。用药过量应进行血液学检查并予以对症支持治疗。

2. 警惕卡氏肺孢子囊虫肺炎 本药联合放疗时，可增加放疗敏感性，但同时能增加肺孢子囊虫肺炎感染风险，应予以警惕。肺孢子囊虫肺炎是由肺孢子菌寄生于肺部引起的一种严重致命性肺炎。易感人群包括：早产新生儿和婴儿、HIV 患者、先天免疫功能缺陷者、器官移植后接受免疫抑制剂治疗者、恶性肿瘤患者（尤其是接受放、化疗的患者，放、化疗使机体免疫功能进一步降低）、长期应用广谱抗生素及糖皮质激素者。复方新诺明（磺胺甲噁唑 - 甲氧苄啶，SMZ-TMP）是目前临床预防和治疗肺孢子囊虫肺炎的首选药物。如对 SMZ-TMP 耐药或过敏可选用喷他脒、氨苯砜或伯氨喹联合克林霉素进行挽救治疗。实验室结果发现棘白菌素类对肺孢子菌有一定活性，但目前尚无指南推荐该类药物应用于卡氏肺孢子囊虫肺炎。

3. 药物警示 FDA 于 2015 年 4 月 2 日批准默沙东公司的替莫唑胺（商品名：Temodar）胶囊剂、粉针剂说明书中在"不良反应"中增加：尿崩症、病毒感染再活化。于 2015 年 9 月 18 日再次批准默沙东公司的替莫唑胺胶囊剂、粉针剂说明书修订在"不良反应"中修订：原发性巨细胞病毒感染及感染再活化，乙型肝炎感染再活化，包括致死结果。

4. 用于黑色素瘤 目前有多项临床研究认为替莫唑胺对于黑色素瘤的治疗效果与达卡巴嗪相仿，但目前尚无指南推荐。

达卡巴嗪 Dacarbazine

【其他名称】

氮烯咪胺，甲嗪咪唑胺，甲氮咪胺，DTIC

【药物特征】

本药进入体内后由肝微粒体去甲基形成单甲基化合物,活化后功能类似于烷化剂,具有直接细胞毒作用。主要作用于 G_2 期;抑制嘌呤、RNA 和蛋白质的合成,也影响 DNA 的合成。

本药由于口服吸收不完全,个体差异很大,只能由静脉内给药。一次静脉注射后 30 分钟,血浆中浓度达最高峰。血浆中分布和消除呈二室模型,分布相 $t_{1/2}$ 为 19 分钟,消除相 $t_{1/2}$ 为 5 小时。蛋白结合率为 20%~28%,仅少量可透过血 - 脑脊液屏障,表观分布容积为 1.49L/kg。主要在肝脏代谢,经 CYP450 同工酶 CYP1A2 和 CYP2E1 代谢后成为活性代谢物,然后代谢成为:5- 氨基 - 咪唑 -4- 酰胺(AIC)和重氮甲烷。活性的碳离子是从重氮甲烷中形成的。它很快由肾小管分泌而排除。在 6 小时内大约 40% 以不改变的形式排出,尿中主要的代谢产物是 AIC。

【适应证】

本药用于治疗恶性黑色素瘤,也用于软组织肉瘤恶性淋巴瘤等。

【剂型与特征】

仅有注射用粉针剂,避光,密封,在 2~8℃保存。

【用法用量】

1. 静脉注射 取 2.5~6mg/kg 或 200~400mg/m²,用 0.9% 氯化钠注射液 10~15ml,溶解后用 5% 葡萄糖注射液 250~500ml 稀释后滴注。30 分钟以上滴完,每日 1 次,连用 5~10 日为一疗程,一般间歇 3~6 周重复给药。单次大剂量:650~1450mg/m²,每 4~6 周 1 次。

2. 静脉滴注 一次 200mg/m²,每日 1 次,连用 5 日,每 3~4 周重复给药。

3. 动脉灌注 位于四肢的恶性黑色素瘤,可用同样剂量动脉注射。

【不良反应】

1. 消化道反应 如食欲不振、恶心呕吐、腹泻等，2~8 小时后可减轻或消失。

2. 骨髓抑制 主要为白细胞及血小板下降，部分患者可出现贫血。高剂量应用时骨髓抑制更为明显。一般在用药后 3~4 周出现血象下降，第 5~6 周可恢复至正常水平。

3. 局部反应 注射部位可有血管刺激。

4. 其他 少数患者可出现"流感"样症状，如全身不适、发热、肌肉疼痛，可发生于给药后 7 日，持续 1~3 周。也可有面部麻木、脱发。有的患者可有肝肾功能失常。

【禁忌证】

1. 水痘或带状疱疹患者禁用。

2. 严重过敏史者禁用。

3. 妊娠期和哺乳期妇女禁用。

【药物相互作用】

本药与其他对骨髓有抑制的药物或放射联合应用时，应减少本药的剂量。

【注意事项】

1. 肝肾功能损害、感染患者慎用本药。

2. 对诊断的干扰 本药可引起血清尿素氮、碱性磷酸酶、谷丙转氨酶及谷草转氨酶、乳酸脱氢酶暂时性升高。

3. 用药期间禁止活性病毒疫苗接种。

4. 静脉滴注速度不宜过快。

5. 防止药物外漏，避免对局部组织刺激。

6. 用药期间应定期检查血清尿素氮、肌酐、尿酸、血清胆红素、谷丙转氨酶、谷草转氨酶、乳酸脱氢酶。

【FDA 妊娠／哺乳分级】

C 级，妊娠期妇女禁用。

【用药实践】

1. 对膀胱的影响　有报道称在使用达卡巴嗪治疗黑色素瘤的过程中导致了出血性膀胱炎,在完成 3 个周期的达卡巴嗪单药化疗后的第 2 周,患者出现了严重的血尿,其膀胱壁出现炎症和水肿。0.9% 氯化钠注射液灌洗膀胱配合口服与静脉水化对症治疗后病情缓解,随后出现的两次短暂性血尿,最后自行消退。

2. 注意避光　因本药对光和热极不稳定,遇光或热易变红,在水中不稳定,放置后溶液变浅红色,需临时配制,溶解后立即注射,并尽量避光。相对人工照明光线和散射日光,达卡巴嗪对阳光直射更为敏感。

第二节　铂　类

一、治疗药物概论

铂类药物因其作用机制独特、抗肿瘤效果显著、抗肿瘤谱广等特点,在临床治疗中得到广泛应用,在肺癌、大肠癌、卵巢癌、乳腺癌等多种恶性肿瘤中取得了显著的治疗效果。铂类药物进入细胞后,与 DNA 结合形成加合物,造成 DNA 交联损伤,从而抑制细胞分裂,诱导细胞凋亡。铂类药物在杀伤肿瘤细胞同时对机体正常细胞也会造成很大伤害,因此在临床应用中常会导致严重的毒性反应,如神经毒性、肾毒性、胃肠毒性、骨髓抑制和耳毒性等。另外许多患者先天或后天对铂类抗癌药物产生的耐药性,严重降低了铂类药物的疗效和抗癌谱,从而限制了铂类药物的临床应用。

铂类药物主要包括顺铂、卡铂、奈达铂和奥沙利铂。顺铂抗癌谱广,而且可作为放疗增敏剂。卡铂与顺铂有不完全交叉耐药,既往用顺铂无效的患者,改用卡铂仍有可能取得疗效。

奈达铂疗效不如顺铂,但消化道反应比顺铂弱,可以用于顺铂不能耐受的老年患者,但骨髓抑制作用比顺铂严重,尤其是容易导致血小板或白细胞下降。奥沙利铂与顺铂无交叉耐药,主要用于结直肠癌晚期一二线治疗和术后辅助治疗,也应用于卵巢癌、乳腺癌、胃癌、胰腺癌、非小细胞肺癌、黑色素瘤、淋巴瘤等。

二、药物使用精解

顺铂 Cisplatin

【其他名称】

锡铂,乙铂定,顺氯氨铂,氯氨铂,顺 - 双氯双氨络铂,诺欣,金顺

【药物特征】

本药属于金属铂类络合物,为周期非特异性抗肿瘤药,其主要作用靶点为 DNA,作用于 DNA 链间及链内交联,形成 DDP-DNA 复合物,干扰 DNA 复制,或与核蛋白及胞浆蛋白结合。

静脉注射时在肝、肾、膀胱中分布最多,其次是卵巢、子宫、皮肤、骨等。在血浆中迅速消失,顺铂的清除主要通过和大分子结合,包括蛋白质的巯基,而内部失活。血中消除呈二室模型,分布半衰期为 41~49 分钟,清除半衰期为 57~73 小时,静脉注射后 1 小时血浆含有 10% 左右,90% 与血浆蛋白结合。排出较慢,给药后 6 小时排出 15%~27%,一天内尿中排出 19%~34%,四天内尿中仅排出 25%~44%。腹腔给药时腹腔器官的药物浓度较静脉给药时高 2.5~8 倍,这种给药方式对治疗卵巢癌有利。

【剂型与特征】

仅有注射剂型,仅供静脉、动脉或腔内给药。本药溶解后,

应在 8 小时内用完。本药配制时禁用含有金属铝的注射针头、注射器、输液管及输液装置。

【适应证】

1. 对多数实体瘤均有效, 如睾丸肿瘤、乳腺癌、头颈部肿瘤。

2. 顺铂可作为下列癌症的首选药物(联合用药) 黑色素瘤(转移)、头颈部癌、甲状腺癌、非小细胞肺癌、食管癌、肝癌、子宫颈癌等。

【用法用量】

静脉注射时剂量视化疗效果和个体反应而定, 以下剂量(表 2-2)供参考(适用于成人及小孩); 疗程依临床疗效而定, 每 3~4 周重复疗程。

表 2-2 顺铂的常用方法和剂量

化疗次数	用药频率	用药剂量(mg/m^2)
单次	每四周 1 次	50~120
2 次	每周 1 次	50
5 次	每日 1 次	15~20

【不良反应】

1. 肾脏毒性 是最常见又严重的毒性反应, 呈剂量限制性。重复用药可加剧肾毒性, 常发生于给药后 7~14 天之间。

2. 消化道反应 表现为恶心、呕吐、腹泻、畏食等, 通常较为严重。

3. 骨髓抑制 最常见, 为剂量依赖性毒性, 常可逆。一次用药后, 白细胞和血小板在用药后的第 21 天最低; 联合化疗中位降低时间一般在第 15 天。

4. 超敏反应 常在给药后的几分钟内出现, 常见于多个周期给药后。

5. 神经毒性 多见于总量超过 $300mg/m^2$ 患者,周围神经损伤多见。

6. 耳毒性 可出现耳鸣和高频听力减低,多为可逆性,不需特殊处理。

【禁忌证】

有明显骨髓抑制和肝肾功能不全者禁用;对本药或其他含铂化合物过敏者禁用;对甘露醇过敏患者禁用;出血性肿瘤患者禁用;妊娠及哺乳期妇女禁用;一般禁用于儿童患者。

【FDA 妊娠/哺乳分级】

D/L5 级,妊娠及哺乳期妇女禁用。

【注意事项】

1. 下列情况慎用 水痘、带状疱疹、感染、肾功能减退、老年患者。

2. 应用本药前应检查血象及肝肾功能,治疗期间至少每周检查 1 次白细胞与血小板。

3. 在用药期间,应随访检查 ①听力;②神经功能;③血尿素氮,肌酐清除率与血清肌酐测定;④血细胞比容,血红蛋白测定,白细胞分类与血小板计数;⑤血清钙、镁、钾、钠含量的测定。

4. 静脉注射时应避免漏于血管外。

5. 滴注及存放时应避免直接日晒。

【用药实践】

1. 顺铂的肾毒性 顺铂肾毒性大,必须严格掌握。有肾功能损害和听神经损害的患者,包括既往有过有肾功能损害和听神经损害的患者应当尽量不用,以免引起严重不良反应。如确实需要使用时,当肾小球滤过率(GFR)为 10~50ml/min 时,使用常规剂量的 75%;GFR 小于 10ml/min 时,给予常规剂量的50%。β_2- 微球蛋白是监测肾损害比较敏感的监测指标,可尝试使用。此外本药尚能引起电解质功能紊乱,表现为低血钾、低血钙等,发生机制可能与顺铂损害肾小管有关。

2. 顺铂神经毒性的表现与防治 临床上顺铂所致周围神经毒症状与维生素 E 缺乏症状非常相似,都表现出四肢远端麻木、反射消失、本体感觉缺失及肌无力。具体处理见第九章抗肿瘤药物神经毒性部分。

3. 过量的表现及处理 药物剂量超过 $120mg/m^2$,其毒性增加,尤其是肾毒性和骨髓毒性。使用剂量过大时,可在给药后3 小时内采用血液透析清除。

4. 安全警示 加拿大卫生部在 2014 年 7 月发布的第 3 期《药品不良反应通讯》中提示了顺铂治疗相关的主动脉血栓形成风险。医疗保健人员在患者使用顺铂过程中应引起警惕,主动脉血栓形成的早期发现有助于改善预后。

5. 其他给药方式的使用 顺铂可经动脉、胸腹腔和膀胱注射给药。动脉注射,一次 $80\~100mg/m^2$,每周 1 次。胸腹腔注射,一次 $30\~60mg$,每 $7\~10$ 日一次。

卡铂 Carboplatin

【其他名称】

碳铂,卡波铂,顺二氨环丁铂,顺二氨环丁羧酸铂,伯尔定,波贝,Paraplatin

【药物特征】

本药属于破坏 DNA 的铂类抗肿瘤药物;为周期非特异性抗肿瘤药,具有与顺铂同样的生化特性,主要引起 DNA 链间交联结合而影响其合成以抑制癌细胞。

静脉给药呈两相消除,24 小时内约 70% 以原形排泄,终末半衰期(以游离铂形成)约 6 小时。

【适应证】

用于小细胞肺癌、卵巢癌、睾丸肿瘤、头颈部肿瘤,也可用于非小细胞肺癌、膀胱癌、子宫颈癌、胸膜间皮瘤、黑色素瘤及子宫内膜癌。

【剂型与特征】

仅有注射剂型,供静脉使用,使用时应避免漏于血管外。一经稀释,室温 8 小时内稳定,冷藏 24 小时内稳定,滴注与存放时应避免直接日晒。铝和本药可发生反应,产生黑色沉淀及气体,故药物不能接触含铝器具。

【用法用量】

用法为静脉注射或静脉滴注。用药前用 5% 葡萄糖注射液或 0.9% 氯化钠注射液溶解,浓度为 10mg/ml,也可进一步稀释到 0.15mg/ml 静脉滴注。一般成人每 3~4 周给药 1 次,每次 200~400mg/m^2;目前多根据 AUC 确定患者具体剂量,一般给药 2~4 次为一疗程。

【不良反应】

1. 肾脏毒性　较轻。肌酐清除率<60ml/min 时卡铂的消除随肌酐清除率降低而降低,故需要减量;<20ml/min 时应避免使用。

2. 消化道反应　较顺铂轻,表现为恶心、呕吐、腹泻、畏食等。

3. 骨髓抑制　最常见,为剂量依赖性毒性,常常可逆。一次用药后,白细胞和血小板最低值常出现在用药后的第 21 天;联合化疗一般在用药后第 15 天。

4. 超敏反应　常在给药后的几分钟内出现,常见于多个周期给药后,因此多周期化疗的患者,尤其需要警惕。

5. 神经毒性　较罕见。

【禁忌证】

有明显骨髓抑制和肝肾功能不全者禁用;对本药或其他含铂化合物过敏者禁用;对甘露醇或右旋糖酐过敏患者禁用;出血性肿瘤患者禁用;妊娠及哺乳期妇女禁用;一般禁用于儿童患者。

【药物相互作用】

1. 卡铂会改变肾功能,为避免肾毒性累加,不建议氨基糖苷类及其他肾毒性药物与卡铂同时使用。

2. 为避免累积耳毒性和神经毒性,已使用过顺铂者谨慎使用本药。

【注意事项】

1. 下列情况慎用 水痘、带状疱疹、感染、肾功能减退、老年患者。

2. 应用本药前应检查血象及肝肾功能,治疗期间至少每周检查 1 次白细胞与血小板。

3. 在用药期间,应随访检查 ①听力;②神经功能;③血尿素氮,肌酐清除率与血清肌酐测定;④血细胞比容,血红蛋白测定,白细胞分类与血小板计数;⑤血清钙、镁、钾、钠含量的测定。

4. 大于 65 岁的老年患者更易发生血小板减少和周围神经炎,故应慎用。

【FDA 妊娠 / 哺乳分级】

D/L5 级,哺乳期妇女用药期间应停止哺乳。

【用药实践】

1. 卡铂给药剂量的计算 卡铂的代谢受肌酐清除能力影响较大,相同剂量在不同患者体中清除的速率相差极大,用体表面积进行计算并不可靠,故卡铂的剂量可根据患者身高、体重、性别、年龄、血清肌酐水平计算肌酐清除率,然后按照所需 AUC 水平计算。目前多采用根据 Calvert 公式给药,公式如下:

卡铂的总剂量(mg)= 目标 AUC ×(GFR+25)

AUC 推荐的目标见表 2-3。

表 2-3 卡铂的剂量调整参照表

目标AUC[mg/(ml · min)]	化疗方案	患者情况
5~7	单药	初次化疗
4~6	单药	接受过化疗
4~6	联合用药	初次化疗

2. 虽然卡铂肾毒性远低于顺铂,但仍然存在。很可能出现在蓄积剂量大约为 $750mg/m^2$ 或更高时;较强的水化可改善肾毒性。

3. 高剂量卡铂可能会引起间质性肺炎和肺纤维化。

4. 过敏反应 卡铂发生过敏反应可能与给药次数有关,较少出现于初次用药,多出现于多次给药后,尤其是用药间隔时间长的患者,需要更加警觉,因为这类人群属于卡铂过敏反应的高危人群。肾上腺素、糖皮质激素、抗组胺类药物可减轻或控制超敏反应。

5. 药物过量表现及处理 用药过量可引起骨髓抑制及肝肾功能损伤有关的反应。高剂量时会导致极少出现的失明,目前尚无特效解毒药。

奥沙利铂 Oxaliplatin

【其他名称】

草酸铂,己草铂,草酸铂,乐沙定,艾克博康,佳乐同泰,艾恒,草铂,辰雅,奥正南,奥铂

【药物特征】

奥沙利铂为第三代铂类衍生物。通过产生烷化络合物作用于 DNA,形成链内和链间交联,从而抑制 DNA 的合成及复制,对 RNA 亦有一定作用。对部分耐顺铂肿瘤细胞有效,与氟尿嘧啶有协同作用,与顺铂无交叉耐药,对骨髓抑制轻微,易与其他抗肿瘤药物联用。

给药后可迅速分布于全身,和红细胞呈不可逆结合。以 $130mg/m^2$ 静脉连续滴注 2 小时, C_{max} 为 $5.1\mu g/ml \pm 0.8\mu g/ml$, AUC 为 $189(\mu g \cdot h)/ml \pm 45(\mu g \cdot h)/ml$。滴注结束时,50% 铂与红细胞结合,50% 存在于血浆中(其中 25% 为游离状态,75% 与蛋白结合)。给药后 5 天蛋白结合率稳定在 95% 左右。分布相迅速在 15 分钟内完成,但消除很慢,给药后 3 小时仍能测出残余铂。分布半衰期(0.28 ± 0.06)h,消除半衰期(16.3 ± 2.90)h,终末半衰期(273 ± 19.0)h。给药约 48 小时内,尿中排出 40%~50%,粪排出很少。

【剂型与特征】

仅有注射剂型,只能使用 5% 葡萄糖注射液溶解,禁止用含盐溶液配制或稀释,否则会降低其效价增加毒性,配制好的溶液可在 2~8℃稳定保存 24 小时。忌与含铝器皿接触。

【适应证】

与氟尿嘧啶和亚叶酸钙联合一线用于转移性结直肠癌(FOLFOX 方案);对卵巢癌有较好疗效,对胃癌、非霍奇金淋巴瘤、非小细胞肺癌及头颈部肿瘤有一定效果。

【用法用量】

推荐剂量为 $85mg/m^2$,溶于 250~500ml5%GS 中(浓度不低于 0.2mg/ml),持续静脉滴注 2~6 小时,每两周重复一次;或 $130mg/m^2$ 每三周重复一次;严重肾功能不全者,起始剂量下调至 $65mg/m^2$(肌酐清除率>30ml/min);肝功能异常者不需要进行剂量调整。与氟尿嘧啶合用时,应先给本药。

【不良反应】

1. 消化道反应 一般多为轻、中度,表现为恶心、呕吐和腹泻。腹泻是消化道毒副作用的主要表现,通常因剂量过高或用药时间长而加重,但消化道毒副作用很少导致治疗中断。

2. 神经毒性 为奥沙利铂主要的剂量限制性毒性。分为急性神经毒性和慢性累积性神经毒性。急性神经毒性表现为四肢急性感觉异常或感觉迟钝,遇冷触发或加剧,85%~95%的患者在输注几小时内出现。约 1%~2%的患者可能发生短暂的咽喉部感觉麻木,出现呼吸或吞咽困难症状。另一类是逐渐发生的剂量累积性感觉神经障碍,是使用奥沙利铂时最常发生的剂量限制性毒性,发生率 10%~15%,多在奥沙利铂剂量累积到 780~850mg/m^2 后发生。

3. 肝毒性 奥沙利铂可以导致肝窦损伤(肝窦阻塞综合征或蓝肝综合征,sinusoidal obstruction syndrome or blue liver syndrome),病理变化以肝窦扩张和充血,随后发生结节性增生为特点,化验指标可见转氨酶和碱性磷酸酶升高。

4. 骨髓抑制 多为轻、中度,极少出现 3、4 度骨髓抑制。

5. 超敏反应 包括过敏,通常发生在使用药物几个周期后,表现为低血压、心动过速、呼吸困难、烧灼感等。

【禁忌证】

对本药及其他铂类衍生物过敏者禁用;严重肾功能不全(肌酐清除率<30ml/min)者禁用;第一疗程开始前有骨髓抑制者禁用;第一疗程开始前有周围感觉神经病变伴功能障碍者禁用。

【FDA 妊娠/哺乳分级】

D/L5 级,妊娠期妇女不主张应用,哺乳期妇女使用时应避免哺乳。

【注意事项】

1. 配制 应使用注射用水或 5% 葡萄糖注射液配制,不得用盐溶液配制和稀释。

2. 不可与碱性药物或介质、氯化物、碱性制剂等配伍输注。在制备和输注药液时不能与铝制品接触。

3. 与伊立替康合用时发生胆碱能综合征的危险增高。应注意观察并应用阿托品预防。

4. 应仔细监测感觉外周神经毒性,特别与其他有特点神经毒性的药物合用时。每次治疗前都要进行神经系统检查，并定期复查。

5. 对于有铂类化合物过敏史的患者，应严密监测过敏症状。一旦发生过敏反应，应立即停止给药，并给予积极的对症治疗，同时禁止再次使用。

【用药实践】

1. 神经毒性的表现与防治　①急性神经毒性：往往发生于用药期间或用药后数小时内，是一种短暂性的外周感觉神经病变，表现为四肢及口周的感觉异常和迟钝，有时伴有四肢或关节的肌肉收缩，1%~2% 的患者可能发生短暂性咽喉部感觉麻木，出现呼吸困难或吞咽困难等症状。急性神经毒性的持续时间一般不超过 7 天，也可因为寒冷刺激使症状被触发或加重，持续时间较短，多于几小时或几日内自发缓解。应用本药其间应注意保暖，滴注期间不可食用冷食，饮用冷水。有证据表明延长输注时间可以降低急性神经毒性，尤其是咽喉症状。②累积性神经毒性：奥沙利铂慢性神经毒性的发生率为 68%~98%，机制为多周期使用奥沙利铂后出现的剂量蓄积性迟发型周围神经病变。奥沙利铂抑制了 rRNA 的合成，造成蛋白质合成障碍，导致感觉神经元细胞器出现异常形态变化及相应的功能损伤。慢性剂量累积性毒性可产生病理检查异常及电生理异常，临床表现为四肢远端感觉异常和感觉迟钝、浅表和深度感觉缺失、感觉性共济失调、功能障碍和精细感觉运动协调缺陷。用药剂量累积越多，感觉障碍持续时间越长。但慢性神经毒性也具有一定的可逆性，一般停药后可逐渐恢复，中位恢复期为 15 周。谷胱甘肽等目前试用于奥沙利铂诱导的累积神经毒性。

2. 外渗的处理　奥沙利铂外渗可能导致局部疼痛和炎症，有时可发生严重并发症，包括坏死。如有外渗发生，应立即终止滴注并采取局部处理措施以改善症状。

3. 安全警示　FDA 于 2015 年 10 月 1 日批准赛诺菲 - 安万特公司的注射用奥沙利铂说明书的修订：

（1）用法用量的修订：①Ⅲ期结肠癌患者 4 级发热性中性粒细胞缓解后，推荐本药减量至 75mg/m^2，氟尿嘧啶 300mg/m^2 弹丸式注射，随后氟尿嘧啶 500mg/m^2 滴注 22 小时。②晚期结直肠癌患者 4 级发热性中性粒细胞缓解后，推荐本药减量至 65mg/m^2，氟尿嘧啶减量 20%（300mg/m^2 弹丸式注射，随后氟尿嘧啶 500mg/m^2 滴注 22 小时）。

（2）在警告和注意事项中增加：①本药与氟尿嘧啶、亚叶酸合用于结直肠癌患者和氟尿嘧啶与亚叶酸合用相比，3 或 4 级中性粒细胞减少发生率更高。接受本药治疗者有脓毒症、中性粒细胞减少性脓毒症、脓毒性休克报道，包括致死结果。直到中性粒细胞恢复至 1.5×10^9/L 时方可使用本药，出现脓毒症或脓毒性休克时应暂停用药。4 级中性粒细胞减少或发热性中性粒细胞减少缓解后本药应减量。②接受本药治疗有 QT 间期延长和室性心律失常（包括致死性尖端扭转型室性心动过速）报道。充血性心力衰竭、心动过缓及使用可延长 QT 间期药物者开始治疗推荐进行心电图（ECG）监测。开始治疗前应纠正低血钾或低镁血症，治疗期间定期监测上述电解质。先天性长 QT 间期综合征患者应避免使用本药。③接受本药治疗有横纹肌溶解，包括致死结果报道，如出现横纹肌溶解的症状或体征应停药。④在不良反应中增加：致心律失常的 QT 间期延长，包括致死性尖端扭转型室性心动过速；脓毒性休克、横纹肌溶解，包括致死性结果。

奈达铂 Nedaplatin

【其他名称】

顺糖氨铂，乙醇酸铂，奈达帕汀，奥先达，泉铂，鲁贝，捷佰舒

【药物特征】

本药属于第二代铂类抗肿瘤药物,具有抗瘤谱广的特点。对人药代动力学研究显示,给与 NDP80~100mg/m^2,血浆总铂浓度呈双指数型曲线。肾脏是主要排泄器官,以 80~100mg/m^2 静脉滴注 60min,24h 内尿排泄率为 40%~69%。连续 5 天给药,在 1~6 天内尿中排出给药量的 73.1%~100%。

本药进入细胞后,甘醇酸酯配基上的醇性氧与铂之间的键断裂,水与铂结合,导致离子型物质(活性物质或水合物)的形成,断裂的甘醇酸酯配基产生多种离子型物质并与 DNA 结合。本药以与顺铂相同的方式与 DNA 结合,并抑制 DNA 复制,从而产生抗肿瘤活性。已经证实本药在与 DNA 反应时所结合的碱基位点与顺铂相同。

【适应证】

用于头颈部癌、小细胞肺癌、非小细胞肺癌、食管癌、膀胱癌、睾丸癌、卵巢癌、子宫颈癌。

【剂型与特征】

仅有注射剂型,辅料为右旋糖酐。本药只作静脉滴注,配制时需用 0.9% 氯化钠注射液溶解后再稀释,不可与其他抗肿瘤药物混合滴注,也不宜使用氨基酸、pH5 以下的酸性输液(包括电解质补液、5% 葡萄糖或葡萄糖氯化钠输液等)。忌与含铝器皿接触;存放或者滴注时应避免直接日光照射。

【用法用量】

临用前,用 0.9% 氯化钠注射液溶解后,再稀释至 500ml,静脉滴注,滴注时间不应少于 1 小时,滴完后需继续滴注输液 1000ml 以上。推荐剂量为每次给药 80~100mg/m^2,每疗程给药 1 次,间隔 3~4 周后方可进行下一疗程。

【不良反应】

1. 骨髓抑制　为本药剂量限制性毒性,表现为红细胞减少、贫血、白细胞减少、中性粒细胞减少、血小板减少、出血倾向（0.1%~5%），应细心观察末梢血象，发现异常，应延长给药间隔、减量或停药并进行适当的处理。

2. 消化道反应　恶心、呕吐、食欲不振等消化道症状较常见。

3. 过敏反应　严重反应为过敏性休克（发生率为 0.1%~5%），症状为潮红、呼吸困难、畏寒、血压下降等。在使用过程中应严密监护，细心观察，发现异常应立即停药并做适当的处理。

4. 肾功能异常　发生率为 0.1%~5%，可出现血尿素氮、血肌酐升高，肌酐清除率下降，β_2- 微球蛋白升高，以及血尿、蛋白尿、少尿、代偿性酸中毒及尿酸升高等，发现异常，对于是否继续给药，应慎重检查。

5. 耳神经毒性　本药可引起耳神经系统毒性反应，表现为听觉障碍、听力低下、耳鸣。用药期间应进行适当的听力检查并观察患者的状态，发现异常应停药并做适当的处理；治疗前用过其他铂类制剂的、给药前就有听力低下或肾功能低下的患者应特别注意。

【禁忌证】

有明显骨髓抑制及严重肝肾功能不全者禁用；对其他铂类制剂及右旋糖苷过敏者禁用；妊娠期妇女、可能妊娠及有严重并发症的患者禁用。

【药物相互作用】

1. 与氨基糖苷类抗生素、盐酸万古霉素合用时对肾功能和听觉器官的损害可能增加。

2. 其他恶性肿瘤药物合用可加重骨髓抑制。

【注意事项】

1. 听力损害、骨髓、肝、肾功能不全、合并感染和水痘患者及老年人慎用。

2. 本药主要由肾脏排泄，应用时须确保充分的尿量以减少尿中药物对肾小管的毒性损伤。必要时适当输液及使用利尿剂。

3．用药期间定期复查血常规及肝肾功能。

【用药实践】

1．使用时需注意滴速 不超过 120 滴 /min。

2．一项比较奈达铂与其他铂类不良反应的研究显示 奈达铂在消化系统、肝、肾功能损害方面不良反应比其他铂类制剂明显低，而骨髓抑制不良反应类似于其他铂类制剂。

3．本药用后需要给予 1000ml 以上的氯化钠注射液水化，以减轻肾脏毒性。

第三节 抗肿瘤抗生素

一、治疗药物概论

抗肿瘤抗生素是由微生物产生的具有抗肿瘤活性的化学物质，可通过直接嵌入 DNA 分子，改变 DNA 模板性质，阻止转录过程，抑制 DNA 及 RNA 合成；属于周期非特异性药物，但对 S 期细胞有更强的杀灭作用。目前已有多种各类抗肿瘤抗生素应用于临床，均收到了良好的疗效，如丝裂霉素、博来霉素、平阳霉素和放线菌素 D 等。

二、药物使用精解

丝裂霉素 Mitomycin

【其他名称】

自力霉素，丝裂霉素 C，密吐霉素，嘧吡霉素，Mutamycin，MMC，MIT-C

【药物特征】

本药为从放线菌的培养液中分离出的抗肿瘤药物，对多种实体瘤有效，为常用的周期非特异性药物之一。但对肿瘤细胞的 G_1 期最敏感，特别是晚 G_1 期及早 S 期。在细胞内通过还原酶活化后起作用，可使 DNA 解聚，同时可阻断 DNA 的复制。高浓度时对 RNA 和蛋白质的合成也有抑制作用。由于本药可抑制 DNA 合成，抑制肉芽组织增殖，从而可用于防止瘢痕形成。在酸性和乏氧条件下也有作用。耐药主要由细胞膜通透性降低，以致细胞内浓度下降；以及降解加快和所谓的突变 - 选择机制。

本药静注后迅速进入细胞内，以肌肉、心、肺、肾和腹水中的药物浓度较高，脑、肝、脾和皮肤组织的药物浓度很低，不能透过血 - 脑脊液屏障。主要在肝脏代谢，分布半衰期和消除半衰期分别为 5~10 分钟和 50 分钟。主要通过肾脏随尿排出。

【适应证】

缓解下述疾病的自觉症状及体征：胃癌、结肠及直肠癌、肺癌、胰腺癌，肝癌、宫颈癌、宫体癌、乳腺癌、头颈部肿瘤、膀胱肿瘤。

【剂型与特征】

本药有注射用冻干粉剂和滴眼剂两种剂型。

1. 冻干粉为深紫色结晶性粉末，无臭，在酸、碱及日光下均不稳定，微溶于水。其水溶液在 pH 为 6~9 时较稳定。注射液的配制方法：每 2mg（效价）丝裂霉素以 5ml 注射用水溶解。注射剂溶解后需在 4~6 小时内使用。

2. 丝裂霉素滴眼液规格为 0.04%。滴眼液有防止瘢痕形成作用，可用于青光眼滤过手术。

【用法用量】

1. 间歇给药法　以丝裂霉素计，成人通常每日 4~6mg（效价），每周静脉注射 1~2 次。

2. 连日给药法　以丝裂霉素计，成人通常每日 2mg（效价），连日静脉注射。

3．大量间歇给药法　以丝裂霉素计，成人通常每日 10~30mg（效价），间隔 1~3 周以上静脉注射。

4．与其他抗恶性肿瘤药物合用　以丝裂霉素计，成人通常每日 2~4mg（效价），每周与其他抗恶性肿瘤药物合用 1~2 次。必要时可每日 2~10mg（效价），注入动脉内、髓腔内或胸腔及腹腔内。具体剂量应随年龄及症状适宜增减。

5．膀胱肿瘤　预防复发时，每日 1 次或隔日 4~10mg（效价）丝裂霉素；治疗时，以丝裂霉素计，每日 1 次膀胱内注射 10~40mg（效价）丝裂霉素；应随年龄及症状适宜增减。

【不良反应】

1．血液系统毒性　骨髓抑制为本药最常见和最严重的不良反应，可致白细胞及血小板减少，可使已缺乏免疫力的患者发生暴发性感染。白细胞减少常于用药后 28~42 天出现，一般在停药后 42~56 天可恢复。部分患者有出血倾向且恢复缓慢。

2．消化道反应　可出现食欲不振、恶心、呕吐、腹泻，一般较轻微，常发生于给药后 1~2 小时，呕吐可于 3~4 小时内停止，但恶心可持续 2~3 天。

3．肝毒性：本药可引起静脉闭塞性疾病，如肝脏中心静脉及肝小叶静脉闭塞，导致黄疸、肝大、腹水及肝性脑病。

4．泌尿生殖系统反应　长期应用本药可抑制卵巢及睾丸功能，造成闭经或精子缺乏。膀胱内灌注治疗膀胱癌时，可刺激膀胱及尿道，偶致局部损害，引起膀胱炎和血尿。溶血性尿毒症为最严重的并发症，大部分患者发生于给药剂量大于或等于 60mg 时。血制品输注可使该综合征有关症状恶化。

5．呼吸系统间质性肺炎、肺纤维化较少见。

6．局部若药液漏出血管外，对局部组织有较强的刺激，可引起局部疼痛、坏死和溃疡。

【禁忌证】

1．水痘或带状疱疹患者禁用。

2．孕妇及哺乳期妇女禁用。

【药物相互作用】

1．与他莫昔芬合用有增加溶血性尿毒症的发生风险。

2．与长春碱、长春瑞滨合用可致突发性肺毒性，合用时应监测患者的是否有支气管痉挛现象。

3．与多柔比星合用可增加心脏毒性，建议多柔比星的总量低于 450mg/m^2。

4．维生素 C、维生素 B$_1$、维生素 B$_6$ 等与本药同时静脉给药，可使本药疗效显著下降。

5．使用本药时接种活疫苗，将增加活疫苗感染的风险。接受免疫抑制化疗的患者不能接种活疫苗；白血病缓解期患者，至少要停止化疗三个月，才允许接种活疫苗。

【注意事项】

1．老年患者及肾功能不全者慎用。

2．用药前后及用药时应当检查或监测用药期间应密切随访血常规、血小板及肾功能。

3．用药期间禁用活病毒疫苗接种和避免口服脊髓灰质炎疫苗。

【FDA 妊娠 / 哺乳分级】

D/L5 级，孕妇及哺乳妇女禁用。

【用药实践】

1．肾功能不全剂量调整方案　本药对肾脏有潜在毒性，肾小球滤过率低于 10ml/min 的患者应使用常规剂量的 75%；肾小球滤过率高于 10ml/min 的患者不需要调整剂量。当血清肌酐超过 17mg/L 时不能使用本药。

2．根据血常规指标调整剂量见表 2-4。

表 2-4　丝裂霉素剂量随血常规结果调整

白细胞(×10⁹/L)	血小板(×10⁹/L)	原使用剂量的百分比
> 4	> 100	100%
3~3.999	75~99.999	100%
2~2.999	25~74.999	70%
< 2	< 25	50%

3. 不良反应的处理　静脉注射时应避免漏出血管外,若有外漏应立即停止注射,并以 1% 普鲁卡因注射液局部封闭。

4. 静脉外其他给药方式　一般经静脉注射给药,也可动脉注射、腔内注射,但不可肌内注射、皮下注射。虽然本药口服也能吸收,但血药浓度太低,故也不经口服给药。动脉注射用法用量同静脉注射。①胸膜腔内注射:使用前尽量抽尽积液,每次 4~10mg,以生理盐水稀释后注入,每 5~7 日 1 次,4~6 次为一疗程。②膀胱内灌注:有研究表明,经尿道膀胱切除术后,膀胱内灌注本药 40mg(溶于 40ml 生理盐水中)可降低膀胱上皮癌的复发率。使用五疗程未发现明显不良反应。③治疗肝肿瘤时,丝裂霉素可以动脉给药,有时以微粒体的形式输注,以产生局部栓塞。

博来霉素 Bleomycin

【其他名称】

争光霉素,博莱霉素,Bleocin,BLM

【药物特征】

本药与铁的复合物嵌入 DNA,引起 DNA 单链和双链断裂,不引起 RNA 链断裂。作用的第一步是本药的二噻唑环嵌入 DNA 的 G-C 碱基对之间,同时末端三肽氨基酸的正电荷和 DNA 磷酸基作用,使其解链。作用的第二步是与铁的复合物导致超氧或羟自由基的生成,引起 DNA 链断裂。

口服无效,需经肌内或静脉注射。注射给药后,在血中消失较快,广泛分布到肝、脾、肾等各组织中,尤以皮肤和肺较多,因该处细胞中酰胺酶活性低,本药水解失活少,在其他正常组织则迅速失活;部分药物可透过血 - 脑脊液屏障。连续静脉滴注 4~5 天,每日 30mg,24 小时内血药浓度稳定在 146ng/ml,静脉滴注后,$t_{1/2}$ 为 1.3 小时及 8.9 小时;快速静脉注射,$t_{1/2}$ 为 24 分钟及 4 小时,3 岁以下小儿 $t_{1/2}$ 为 54 分钟及 3 小时。肌注或静注本药 15mg,血药峰浓度分别为 1μg/ml 及 3μg/ml。有可能在组织细胞内由酰胺酶水解而失活,主要经肾排泄,24 小时内排出 50%~80%。不能通过透析被清除。

【适应证】

本药用于头颈部、食管、皮肤、宫颈、阴道、外阴、阴茎的鳞癌和霍奇金病及恶性淋巴瘤、睾丸癌、神经胶质瘤、甲状腺癌、恶性胸腔积液等,亦可用于治疗银屑病。

【剂型与特征】

仅有注射用粉针剂,静脉注射应缓慢,不少于 10 分钟。

【用法用量】

肌内、静脉及动脉注射,成人每次 15mg,每日 1 次或每周 2~3 次,总量不超过 400mg;小儿每次按体表面积 10mg/m^2。第 1 次用药时,先肌注 1/3 量,若无反应再将全部剂量注射完。

【不良反应】

1. 肺毒性 最严重的不良反应为间质性肺炎和肺纤维化。表现为呼吸困难、咳嗽、啰音、间质水肿等症状。用药 400mg 的患者,肺功能失常发生率可达 10%,1%~2% 患者可死于肺纤维化;用药 500mg 以上的患者死亡率可达 3%~5%。

2. 消化道反应 最为常见,表现为恶心、呕吐等症状。

3. 心血管系统 可有心电图改变、心包炎症状,但可自然消失,无长期心脏毒性。

4. 约 1/3 患者于用药后 3~5 小时可出现发热,一般 38℃左右,个别可有高热,常在几小时后自行下降。

5. 约 1% 淋巴瘤患者出现严重特异质反应,表现为低血压、精神错乱、发热、寒战和喘鸣。

【禁忌证】

1. 严重肺部疾患、严重弥散性肺纤维化者禁用。

2. 对本类药物有过敏史者禁用。

3. 严重肾功能不全者禁用。

4. 严重心脏疾病患者禁用。

5. 胸部及其周围接受放射治疗者禁用。

6. 水痘患者禁用。

7. 白细胞计数低于 $2.5 \times 10^9/L$ 者禁用。

【药物相互作用】

1. 与顺铂合用,可能会导致药物清除速度变慢,毒性反应增加。

2. 与吉西他滨合用,肺毒性发生率很高。

3. 博来霉素可降低苯妥英钠在肠内的吸收而降低其作用,合用期间应监测苯妥英钠的血药浓度,必要时可增加剂量。

4. 与活疫苗(如轮状病毒疫苗)合用可增加感染的危险,故禁止合用。处于缓解期的白血病患者,化疗结束后至少间隔 3 个月才能注射活疫苗。

【注意事项】

1. 肺功能不全、肾功能不全、60 岁以上老年人等应慎用。使用时需减少用药量并加大用药间隔,应警惕总剂量即使在 150mg(效价)以下,发生肺纤维化、间质性肺炎的几率也较高。

2. 肺泡动脉血氧分压差、动脉血氧分压尽可能每周检测一次,当肺泡动脉血氧分压差、动脉血氧分压连续两周检测有所升高或降低时,应立即停药,对症处理。当与用药前比较,这些指标恶化超过 10Torr 以上,应密切观察其他临床症状,如果出现可疑药物相关副作用时,应停药并给予皮质激素处理。如果一氧化碳弥散度比用药前降低 15%，按同样方法处理。

3. 静脉注射应尽可能缓慢，以减少疼痛；肌内注射应避开血管神经；局部出现硬结时，应及时更换注射部位。

4. 同时接收头颈部放射治疗，可诱发黏膜炎症，加重口内炎，口角炎，喉头炎症，引起声音嘶哑。

5. 水痘患者应慎用本药，可能导致致命的全身障碍。

6. 儿童及生育年龄患者，应考虑对性腺的影响。

【FDA 妊娠 / 哺乳分级】

D/L4 级，孕妇慎用。哺乳期妇女用药安全性尚不明确，应慎用，必须使用时，应停止哺乳。

【用药实践】

1. 药物过量的表现 药物过量可产生严重肺毒性。

2. 给药细节 静脉给药时，本药需用 5ml 或 5ml 以上的稀释液（如 0.9% 氯化钠注射液）溶解，缓慢静脉注射，每次时间不少于 10 分钟。肌内或皮下给药则用 1~5ml 注射用水或 0.9% 氯化钠注射液溶解。用药前先服用非甾体抗炎药（如吲哚美辛 50mg），可减轻发热反应。首次用药应先肌内注射 1/3 剂量，若无反应，再注射其余剂量。用药后避免日晒。

3. 不良反应的处理

（1）肺毒性。肺毒性是博来霉素最严重的也是剂量限制性毒性。最初症状是干咳，活动后呼吸困难，有时候可见发热，随着病情的进展，可出现静息时呼吸困难，呼吸急促甚至紫绀；查体可发现起初有双肺底部细捻发音，进展期可出现干啰音，有时可出现胸膜摩擦音；胸部 X 射线检查显示双肺间质呈弥散性网状密度改变，以肺底部为明显，晚期患者呈广泛性浸润病变，有时伴有肺实质变。这些病变可与肺转移灶混淆，胸部 CT 扫描有助于鉴别。高危因素包括：累积剂量、年龄大于 70 岁、吸烟、肾功能下降、胸部放疗等。

出现肺部异常时，应立即停药，予右旋糖酐静脉滴注紧急处理，必要时予以激素治疗，以免病情恶化。老年患者和心肺功能不全的患者，应注意减少剂量或延长用药间隔时间。.

（2）若出现休克症状，应立即停药并对症处理。休克多出现在恶性淋巴瘤初次用药时，故前两次给药应从 5mg 或更少剂量开始，确认没有急性反应后，再逐渐增加到常规剂量。

4. 特殊人群用药　对儿童用药的安全性和有效性尚不确定，应慎用。60 岁以上老年患者引起间质性肺炎、肺纤维化的风险增加，应十分注意，慎重使用，建议总剂量在 150mg（效价）以下。

肾功能不全患者剂量的调整方案见表 2-5。

表 2-5　肾功能不全患者博来霉素剂量调整方案

Ccr(ml/min)	原使用剂量的百分比
＞ 50	100%
40~50	70%
30~40	60%
20~30	55%
10~20	45%
5~10	40%

5. 肺毒性与剂量限制　不良反应差异显著，因可导致严重的与剂量相关的肺纤维化，应从小剂量开始使用，且总剂量不可超过 300mg。肺功能基础较差，间质性肺炎及肺纤维化出现频率高，总剂量应在 150mg 以下。应用同类药物者，总剂量应为本药与同类药物剂量总和。

6. 安全警告　（1）使用本药可能出现间质性肺炎、肺纤维化，并有可能引起致命危险。当判断真正需要使用者，在使用中和使用后 2 个月内，患者必须有医生观察监督，定期检查相关指标，特别是 60 岁以上患者和有肺部疾患者，更要谨慎使用。当出现运动性呼吸困难、发热、咳嗽、捻发音、胸部 X 线检查有阴影、肺泡动脉血氧分压差、动脉血氧分压等指标异常,应立即停药,并给予肾上腺皮质激素及抗生素等对症治疗。

（2）当被要与其他抗癌药联合使用时,要在能够应急处理的医疗机构进行,要经十分有化疗经验的医生确认需要该治疗方案后,才可实施。同时还要参考联合用药的其他药物说明书,需十分注意确认患者的适应证。

7. 与具有肾毒性的药物联用时的注意事项　同时给予博来霉素和顺铂的患者有增加肺毒性的报道,一些病例可致命,可能是由于顺铂诱导肾损伤导致了博来霉素消除的降低,可以推断同时给予其他肾毒性的药物也可出现相似的药物相互作用。如果这样的联合用药出现肾毒性,除了减少博来素用量外,连续输注可能比间歇快速注射给药毒性低。

放线菌素 D Dactinomycin D

【其他名称】

放线菌素,放线菌素 C_1,更生霉素,更新霉素,新福霉素,可美净

【药物特征】

本药是细胞周期非特性抗肿瘤药物,对 G_1 前半期最敏感。能选择性地与 DNA 中的鸟嘌呤结合,插入 DNA 分子的鸟嘌呤和胞嘧啶碱基结构中,抑制以 DNA 为模板的 RNA 聚合酶,从而抑制 RNA 的合成,使蛋白质合成受阻。本药不与缺乏鸟嘌呤碱基的 DNA 结合。

本药口服吸收差,静脉注射后迅速分布至各组织,广泛地与组织结合,以颌下腺、肝、胃中浓度最高,不易透过血 - 脑脊液屏障,但可以通过胎盘屏障。体内代谢量很少,半衰期为36 小时,原形的 10% 经尿液排出、50% 经胆道排出。本药排泄缓慢,9 天后体内还有剩余注射剂量的 30%。

【适应证】

1. 主要用于绒毛膜癌、睾丸肿瘤、肾母细胞瘤、神经母细胞瘤、软组织肉瘤级恶性淋巴瘤、恶性葡萄胎等。

2. 也用于横纹肌肉瘤、尤因肉瘤。

3. 还可用于提高肿瘤对放疗的敏感性。

【剂型与特征】

本药仅有注射用粉针剂，可用 0.9% 氯化钠注射液或 5% 葡萄糖注射液稀释；不可与含苯甲基乙醇的注射用抑菌液或含对苯基的注射用抑菌液配伍。静脉滴注液最高浓度为 10μg/ml，一次滴注时间不少于 15 分钟。

【用法用量】

1. 静脉注射　一般成人每日 300~400μg，溶于 0.9% 氯化钠注射液 20~40ml，每日 1 次，10 日为一疗程，间歇期 2 周，一疗程总量 4~6mg。儿童一次 450μg/m^2，每日 1 次，连用 5 日，3~6 周为一疗程。1 岁以下幼儿慎用。

2. 静脉滴注　一般成人每日 300~400μg，溶于 5% 葡萄糖注射液 500ml，每日 1 次，10 日为一疗程；或每次 10~15μg/kg，每日 1 次，连用 5 日为一疗程。间歇期 3~4 周重复。

【不良反应】

1. 骨髓抑制　可能是剂量限制性，出现时间是在治疗后 1~7 天，首先表现为血小板减少。血小板和白细胞计数最低值常出现在 14~21 天内，在 21~25 天恢复。

2. 消化道反应　恶心、呕吐、唇炎、食管炎、胃肠溃疡和直肠炎等，多见于单次剂量超过 500μg 时。

3. 皮肤　可有脱发（始于给药后 7~10 天，可逆）、皮肤红斑、脱屑、色素沉着、皮炎等。

4. 泌尿生殖系统　用药后血尿及尿中尿酸浓度升高，长期使用可以抑制睾丸或卵巢功能，引起精子缺乏或闭经。

5. 肝脏　可有肝功能异常。

6. 经静脉给药可以引起静脉炎,漏出血管可导致疼痛、局部硬结和溃破。

【禁忌证】

水痘及带状疱疹感染者禁用。

【药物相互作用】

1. 与氯霉素、磺胺类药物、氨基比林合用,将加重骨髓抑制。

2. 可减弱维生素 K 的作用,故慎与维生素 K 类药物合用。

3. 使用本药接种活疫苗,可增加活疫苗感染风险。至少停止化疗 3 个月,才可接种。

【注意事项】

1. 本药发生外漏时,应立即 1% 普鲁卡因局封,或 50~100mg 氢化可的松局部注射以及冷敷。

2. 骨髓功能低下、有痛风史、肝功能损害、感染、尿酸盐性肾病、近期接受过放疗或抗肿瘤药物患者慎用。

【FDA 妊娠 / 哺乳分级】

C/L5 级。本药可能会导致胎儿损伤,孕妇避免使用;因本药可分泌进入乳汁,哺乳期妇女慎用。

(徐云峰 郭益俊 朱燕舞)

参 考 文 献

[1] 安鸿志,袁现明. 新编抗肿瘤药物手册. 河南:河南科学技术出版社,2002.

[2] Cassidy J,Bissett D,AJ Spence R. 牛津临床肿瘤手册. 季加孚,沈琳,寿成超,等译. 北京:人民卫生出版社,2006.

[3] 卫生部合理用药专家委员会. 中国医师药师临床用药指南. 第 2 版. 重庆:重庆出版社,2014.

[4] 陈新谦,金有豫,汤光. 新编药物学. 第 17 版. 北京:人民卫生出版社,2011.

[5] 翟所迪,应颖秋. 肾衰药物手册. 北京:人民军医出版社,2010.

[6] 林能明, 马胜林. 新编抗肿瘤药物学. 北京: 军事医学科学出版社, 2014.

[7] 蔡倩, 徐峥, 杨莉萍, 等. 药源性肺间质纤维化常见病因及其防治. 药品评价, 2013, 10(24): 41-44.

[8] 李晓亮, 马希涛. 肺孢子菌肺炎研究进展. 中华实用诊断与治疗杂志, 2014, 28(11): 1049-1051.

[9] 陆国椿. 抗肿瘤药物的联用和辅用. 北京: 人民卫生出版社, 2009.

[10] 吴永佩, 焦雅辉. 临床静脉用药调配与使用指南. 北京: 人民卫生出版社, 2010.

[11] 房树华, 钱元霞. 奈达铂与其他铂类制剂药物不良反应的临床比较研究. 中国药物警戒, 2012, 9(5)309-312.

[12] 杨倩. 抗肿瘤抗生素的研究进展与临床应用现状. 天津药学, 2014, 26(5): 50-53.

[13] 郑艺, 尹继业, 周宏灏, 等. 基因多态性与铂类药物毒性反应研究进展. 中国临床药理学与治疗学, 2014, 19(9): 1051-1056.

[14] 魏晓晨, 朱立勤, 王春革, 等. 维生素类药物预防化疗致周围神经毒性的疗效及安全性的 Meta 分析. 中国现代应用药学, 2016, 33(4): 476-484.

[15] 王丽君, 黎治平, 郑智, 等. 奥沙利铂神经毒性的治疗研究进展. 肿瘤药学, 2013, 3(6): 409-415.

第三章 影响核酸合成或转录的药物

此类药属细胞周期特异性抗肿瘤药,其化学结构与体内某些代谢物相似,但不具备其功能,通过干扰核酸或蛋白质的生物合成和利用,达到抗肿瘤目的。该类药物品种较多,包括二氢叶酸还原酶抑制剂,甲氨蝶呤、培美曲塞;胸苷酸合成酶抑制剂,氟尿嘧啶、卡培他滨等;嘌呤核苷酸合成酶抑制剂,巯嘌呤、硫鸟嘌呤等;核苷酸还原酶抑制剂,羟基脲;DNA 聚合酶抑制药,阿糖胞苷、吉西他滨等。

第一节 二氢叶酸还原酶抑制剂

一、治疗药物概论

二氢叶酸还原酶(DHFR)是生物体内很重要的一种酶,催化生物体内二氢叶酸还原成四氢叶酸的反应,而后者变成辅酶 F 后,可为胸腺嘧啶、嘌呤、丝氨酸、蛋氨酸等体内生物合成提供一碳单位。DHFR 抑制剂能选择性地与 DHFR 结合,抑制其催化还原活性,使二氢叶酸不能顺利转变成四氢叶酸,从而阻碍叶酸代谢,干扰 DNA 和蛋白质的合成,最终导致细胞死亡。此类药物有甲氨蝶呤(MTX)和培美曲塞,但两药适应证上的差异显著。

二、药物使用精解

甲氨蝶呤 Methotrexate

【其他名称】

氨克生,氨甲蝶啶,氨甲蝶呤,氨甲叶酸,威力氨甲蝶呤,美素生

【药物特征】

本药是最早应用于临床并取得成功的抗叶酸制剂,不但对白血病有效,而且对实体瘤也有良好的疗效,为临床基本抗肿瘤药物之一。主要作用于细胞周期的 S 期,属细胞周期特异性药物,对 G_1/S 期的细胞也有延缓作用,对 G_1 期细胞的作用较弱。口服、肌内或静脉注射甲氨蝶呤(MTX)后,几分钟内叶酸还原酶即受到不可逆性抑制。1~24 天后胸苷酸合成酶也受到抑制。

一般剂量吸收良好,1~4 小时在血浆中达高峰。MTX 的血浆消除曲线呈三相型,其半衰期分别为 0.75、3.5 及 2.7 小时,这些对临床应用,尤其是大剂量给药都具重要意义,但大剂量时口服吸收不全。MTX 进入血浆后有 50% 与血清蛋白结合,其分布容积占体重的 67%~91%,在组织中的分布取决于细胞运转的能力和二氢叶酸还原酶在细胞内的水平。药物在 24 小时内由尿中以原形排出 50%~90%。在肝、肾及胸腹腔积液中可潴留数周,排出很慢。

【剂型与特征】

MTX 有口服片剂、注射液、粉针剂三种剂型。

1. 注射剂可以肌内注射、动静脉注射或滴注外,尚可鞘内注射。用药时摄入乙醇,可能因干扰胆碱的合成而增加本药的肝毒性及中枢神经系统不良反应。

2. 食物可减少口服片剂的肠道吸收。

【适应证】

乳腺癌、妊娠性绒毛膜癌、恶性葡萄胎或葡萄胎、急性白血病、恶性淋巴瘤、非霍奇金淋巴瘤、蕈样肉芽肿、多发性骨髓瘤、卵巢癌、宫颈癌、睾丸癌、头颈部癌、支气管肺癌、软组织肉瘤,高剂量用于骨肉瘤,鞘内注射用于预防和治疗脑膜白血病以及恶性淋巴瘤的神经侵犯。也可用于治疗严重、已钙化性、对常规疗法不敏感的致残性银屑病。

【用法用量】

1. 急性淋巴细胞白血病 每日 0.1mg/kg,一次口服,一般有效疗程的安全剂量为 50~100mg,总剂量视骨髓情况而定。对急性淋巴细胞白血病,有颅内侵犯者或作为缓解后预防其复发,可给鞘内注射每次 10~15mg,每 5~14 日 1 次,共 5~6 次。

2. 绒毛膜癌 成人一般 1 次 5~10mg 口服,一日 1 次,一周 1~2 次或 15~30mg 肌内注射,每日 1 次,连续 5 日。

3. 实体癌 可根据情况给予 15~20mg/m^2 静脉注射,每周 2 次,连续 6 周为一疗程。

4. 骨肉瘤 大剂量化疗。一般 1~12g/m^2,溶于 5% 葡萄糖注射液 500~1000ml,静脉给药 6 小时。给药前需予以水化、碱化尿液,同时需要监测血药浓度以调整亚叶酸钙的解救剂量。

【不良反应】

1. 消化道反应 包括口炎、咽喉炎、恶心呕吐、腹痛、腹泻、消化道出血。

2. 肝功能损害 可见转氨酶、黄疸升高,长期口服可导致肝细胞坏死、脂肪肝、肝纤维化甚至肝硬化。

3. 肾毒性 本药主要经肾脏排泄(40%~90%),大剂量使用时药物原形及代谢产物可以沉积在肾小管,进而导致高尿酸血症性肾病,此时可出现血尿、蛋白尿、少尿、氮质血症甚至肾衰竭。

4. 呼吸系统反应 长期用药可引起咳嗽、气短、肺炎或肺间质纤维化。

5. 血液系统反应　主要为白细胞和血小板下降；大剂量化疗可能会导致致死性血恶液质疾病。

6. 皮肤及附件反应　脱发、皮肤发红、瘙痒或皮疹等。

7. 鞘内注射可引起视力模糊、眩晕、头痛、意识障碍，甚至嗜睡或抽搐等。

8. 致突变、致畸和致癌较烷化剂轻，但长期给药，有潜在继发肿瘤风险。

9. 对生殖功能影响较烷化剂轻，但也能导致闭经和精子减少或缺乏。

【禁忌证】

对本药高度过敏者禁用；妊娠及哺乳期妇女禁用；肾功能已受损害、营养不良、肝肾功能不全或伴有血液疾病者禁用。

【药物相互作用】

1. 甲氨蝶呤主要经肾排泄，故能降低其排泄的药物，如非甾体抗炎类药物（NSAIDs）和水杨酸盐、丙磺舒和某些青霉素等可能会增加甲氨蝶呤的作用。同时使用 NSAIDs 和甲氨蝶呤可能会导致致死性的毒性反应，故大剂量甲氨蝶呤禁止和 NSAIDs 同时使用。

2. 与其他骨髓抑制、肾毒性或肝毒性药物同时使用，甲氨蝶呤毒性风险增加。

3. 口服抗菌药物，如四环素和不能吸收的广谱抗菌药物可能通过抑制肠道菌群或通过细菌抑制药物代谢，从而降低本药肠道吸收或干扰肝肠循环。

4. 因水杨酸类、保泰松、磺胺类、苯妥英钠、四环素、氯霉素及氨苯甲酸等药物与本药竞争结合血清蛋白，合用时可导致本药血药浓度升高而致毒性增加。

5. 与氟尿嘧啶同时使用，或先用氟尿嘧啶后用本药，均可产生拮抗作用；但如先用本药，4~6 小时后再用氟尿嘧啶则可产生协同作用。

【注意事项】

1. 有肾病史或发现肾功能异常时,禁止大剂量甲氨蝶呤疗法;未准备好亚叶酸钙、未充分进行补液和碱化尿液时,也禁止大剂量甲氨蝶呤疗法。

2. 使用大剂量甲氨蝶呤疗法,需严密监测血药浓度;静脉滴注给药时间需大于 6 小时,否则肾毒性增加。

3. 定期监测血、肝肾功能和胃肠道毒性。

【FDA 妊娠 / 哺乳分级】

X/L3 级,妊娠期妇女禁用;本药可随乳汁排泄,用药期间停止哺乳。

【用药实践】

1. 大剂量甲氨蝶呤给药前如何预处理　大剂量甲氨蝶呤一般用于软组织肉瘤和骨肉瘤患者($3\sim15g/m^2$),如此大的剂量如不加以预防,将会带来致命性毒副反应,包括严重骨髓抑制、致命性剥脱性皮炎、出血性肠坏死、暴发性肝损害和肾衰竭等。预处理方法有:(1)水化:用药当天及后 2 天进行水化,保证每日液体量 $3000ml/m^2$;

(2)碱化尿液:给药前 3 天开始服用碳酸氢钠,直至甲氨蝶呤血药浓度降至安全浓度范围内,保证尿液 pH 保持在 6.8~7.5,以加速甲氨蝶呤的排泄;同时避免食用酸性食物。

(3)亚叶酸钙(CF)解救:甲氨蝶呤药物代谢个体差异大,CF 解救的时间和剂量需要根据甲氨蝶呤血药浓度调整。首次给药时间于甲氨蝶呤开始输注后 24 小时,然后在 24 小时内给予相同的剂量($6\sim12mg/m^2$)。监测甲氨蝶呤给药后 48 小时的血药浓度,如果小于 $0.5\mu mol/L$,可以维持亚叶酸钙的解救剂量不变,但若超过这个阈值,则增加亚叶酸钙的剂量,并且在下一个 48 小时内每 6 小时给药 1 次直到甲氨蝶呤浓度降至 $0.1\mu mol/L$ 以下(也有资料指出 $<0.05\mu mol/L$)。表 3-1 为各个时间点下甲氨蝶呤血药浓度参考值。

表 3-1 甲氨蝶呤安全血药浓度参考值

时间点	安全血药浓度	潜在中毒血药浓度
24 小时	$< 5\mu mol/L$	$> 10\mu mol/L$
48 小时	$< 0.5\mu mol/L$	$> 1\mu mol/L$
72 小时	$< 0.1\mu mol/L$	$> 0.1\mu mol/L$

2. 甲氨蝶呤使用时需注意哪些问题 除需水化、碱化尿液和 CF 解救外,还需要重点关注以下问题:

(1)患者使用甲氨蝶呤后需加强口腔、肛门护理:避免食用坚硬、带刺、过烫、过咸食物,保证大便通畅。

(2)在给药过程中,若出现口炎和腹泻,需加以警惕,可能提示需中断治疗,否则接下来可能会出现出血性肠炎、肠穿孔及死亡。

(3)甲氨蝶呤组织分布广,可以穿过胸腹水,将其作为药物储库,导致药物毒性增加。因此对于存在胸水或腹水的患者,给药前应做引流。

(4)若发生甲氨蝶呤中毒,可以予血液灌流或高通量血液透析。

3. 澳大利亚治疗产品管理局(TGA)药品安全信息 更新的甲氨蝶呤药品信息中纳入了有关乙肝病毒再继发的注意事项。提示医疗卫生专业人员在对既往感染乙肝或丙肝的患者开始甲氨蝶呤治疗前,应对患者的肝脏疾病进行临床和实验室评估。对已经开始甲氨蝶呤治疗的此类患者应密切监测,并根据评估结果来判断患者是否适合进行甲氨蝶呤治疗或者继续治疗。

4. 配制及废液处理 在配制本药时应戴防护手套,如果溶液意外地与皮肤或黏膜接触,应立即用肥皂水和清水彻底清洗污染部位。配制本药后的器具应装入双层密封的聚乙烯口袋中,在 1100℃下焚化。如果药液泄漏,处理时应戴双层乳胶手套、呼吸面罩、穿防护罩衣和戴护目镜,用纸、锯屑或细小碎屑吸附泄漏物,以限制其扩散;也可用5%次氯酸钠处理泄漏物,随后用大量的清水冲洗污染区域。处理时应限制其他人员进入污染区域。

5. 过量的表现及处理　用药过量时表现为畏食、进行性体重减轻、血性腹泻、白细胞减少、抑郁和昏迷。亚叶酸钙(亚叶酸)是有效的解毒剂,可中和甲氨蝶呤引起的造血系统毒性。亚叶酸的剂量应等于或大于甲氨蝶呤的相对剂量,并尽快给药。亚叶酸可以在12小时内静脉输注,剂量最高可达75mg,然后每6小时肌注12mg,共给药4次。当本药常规剂量下已产生不良反应时,可给亚叶酸每次6~12mg,每6小时肌注1次,共给药4次。

6. FDA批准说明书修订　FDA于2015年11月22日批准赫士睿公司的甲氨蝶呤注射液说明书的修改。内容包括:①在黑框警示中增加:鞘内注射或高剂量疗法使用不含防腐剂配方,含防腐剂配方含有苯甲醇。②在药物过量中增加:羧肽酶可用于治疗因肾功能损害所致甲氨蝶呤清除延迟造成的甲氨蝶呤中毒。亚叶酸为羧肽酶底物,使用羧肽酶前后2小时不得使用亚叶酸。

培美曲塞 Pemetrexed

【其他名称】

力比泰,赛珍,普来乐,捷佰立,怡罗泽

【药物特征】

培美曲塞通过破坏细胞内叶酸依赖性的正常代谢过程,抑制细胞复制,从而抑制肿瘤的生长。体外研究显示,培美曲塞能够抑制胸苷酸合成酶、二氢叶酸还原酶和甘氨酰胺核苷酸甲酰转移酶的活性,这些酶都是合成叶酸所必需的酶,参与胸腺嘧啶核苷酸和嘌呤核苷酸的生物再合成过程,培美曲塞通过运载叶酸的载体和细胞膜上的叶酸结合蛋白运输系统进入细胞内。培美曲塞一旦进入细胞内,就会在叶酰多谷氨酸合成酶的作用下转化为多谷氨酸的形式,多谷氨酸存留于细胞内成为胸苷酸合成酶和甘氨酰胺核苷酸甲酰转移酶的抑制剂。多谷氨酸化在肿瘤细胞内呈现时间 - 浓度依赖性过程,而在正常组织内浓度很低。

培美曲塞主要以原药形式从尿路排泄,在给药后的 24 小时内,70%~90% 的培美曲塞还原成原药的形式从尿中排出。培美曲塞总体清除率为 91.8ml/min,对于肾功能正常的患者,体内半衰期为 3.5 小时。随着肾功能降低,清除率会降低,但体内剂量会增加。随着培美曲塞剂量的增加,AUC 和 C_{max} 会成比例增加。多周期治疗并未改变培美曲塞的药代动力学参数。培美曲塞呈现稳态分布容积为 16.1L;体外研究显示,培美曲塞的血浆蛋白结合率约为 81%。

【适应证】

联合顺铂一线治疗不可切除的恶性胸膜间皮瘤;单药或联合治疗非小细胞肺癌(非鳞癌)。

【剂型与特征】

仅有注射用粉针剂。配制好的溶液,冷藏或室温保存,无需避光,其物理及化学特性在 24 小时内保持稳定。

【用法用量】

1. 胸膜间皮瘤 本药联合顺铂用于治疗恶性胸膜间皮瘤的推荐剂量为每 21 天 500mg/m² 滴注本药超过 10 分钟,顺铂的推荐剂量为 75mg/m² 滴注超过 2 小时,应在本药给药结束 30 分钟后再给予顺铂滴注。

2. 非小细胞肺癌 在新辅助或辅助化疗中,与顺铂联用时,剂量为 500mg/m²,每 21 天为一个周期;同步放化疗时,与顺铂或卡铂联用,剂量为 500mg/m²,每 21 天为一个周期。

【不良反应】

1. 骨髓抑制 为主要不良反应。表现为中性粒细胞减少症、血小板减少症和贫血。

2. 消化道反应 恶心、呕吐、腹泻、便秘、口炎等。

3. 肾毒性 可有肌酐清除率降低。

4. 其他不良反应 皮疹、脱发、脱水、乏力、神经病变、室性心律失常等。

【禁忌证】

禁用于对本药或其处方中任何成分过敏的患者；禁用于妊娠及哺乳期妇女；禁用于肌酐清除率<45ml/min 的患者。

【药物相互作用】

1. 与布洛芬合用，本药清除率可降低 20%，AUC 增加 20% 左右。肾功能正常者可合用，但中度肾功能不全，谨慎合用。轻到中度的肾功能不全者，用本药前 2 天、当日及后 2 天，避免使用 NSAIDs 类药物。合用时，密切注意肾功能、骨髓毒性等。

2. 低、中剂量的阿司匹林不会影响本药的药动学，但高剂量阿司匹林尚不清楚。

3. 不会影响经 CYP3A、CYP2C9 和 CYP1A2 代谢的药物。

【注意事项】

慎用于肝肾功能不全、骨髓抑制者。

【FDA 妊娠分级】

D 级，孕妇禁用。

【用药实践】

1. 给药前预处理 培美曲塞可能会引起皮疹等过敏反应，用药前预服地塞米松可以降低皮肤反应的发生率及其严重程度。具体给药方法为：用药前一天、用药当天及用药后一天给予地塞米松 4mg 口服，每日 2 次。

培美曲塞能引起血液毒性，用药期间必须按照要求服用叶酸或其他含有叶酸的复合维生素制剂。具体给药方法为：第一次给予培美曲塞治疗开始前 7 天至少服用 5 次日剂量的叶酸，一直服用整个治疗期间，在最后一次培美曲塞给药后 21 天可停服。此外，患者还需在第一次培美曲塞给药前 7 天肌内注射维生素 B_{12} 一次，以后每 3 个周期肌注一次。叶酸的给药剂量：350~1000μg，常用剂量是 400μg；维生素 B_{12} 剂量为 1000μg。

2. 肾功能不全时剂量的调整　本药主要经尿排出，应用本药前必须检查肾功能。肌酐清除率大于或等于 45ml/min 者无需调整剂量，肌酐清除率低于 45ml/min 者禁止使用。

3. 过量的表现及处理　过量使用后可出现中性粒细胞减少、贫血、血小板减少、黏膜炎和皮疹。也可能出现伴或不伴发热的感染、腹泻和黏膜炎。一旦发生药物过量，应立即采取治疗措施。若出现严重白细胞减少、血小板减少或黏膜炎，可立即使用亚叶酸。具体用法用量为：静脉给药，第 1 剂为 100mg/m^2，以后为 50ng/m^2，每 6 小时 1 次，连用 8 日。

4. FDA 于 2013 年 9 月 12 日批准礼来公司的注射用培美曲塞二钠说明书的修改　在"不良反应"中增加：可引起免疫介导的溶血性贫血。

第二节　胸苷酸合成酶抑制剂

一、治疗药物概论

胸苷酸合成酶（TS）系由相同亚基构成的同源二聚体胞浆酶，它参与体内脱氧核糖核酸（DNA）生物合成所需的胸腺嘧啶核苷酸的起始合成过程，是该过程的限速酶。细胞在没有外源性的胸腺嘧啶供应时，这一限速反应是体内胸腺嘧啶脱氧核苷酸（dTMP）的唯一来源以及其后 DNA 合成的唯一途径。由于肿瘤细胞内的 DNA 合成水平明显高于正常细胞，因此肿瘤细胞在没有外源性的胸腺嘧啶的情况下，抑制 TS 活性将引起胞内胸腺嘧啶的缺失,从而使胞内的 DNA 合成不能正常进行,随之产生缺陷的 DNA 合成、裂解以及细胞凋亡。因此 TS 已成为化疗药物一个非常重要的理想作用靶点。

根据 TS 的结合特性,其抑制剂可分为嘧啶类似物(与 TS 底物位点结合)、叶酸类似物(与 TS 辅酶位点结合)及具有独特结构的 TS 抑制剂(它们不与底物结合位点和辅酶结合位点结合,但具有 TS 抑制活力)3 类。目前广泛应用于临床的药物包括氟尿嘧啶、卡莫氟、替加氟、卡培他滨、替吉奥等。除氟尿嘧啶外,其余药物均为前药,需在体内代谢转化为氟尿嘧啶方起抗肿瘤作用。此类药物具有广谱抗肿瘤活性,是治疗上皮来源肿瘤的主要药物,尤其是乳腺癌、头颈部和消化道肿瘤。

二、药物使用精解

氟尿嘧啶 Fluorouracil

【其他名称】

5- 氟尿嘧啶,扶时可,氟优,格芬特,弗米特,中人氟安,佐定,宁兰欣,普利达,森汀,福可,安特凡,5-FU

【药物特征】

本药为细胞周期特异性抗肿瘤药物,主要作用于 S 期。本药需经过酶转化为 5- 氟脱氧尿嘧啶核苷酸而发挥抗肿瘤活性。主要通过抑制胸苷酸合成酶而抑制 DNA 的合成。对 RNA 的合成也有一定抑制作用。

氟尿嘧啶可以静脉及腔内注射,口服吸收不完全。在一次快速推注氟尿嘧啶后,血浆中可达相当高的水平,但清除迅速,其血浆半衰期为 10~20 分钟,大剂量可透过血 - 脑脊液屏障,在脑脊液中的峰值出现于 90 分钟,在 8 小时内可保持相当水平。胸腔或腹腔内注射,24 小时内可维持相当水平。氟尿嘧啶的代谢主要在肝中进行,大部由呼吸中排出,只有 10%~30% 由尿中排出。在缓慢静脉滴注时,其分解代谢比快速注射明显,毒性降低。

【适应证】

1. 对多种肿瘤如消化道肿瘤、乳腺癌、卵巢癌、绒毛膜上皮癌、子宫颈癌、肝癌、膀胱癌、头颈部肿瘤、浆膜腔癌性积液、皮肤癌(乳膏局部涂抹)、外阴白斑(软膏局部涂抹)等均有一定疗效。

2. 凝胶剂用于光线性角化、日光性唇炎、博温病、Queyrat红斑增殖病、鲍温样丘疹病、尖锐湿疣、白癜风、淀粉样变苔藓、播散性表浅性光线性汗孔角化症、寻常疣、扁平疣、银屑病、着色性干皮病、表浅性基底细胞上皮瘤等。

【剂型与特征】

有注射剂、口服片剂、口服乳剂、外用乳膏、外用凝胶剂、外用栓剂、植入剂等多种剂型。使用最为广泛的为注射剂,需遮光、密闭保存;氟尿嘧啶口服时,胃肠道吸收不稳定,食物可减少药物的吸收,胃肠道给药不首选。

【用法用量】

成人常规剂量:

1. 口服给药,每日 150~300mg,分 3~4 次服用。一疗程总量为 10~15g。

2. 单药静脉注射,每日 10~20mg/kg,连用 5~10 日,每疗程 5~7g(甚至 10g)。

3. 静脉滴注,每日 300~500mg/m^2,滴注时间不少于 6~8 小时(也可用输液泵连续 24 小时给药),连用 3~5 日。

4. 动脉插管注射,用于治疗原发性或转移性肝癌:每次 750~1000mg。

5. 腔内注射,每次 500~600mg/m^2,每周 1 次,2~4 次为一疗程。

6. 直肠给药,患者取侧卧位,将本药栓剂塞入肛门,根据具体癌肿部位而决定深度。于手术前 10 天开始用药,每次

1 粒,每日早晨和睡前各 1 次,疗程为 10 天。

7. 局部给药:①凝胶剂:涂搽患处,每日 12 次。②软膏剂:5%~10% 软膏局部涂抹患处。

8. 皮下植入:①老年晚期癌症患者的姑息性化疗:按体表面积一次皮下植入 $0.2g/m^2$,每 10 日一次,连用两次后休息 10 天为一疗程或遵医嘱。②联合化疗:每次按体表面积 $0.5g/m^2$ 植药,每 3 周重复,2~4 次为一疗程或遵医嘱。③体表肿瘤或手术中植药:每次 $0.2~0.5g/m^2$ 或遵医嘱。

【不良反应】

1. 消化道反应　恶心、食欲减退或呕吐,偶见口腔黏膜炎或溃疡,腹部不适或腹泻,一般剂量多不严重。

2. 骨髓抑制　周围血白细胞减少常见,大多在疗程开始后 2~3 周内达最低点,约在 3~4 周后恢复正常,血小板减少罕见。

3. 局部刺激　静脉滴注处药物外溢可引起局部疼痛、坏死或蜂窝织炎。

4. 神经毒性　长期应用可导致神经系统毒性。

5. 心脏毒性　偶见用药后心肌缺血,可出现心绞痛和心电图的变化。

6. 其他　极少见咳嗽、气急或小脑共济失调等。

【禁忌证】

以下患者禁用:

1. 对本药有严重过敏者。

2. 孕妇及哺乳期妇女。

3. 伴发水痘或带状疱疹时。

【药物相互作用】

1. 与甲氨蝶呤合用,应先给予后者,4~6 小时后,再给予氟尿嘧啶,否则会减效。

2. 与四氢叶酸合用时,先给予四氢叶酸,再用本药可增加其疗效。

3. 用本药时不宜饮酒或同用阿司匹林类药物，以减少消化道出血的可能。

4. 别嘌醇可减低本药所引起的骨髓抑制。

【注意事项】

1. 以下患者慎用　心脏病尤其是心绞痛、药物引起的急性中枢神经抑制、癫痫、肝肾功能不全、青光眼、甲亢或毒性甲状腺肿、肺功能不全、尿潴留。

2. 应定期检查肝功能与白细胞计数等指标。

3. 用药期间不宜驾驶车辆、操作机械或高空作业。

4. 注射液颜色变深或沉淀时禁止使用。

5. 因能生成神经毒性代谢产物氟代柠檬酸而致脑瘫，故不能作鞘内注射。

【FDA 妊娠 / 哺乳分级】

肠道外给药，妊娠期用药分级 D；局部 / 皮肤外用，妊娠期用药分级 X；哺乳分级 L4 级。孕妇及哺乳期妇女禁用。

【用药实践】

1. 不良反应的处理　若一旦有口腔溃疡症状出现，或者有口炎、胃肠道溃疡和出血、腹泻或任何部位出血的迹象出现，立即停止治疗。当血细胞计数下降如血小板计数下降至 100000 个 /mm^3 以下或白细胞计数下降至 3500 个 /mm^3 以下时，建议停止治疗。出现心血管系统不良反应（心律失常、心绞痛、ST 段改变）时，应及时停药。

2. 配伍禁忌　氟尿嘧啶制剂为碱性，可以预计它不能与酸性药物或制剂以及在碱件条件下不稳定药物及其制剂配伍。有报道称不能与氟尿嘧啶配伍的药物有阿糖胞苷、地西泮、多柔比星（推测其他在碱性 pH 环境不稳定的蒽环类药物也与氟尿嘧啶存在配伍禁忌）和亚叶酸钙。

3. 与亚叶酸的联合使用　亚叶酸能增强氟尿嘧啶的药效。联合用药方案包括：①亚叶酸（以亚叶酸钙形式）200mg/m^2，缓慢静脉注射,随后立即静脉快速注射氟尿嘧啶,370mg/m²,每日1次,连用5天,每4~5周重复。②每日给予较低剂量亚叶酸(20mg/m²),随后氟尿嘧啶425mg/m²,连用5天,每4~5周重复。③亚叶酸初始剂量200mg/m²,随后氟尿嘧啶初始剂量400mg/m²快速静脉注射,然后600mg/m²持续静脉输注。连续给药2天,每2周1次。

替加氟 Tegafur

【其他名称】

呋氟嘧啶,呋氟尿嘧啶,呋喃氟尿嘧啶,氟利尔,喃氟啶,岐星

【药物特征】

本药为氟尿嘧啶的衍生物,在体内经肝脏微粒体酶P450活化逐渐转变为氟尿嘧啶而起抗肿瘤作用。在体内干扰、阻断DNA、RNA及蛋白质合成,是抗嘧啶类的细胞周期特异性药物,主要作用于细胞增殖周期的S期,对G_1/S转换期也有延续作用。化疗指数为氟尿嘧啶的2倍,毒性仅为氟尿嘧啶的1/7~1/4。

口服后吸收良好,给药后2小时作用达最高峰,持续时间亦较长为12~20小时。在血中的$t_{1/2}$为5小时。静脉注射后,均匀地分布于肝、肾、小肠、脾和脑,而以肝、肾中的浓度较高,且可通过血-脑脊液屏障。主要由尿和呼吸道排出,给药后24小时内由尿中以原形排出23%,由呼吸道以CO_2形式排出55%。

【适应证】

适用于消化道肿瘤,如胃癌、结肠癌和胰腺癌,也可用于乳腺癌、支气管肺癌和原发性肝癌等。

【剂型与特征】

有片剂、胶囊剂、注射剂及栓剂。口服药建议餐后服用。

【用法用量】

1. 口服给药 ①成人：口服，每日 800~1200mg，分 3~4 次服用，总量 30~50g 为一疗程。②小儿：剂量一次按体重 4~6mg/kg，一日 4 次服用。

2. 静脉滴注 每日 15~20mg/kg，每日 1 次，总量 20~40g 为一疗程。

3. 直肠给药 使用直肠栓剂，每次 500mg，每日 1~2 次。

【不良反应】

1. 骨髓抑制可能较轻，但是胃肠道毒性经常是剂量限制性毒性；中枢神经毒性更常见；外周水肿和呼吸困难常见。

2. 功能试验值升高常见，有致命暴发性肝炎的报道。肝损伤患者使用替加氟时应监测肝功能，在严重肝损伤患者中不应使用替加氟。

【禁忌证】

过敏者禁用；妊娠及哺乳期妇女禁用；严重肝肾功能损害者禁用。

【药物相互作用】

1. 不应和抑制二氢尿嘧啶脱氢酶的药物同时使用，使用本药和索立夫定的患者中有出现死亡的案例。有报道使用本药和尿嘧啶与苯妥英钠合用时，会增加苯妥英钠的血浆药物浓度，出现毒性症状。

2. 替加氟呈碱性且含碳酸盐，避免与含钙、镁离子及酸性较强的药物作用。

【注意事项】

1. 用药期间定期检查白细胞、血小板计数，若出现骨髓抑制，轻者对症处理，重者需减量，必要时停药。

2. 有肝肾功能障碍的患者使用时应慎重，酌情减量。

3. 注射液遇冷析出结晶，遇热可使溶解并摇匀后使用。

【用药实践】

不良反应的处理　口服剂型餐后服用可减轻胃肠道反应。轻度胃肠道反应可对症处理,不必停药;反应严重则需减量或停药。若出现骨髓抑制,轻者对症处理,重者需减量,必要时停药。

卡培他滨 Capecitabine

【其他名称】

希罗达, Xeloda

【药物特征】

本药本身无细胞毒性,在体内经三步酶促反应转化为活性分子氟尿嘧啶起作用。本药口服后经肠黏膜迅速吸收,然后在肝脏被羧基酯酶转化为无活性的中间体 5′- 脱氧 -5- 氟胞苷(5′-deoxy-5-fluorocytidine, 5′-DFCR),后经过肝脏和肿瘤组织的胞苷脱氨酶的作用转化为 5′- 脱氧 -5- 氟尿苷(5′-deoxy-5-fluorouridine, 5′-DFUR),最后在肿瘤组织内经胸苷磷酸化酶催化为氟尿嘧啶而起作用。

口服后迅速完全转化为 5′-DFCR 和 5′-DFUR。血浆半衰期为 0.5~1.0 小时,血浆蛋白结合率低,大部分从尿中排出。

【适应证】

1. 结肠癌辅助化疗　卡培他滨适用于 Dukes' C 期、原发性肿瘤根治术后并仅接受氟嘧啶类药物治疗的结肠癌患者的单药辅助治疗。

2. 结肠直肠癌　卡培他滨单药或与奥沙利铂联合(XELOX 方案)适用于转移性结直肠癌的一线治疗。

3. 乳腺癌联合化疗　卡培他滨可与多西紫杉醇联合用于治疗含蒽环类药物方案化疗失败的转移性乳腺癌。

4. 乳腺癌单药化疗　卡培他滨亦可单独用于治疗对紫杉醇及含蒽环类药物化疗方案均耐药或对紫杉醇耐药和不能再使用蒽环类药物治疗(例如已经接受了累积剂量 400mg/m² 多柔比

星或阿霉素同类物)的转移性乳腺癌患者。耐药的定义为治疗期间疾病继续进展(有或无初始缓解),或完成含有蒽环类药物的辅助化疗后 6 个月内复发。

5. 胃癌　卡培他滨适用于不能手术的晚期或者转移性胃癌的一线治疗。

【剂型与特征】

仅有片剂。食物会降低卡培他滨的吸收率及吸收程度,平均 C_{max} 和 AUC 分别降低 60% 和 35%;可以使氟尿嘧啶 C_{max} 降低 43%,AUC 降低 21%;另外还可以导致卡培他滨及氟尿嘧啶的 t_{max} 延迟 1.5 小时。故建议饭后半小时用水吞服。

【用法用量】

每日总剂量为 $2500mg/m^2$,连用 2 周停药 1 周,3 周为一疗程。每日总剂量分早晚两次于饭后半小时用水吞服。根据患者情况和不良反应调整服药剂量,如病情恶化或产生不能耐受的毒性应停止治疗。

【不良反应】

1. 消化道反应　可有腹泻、恶心、呕吐、胃炎、口炎等。

2. 皮肤和皮下组织反应　几乎在一半的患者中出现手足综合征,表现为:麻木、感觉迟钝、感觉异常、麻刺感、无痛感或疼痛感、皮肤肿胀或红斑、水疱或严重的疼痛。皮炎或脱发较常见。

3. 骨髓抑制　少数患者可出现中性粒细胞减少、贫血。

4. 其他　常有疲乏、发热、虚弱、嗜睡,还有头痛、味觉障碍、眩晕、失眠等。

【禁忌证】

以下患者禁用:

1. 对本药或其任何成分过敏者。

2. 严重骨髓抑制者。

3. 严重肝肾功能损害者。

4. 妊娠及哺乳期妇女。

【药物相互作用】

1. 使用华法林或苯丙香豆素的患者给予本药出现凝血参数改变和出血。建议合用时监测患者抗凝参数，并相应调整抗凝剂的剂量。除了华法林外，卡培他滨与其他已知经 CYP2C9 代谢药物间的相互作用尚未进行正式研究。卡培他滨应谨慎与此类药物同用。

2. 与苯妥英钠合用可增加其血药浓度和毒性症状。

3. 由于索立夫定可抑制二氢嘧啶脱氢酶（DPD），而导致致命的氟尿嘧啶毒性，故本药禁止与索立夫定或其他类似物（如溴夫定）合用。

4. 抗酸药含有氢氧化铝或氢氧化镁引起本药血药浓度小幅度增加。

5. 本药与亚叶酸或 α- 干扰素合用时，最大耐受剂量降低。

【注意事项】

1. 使用本药的妇女应停止哺乳。

2. 卡培他滨对 18 岁以下患者的安全性和疗效尚未证实。

3. 卡培他滨联合多西紫杉醇用于 60 岁以上患者的安全性分析显示，治疗相关 3 和 4 级不良事件的发生率、治疗相关的严重不良事件以及因不良事件提前退出治疗的发生率高于 60 岁以下患者组。

【FDA 妊娠 / 哺乳分级】

D/L5 级，妊娠及哺乳期妇女禁用。

【用药实践】

1. 过量的表现与处理　急性药物过量的表现为：恶心、呕吐、腹泻、黏膜炎、胃肠刺激、出血和骨髓抑制。药物过量的医疗处理应包括：常规治疗、支持治疗（旨在纠正临床表现）及预防并发症。

2. 不良反应的处理

（1）腹泻：卡培他滨可引起腹泻，有时比较严重。对于出现严重腹泻的患者应给予密切监护,若患者开始出现脱水,应立即补充液体和电解质。在合理用药范围,应及早开始使用标准止泻治疗药物(如洛哌丁胺)。必要时需降低给药剂量。

(2)脱水:开始接受卡培他滨治疗时应防止和纠正脱水。患者出现畏食、虚弱、恶心、呕吐或腹泻易迅速转为脱水。当出现2级及以上脱水症状时,必须立即停止本药的治疗,同时纠正脱水,直到患者脱水症状消失,且导致脱水的直接原因被纠正和控制后,才可以重新开始本药治疗。

(3)手足综合征:卡培他滨可引起手足综合征,在患者开始口服卡培他滨片治疗时,应告知患者保持手足皮肤湿润,避免接触洗洁精、洗衣粉等对手刺激性大的物品。嘱咐患者在寒冷季节注意保暖,不用冷水洗手,应穿柔软的棉袜、戴棉手套。若出现手足干裂、红肿,可先用温水浸泡10分钟后再涂抹含绵羊油的润手霜或者凡士林软膏,这样可有效将水分吸附在皮肤上,使受损皮肤避免再受到其他物质的刺激。告知患者尽量避免手足部位皮肤损伤,可使用防晒霜,避免阳光直接照射。若出现手足综合征的症状应及时告知医师或药师,避免或减少严重不良反应的发生。

手足综合征多数可自行消失。当出现2或3级手足综合征时应中断使用卡培他滨,直至恢复正常或严重程度降至1级。出现3级手足综合征后,再次使用卡培他滨时应减低剂量。卡培他滨与顺铂联合应用时,针对手足综合征不建议使用维生素 B_6 改善症状或二级预防,原因是有公开报道维生素 B_6 可能降低顺铂的疗效。

(4)卡培他滨可引起高胆红素血症。如果药物相关的胆红素升高 $> 3.0 \times ULN$ 或肝转氨酶(谷丙转氨酶或谷草转氨酶)升高 $> 2.5 \times ULN$,应立即中断使用卡培他滨。当胆红素降低至 $\leq 3.0 \times ULN$ 或者肝转氨酶 $\leq 2.5 \times ULN$,可恢复使用卡培他滨。

3. 肝肾功能不全患者的剂量调整

（1）肝功能不全：对由肝转移引起的轻到中度肝功能障碍患者不必调整起始剂量，但应对患者密切监测。目前尚未对严重肝功能障碍患者进行研究。

（2）肾功能不全：对轻度肾功能损害患者（肌酐清除率为51~80ml/min）不建议调整卡培他滨的起始剂量。对中度肾功能损害患者（基线肌酐清除率为30~50ml/min），建议卡培他滨起始剂量减为标准剂量的75%。

4. 美国 FDA 于 2014 年 10 月 16 日批准罗氏公司的卡培他滨片说明书的修订：

（1）在"用法用量"中修订：本药应于餐后 30 分钟内完整吞服，不得碾碎或切割后服用；用药剂量依据体表面积计算。

（2）在"警告和注意事项"中修订：①用药可见脱水，可能导致可致死的严重急性肾衰竭，已存在肾功能受损的患者，或接受本药与损害肾功能的药物合用的患者出现以上风险更高，畏食无力、恶心、呕吐、腹泻患者可迅速脱水，本药用于以上患者时应监测并纠正脱水，如出现 2 级或以上脱水应立即停药患者补充水分或控制脱水原因后方可重新开始用药。如需要，应调整剂量。②患者使用本药可出现严重皮肤黏膜反应，有些可致死，如中毒性表皮坏死松解症。患者如出现可能因本药治疗所致的严重皮肤黏膜反应，应立即停药。

5. 不良反应修订　FDA 于 2015 年 3 月 2 日批准罗氏公司的卡培他滨片说明书在"不良反应"中增加：中毒性脑病。

替吉奥 Tegafur，GimeracilandOteracil Potassium

【其他名称】

维康达，爱斯万，S-1

【药物特征】

本药是复方的氟尿嘧啶衍生物口服抗癌剂，含有替加氟

（FT）和以下两类调节剂：吉美嘧啶（CDHP）及奥替拉西（Oxo），它们含量的摩尔比为 1 ∶ 0.4 ∶ 1。作用机制：FT 是氟尿嘧啶（5-FU）的前体药物，具有优良的口服生物利用度，能在活体内转化为氟尿嘧啶。CDHP 能够选择性可逆抑制二氢嘧啶脱氢酶（DPD）作用下从 FT 释放出来的氟尿嘧啶的分解代谢，有助于维持血中和肿瘤组织中氟尿嘧啶有效浓度，从而取得与氟尿嘧啶持续静脉输注类似的疗效。Oxo 能够拮抗氟尿嘧啶的磷酸化，口服给药之后，Oxo 在胃肠组织中具有很高的分布浓度，从而影响氟尿嘧啶在胃肠道的分布，进而降低氟尿嘧啶毒性的作用。替吉奥与氟尿嘧啶相比具有以下优势：能维持较高的血药浓度并提高抗癌活性；明显减少药毒性；给药方便。

12 例肿瘤患者餐后单次口服替吉奥胶囊 $32\sim40\text{mg/m}^2$ 后，服药 72 小时内有 52.8% 的 CDHP、7.8% 的 FT、2.2% 的 Oxo、11.4% 的代谢物氰尿酸（CA）和 7.4% 的氟尿嘧啶从尿中排出。每人替吉奥胶囊 $25\sim200\text{mg}$ 口服给药后可见 FT、CDHP、Oxo 和氟尿嘧啶的 AUC 和 C_{max} 呈剂量依赖性增加。体外试验显示，处方中各成分及氟尿嘧啶的人血清蛋白结合率分别为：FT 49%~50%、CDHP 32%~33%、Oxo 7%~10%、氟尿嘧啶 17%~20%。体外试验显示，参与由替加氟转变为氟尿嘧啶的酶主要是人肝微粒体中的 CYP2A6。

【适应证】

不能切除的局部晚期或转移性胃癌。

【剂型与特征】

有片剂和胶囊剂，建议早餐和晚餐后服用。

【用法用量】

1. 单独给药　体表面积 $<1.25\text{m}^2$ 的患者，每次用 40mg，每日 2 次，早餐和晚餐后服用，28 天为一个周期，间隔 14 天再重复；体表面积在 1.25m^2 和 1.5m^2 之间的患者，每次用 50mg，每日 2 次，早餐和晚餐后服用，28 天为一个周期，间隔 14 天再重

复；体表面积$\geq 1.5 m^2$的患者，每次用60mg，每日2次，早餐和晚餐后服用，28天为一个周期，间隔14天再重复。如果患者在服药期间肝肾功能正常，血常规检查正常，胃肠无不适，间隔时间可以缩短为7天。每次用量可以依次调高到50mg、60mg、75mg。

2. 联合顺铂使用时　每次口服剂量为$40mg/m^2$，每天2次，于早餐和晚餐后各服1次，连服14天，停药7天；顺铂用量为$75mg/m^2$，分三天静脉滴注（第1、2、3天）。每3周为1个周期，应至少进行2个周期的治疗。

【不良反应】

1. 骨髓抑制　与传统的口服氟尿嘧啶类药物不同，此为剂量限制性毒性。可表现为全血细胞减少、粒细胞减少、白细胞减少、贫血及血小板减少。

2. 肝毒性　可表现为转氨酶升高，能导致重度肝功能异常，如暴发性肝炎。

3. 消化道反应　表现为食欲减退、恶心、呕吐、腹泻、消化道溃疡、消化道出血、口炎等。

4. 脱水　可能因严重腹泻导致脱水。

5. 肺毒性　间质性肺炎的发生率0.4%，早期症状为咳嗽、气短、呼吸困难和发热，须密切观察。如发现异常，须停药并进行胸部X光检查和给予肾上腺皮质激素等相应措施。

6. 肾毒性　可能发生严重的肾脏疾病如急性肾衰竭。

7. 其他　横纹肌溶解、皮肤毒性、嗅觉缺失等。

【禁忌证】

以下患者禁用：

1. 对本药成分有严重过敏史的患者。

2. 严重骨髓抑制患者（可能导致症状恶化）。

3. 严重肾功能障碍患者。

4. 严重肝功能障碍患者。

5. 正在使用其他氟尿嘧啶类抗肿瘤药(包括与这些药物的联合化疗)的患者。

6. 正在使用氟胞嘧啶的患者。

【药物相互作用】

1. 本药中的吉美嘧啶可抑制合用药物中氟尿嘧啶的分解代谢,使血中氟尿嘧啶浓度显著升高。

2. 本药可增强双香豆素的作用,导致凝血功能异常。

3. 不能与其他氟尿嘧啶类抗肿瘤药物和氟胞嘧啶抗真菌类药物联用,必须至少有 7 天洗脱期。

4. 与抗病毒药索利夫定或溴夫定的使用之间必须至少有 56 天洗脱期。

【注意事项】

1. 停用本药后,至少间隔 7 天以上再给予其他氟尿嘧啶类抗肿瘤药或抗真菌药氟胞嘧啶。停用氟尿嘧啶类抗肿瘤药或抗真菌药氟胞嘧啶后,亦需间隔适当的时间再给予本药。

2. 曾有报道,由于骨髓抑制引起严重感染,进而导致败血症性休克或弥散性血管内凝血甚至死亡,因此须注意感染、出血倾向等症状的出现或恶化。

3. 育龄期患者需要给药时,应考虑对性腺的损伤。

4. 本药可能导致间质性肺炎恶化甚至死亡,因此在使用本药时,须确认有无间质性肺炎。

5. 以下患者慎用 ①有骨髓抑制的患者;②有肾功能异常的患者;③有肝功能异常的患者;④有感染性疾病的患者;⑤有糖耐量异常的患者;⑥有间质性肺炎或间质性肺炎病史的患者;⑦有心脏病或心脏病病史的患者;⑧有消化道溃疡或出血的患者;⑨老年患者;⑩儿童。

【用药实践】

1. 不良反应 监护本药可导致重度肝功能异常,如急性重型肝炎。若出现早期肝功能异常或乏力伴食欲减退等症状,须严密观察；若出现黄疸，应立即停药，并采取相应措施；尤其化疗第一周期更须密切观察和检查。非小细胞肺癌比其他肿瘤更加容易发生间质性肺炎等肺部疾病，须引起警惕。

2. 研究进展　一项关于紫杉烷类药与 S-1 相比作为一线化疗方案用于转移性乳腺癌的Ⅲ期临床试验内容显示：替吉奥胶囊在总生存期方面不劣于紫杉烷类药，可作为转移性乳腺癌的一线化疗方案。

第三节　嘌呤核苷酸合成抑制剂

一、治疗药物概论

此类药物为嘌呤类衍生物，可抑制嘌呤核苷酸的合成。它们的核酸产物可与 DNA 结合次黄嘌呤 - 鸟嘌呤磷酸核糖转移酶（HGPRT）产生单磷酸盐，抑制早期的嘌呤合成，然后转化成三磷酸盐，与 DNA 结合，引起 DNA 链断裂。HGPRT 缺失以及与底物的亲和力下降可引起耐药。临床用于治疗白血病，也可作为免疫抑制剂，用于肾病综合征、器官移植、红斑狼疮。主要不良反应除骨髓抑制和消化道反应外还可以引起高尿酸血症，用药后要充分水化及碱化尿液，减少高尿酸血症的发生。常用的有硫唑嘌呤（6-MP）、6- 硫鸟嘌呤（6-TG）、氟达拉滨、克拉屈滨、氯法拉滨等。6-MP 起效慢，主要用于急性淋巴细胞白血病的维持治疗，大剂量 6-MP 可治疗绒癌；6-TG 对各种类型急性白血病均有较好的疗效。

二、药物使用精解

巯嘌呤 Mercaptopurine

【其他名称】

6- 巯基嘌呤，永康，6-MP

【药物特征】

本药属于抑制嘌呤合成途径的细胞周期特异性药物,化学结构与次黄嘌呤相似,因而能竞争性地抑制次黄嘌呤的转变过程。本药进入体内,在细胞内必须由磷酸核糖转移酶转为 6- 巯基嘌呤核糖核苷酸后,方具有活性。

本药口服胃肠道吸收不完全,约 50%,广泛分布于体液内;血浆蛋白结合率约为 20%。本药吸收后的活化分解代谢过程主要在肝脏内进行,在肝内经黄嘌呤氧化酶等氧化及甲基化作用后分解为硫尿酸等而失去活性。静脉注射后的半衰期约为 90 分钟,约半量经代谢后在 24 小时即迅速从肾脏排泄,其中 7%~39% 以原药排出。

【适应证】

适用于绒毛膜上皮癌、恶性葡萄胎、急性淋巴细胞白血病及急性非淋巴细胞白血病、慢性粒细胞白血病的急变期。

【剂型与特征】

仅有口服片剂,遮光,密闭保存。

【用法用量】

1. 绒毛膜上皮癌　成人常用量,每日 6~6.5mg/kg,每日 2 次,以 10 日为一疗程,疗程间歇为 3~4 周。

2. 白血病　①开始时每日 2.5mg/kg 或 80~100mg/m²,每日 1 次或分次服用,一般于用药后 2~4 周可见显效,如用药 4 周后,仍未见临床改进及白细胞数下降,可考虑在仔细观察下,加量至每日 5mg/kg;②维持治疗时,每日 1.5~2.5mg/kg 或 50~100mg/m²,每日 1 次或分次口服。

【不良反应】

1. 骨髓抑制　较为常见,可有白细胞及血小板减少。

2. 肝毒性　可致胆汁淤积出现黄疸。

3. 消化道反应　表现为恶心、呕吐、食欲减退、腹泻和口炎,可见于服药量过大的患者。

4. 高尿酸血症　多见于白血病治疗初期，严重的可发生尿酸性肾病。

5. 肺毒性　间质性肺炎及肺纤维化较为少见。

【禁忌证】

对本药过敏者禁用；妊娠及哺乳期妇女禁用；严重肝肾功能损害者禁用。

【药物相互作用】

1. 与别嘌醇同时服用时，由于后者抑制了黄嘌呤氧化酶，从而抑制巯嘌呤的代谢，明显地增加巯嘌呤的效能与毒性。

2. 本药与对肝细胞有毒性的药物同时服用时，有增加对肝细胞毒性的危险。

3. 本药与其他对骨髓有抑制的抗肿瘤药物或放射治疗合并应用时，会增强巯嘌呤效应，因而必须考虑调节本药的剂量与疗程。

【注意事项】

1. 对诊断的干扰　白血病时有大量白血病细胞破坏，在服本药时则破坏更多，致使血液及尿中尿酸浓度明显增高，严重者可产生尿酸盐肾结石。

2. 下列患者应慎用　骨髓已有显著的抑制现象、严重感染或明显的出血倾向、肝功能损害、胆道疾患者、有痛风病史、尿酸盐肾结石病史者、4~6 周内已接受过细胞毒药物或放射治疗者。

3. 用药期间应注意定期检查外周血象及肝、肾功能，应每周随访白细胞计数及分类、血小板计数、血红蛋白 1~2 次，对血细胞在短期内急骤下降者，应每日监测血常规。

【FDA 妊娠 / 哺乳分级】

D/L3 级，有增加胎儿死亡及先天性畸形的危险，故孕期禁用。

【用药实践】

1. 特殊人群用药 ①儿童用药: 小儿常用量, 每日 1.5~2.5mg/kg 或 50mg/m², 每日 1 次或分次口服。②老年患者用药: 由于老年患者对化疗药物的耐受性差, 服用本药时, 需加强支持疗法, 并严密观察症状、体征及血象等的动态改变。

2. 安全警示 2014 年 3 月 26 日加拿大卫生部(Health Canada)发布警示信息: 硫唑嘌呤和巯嘌呤可导致肝脾 T 细胞淋巴瘤(HSTCL)的发生。HSTCL 是一种罕见的、侵袭性并常致命性癌症。

磷酸氟达拉滨 Fludarabine Phosphate

【其他名称】

氟阿糖腺苷酸, Fludara, 2-F-ara-AMP, 福达华

【药物特征】

磷酸氟达拉滨被快速地去磷酸化成为氟达拉滨(2F-ara-A), 后者可以被细胞摄取, 然后被细胞内的脱氧胞苷激酶磷酸化后成为有活性的三磷酸盐 2F-ara-ATP。该代谢产物可以通过抑制核苷酸还原酶、DNA 聚合酶 α、δ 和 ε、DNA 引物酶和 DNA 连接酶从而抑制 DNA 的合成。此外, 还可以部分抑制 RNA 聚合酶Ⅱ从而减少蛋白的合成。

静脉给予磷酸氟达拉滨, 其迅速去磷酸化成为氟达拉滨。被淋巴细胞吸收后通过脱氧胞苷激酶复磷酸化变为有活性的三磷酸核苷。细胞内三磷酸氟达拉滨峰浓度出现在给药后大约 4 小时。磷酸氟达拉滨口服给药后氟达拉滨的生物利用度为 50%~65%。氟达拉滨在血浆中的清除呈三相, 终末半衰期约为 20 小时, 消除主要经肾脏排泄, 60% 的剂量在尿中排泄。个体间药动学参数可表现出相当大的差异。

【适应证】

用于 B 细胞性慢性淋巴细胞白血病(CLL)患者的治疗, 这

些患者至少接受过一个标准的包含烷化剂的方案的治疗,但在治疗期间或治疗后,病情并没有改善或仍持续进展。

【剂型与特征】

有注射液、注射用粉针剂、口服片剂。口服给药后,进食对药动学参数影响不显著,故可空腹或伴随食物服用,必须以水整片吞服,不应嚼服或把药片弄碎后服用。

【用法用量】

1. 注射剂推荐剂量为每日 $25mg/m^2$,连用 5 日,然后停药 23 日(即 28 日为一个疗程)。

2. 口服片剂推荐剂量为每日口服 $40mg/m^2$,连续服用 5 日,后停药 23 日(即 28 日为一个疗程)。

【不良反应】

1. 骨髓抑制　呈剂量限制性毒性,表现为中性粒细胞减少、血小板减少和贫血;白细胞和血小板计数最低值出现在用药后 13~16 天。骨髓抑制可能会很严重且有累积性;可能出现持续性的淋巴细胞减少症伴随着机会性感染的风险。骨髓发育不全导致的各类血细胞减少症有时可能致命。

2. 肺毒性　可导致肺纤维化、肺炎和呼吸困难等肺毒性。

3. 其他　排尿困难、血尿、鼻出血、转氨酶或胰酶异常。有报道出现肿瘤溶解综合征,特别是对于肿瘤负荷较大的患者。有报道出现威胁生命或致命的自身免疫紊乱,如自身免疫溶血性贫血。神经紊乱如外周神经病、情绪激动、意识模糊、视力障碍、听力丧失、头痛、睡眠障碍和癫痫发作。

【禁忌证】

对本药过敏者禁用;妊娠及哺乳期妇女禁用;严重肾功能损害者禁用。

【药物相互作用】

1. 本药的治疗效果会被双嘧达莫及其他腺苷吸收抑制剂所减弱。

2. 与喷司他丁合用,可增加发生致死性肺毒性的风险,故不推荐两药合用。

3. 和阿糖胞苷合用时,如先使用阿糖胞苷可降低氟达拉滨代谢活化,但先使用氟达拉滨可将导致阿糖胞苷细胞内浓度增加。

4. 在接受磷酸氟达拉滨治疗期间或治疗后,应该避免接种活疫苗。两者合用可导致患者免疫应答下降,被活疫苗感染。

【注意事项】

1. 有生育能力的女性或男性在接受治疗期间和治疗停止后至少6个月必须采取有效的避孕措施。

2. 由于观察到患者出现疲倦、虚弱、视觉障碍、意识错乱、精神激动和癫痫发作,因此磷酸氟达拉滨可能降低驾驶或机械操作能力。而睡眠不足、个体敏感性和剂量尤其能削弱反应。

3. 用药期间应每周监测全血细胞计数。

4. 应该严密监测接受磷酸氟达拉滨治疗的患者出现溶血的征象。

【FDA 妊娠/哺乳分级】

D级。动物实验揭示治疗量的磷酸氟达拉滨对人体可能有胚胎毒性和(或)致畸的相对风险,故妊娠期妇女禁用。

【用药实践】

1. 过量的表现和处理　用药过量可引起不可逆的中枢神经系统毒性,表现为迟发性的失明、昏迷和死亡,还可引起骨髓抑制,造成严重的血小板减少和粒细胞减少。目前尚无特效拮抗剂,过量时处理主要为停药及支持治疗。

2. 注射液配制注意事项　操作过程中需特别谨慎。应使用乳胶手套和防护眼镜以防止因小瓶破损和其他偶然溢出而引起的药物接触。若皮肤或黏膜接触到本药,应立即用水和肥皂彻底清洗;若接触到眼睛,应立即应用大量的水彻底清洗;要避免因吸入引起的药物接触。若本药溢出或废弃时,可经焚化销毁，妊娠期医务人员不宜接触本药。药物配制后 8 小时内使用。

3．肾功能不全患者剂量的调整　肾功能不全的患者须慎用磷酸氟达拉滨。对于肾功能中度受损的患者（肌酐清除率在 30~70ml/min 之间），药物的剂量应该减半并对患者进行严密监测。如果肌酐清除率小于 30ml/min，应禁用磷酸氟达拉滨治疗。

第四节　核苷酸还原酶抑制剂

一、治疗药物概论

该类药物可选择性抑制 DNA 合成的限速酶核苷酸逆转录酶，而不抑制 RNA 和蛋白质合成。此类药物包括羟基脲、肌苷二醛、腺苷二醛、胍唑，可抑制包括胞苷酸、鸟苷酸、腺苷酸、胸苷酸还原成相应的脱氧核苷酸，最终阻止 DNA 的合成。临床用于治疗慢性粒细胞白血病、恶性黑色素瘤、乳腺癌、头颈部癌、肠癌，对银屑病也有效；主要不良反应主要为骨髓抑制。因其他药物基本不用于临床，本节内容主要介绍羟基脲。

二、药物使用精解

羟基脲 Hydroxycarbamide

【其他名称】

氨基甲酰基羟胺，氨甲酰羟基胺，氨甲酰基脲，氨甲酰羟基脲，羟基脲素

【药物特征】

本药为细胞周期特异性抗肿瘤药，主要作用于 S 期细胞。作为核苷二磷酸还原酶抑制剂，通过阻止核苷酸还原为脱氧核苷酸而起作用，故选择性地抑制 DNA 的合成，对 RNA 及蛋白

质的合成无抑制作用。

本药口服吸收较快,2小时后血药浓度达高峰,可透过血-脑脊液屏障。主要在肝内代谢,半衰期为3~4小时,由尿液排出,4小时内可排出60%,12小时内可排出80%。

【适应证】

1. 对慢性粒细胞白血病(CML)有效,并可用于对白消安耐药的CML;也可用于真性红细胞增多症、多发性骨髓瘤、急性白血病等。

2. 用于恶性黑色素瘤、胃癌、肠癌、乳癌、膀胱癌、恶性淋巴瘤、原发性肝癌等。并与放疗联合治疗脑瘤、头颈部及宫颈鳞癌。

【剂型与特征】

仅有口服剂型。

【用法用量】

慢性粒细胞白血病:按体重一次20~60mg/kg口服,一周2次,6周为一疗程。头颈癌、宫颈鳞癌等按体重一次80mg/kg口服,每3日1次,需与放疗合用。

【不良反应】

1. 骨髓抑制　为剂量限制性毒性,可致白细胞和血小板减少,停药后1~2周可恢复。

2. 消化道反应　较常见食欲减退、恶心、呕吐,少见便秘,一般在用药后6~12小时出现。长期服用本药可发生口腔黏膜炎、口腔溃疡等。

3. 其他　偶有中枢神经系统症状和脱发,亦有本药引起药物性发热的报道,重复给药时可再出现;尚有致睾丸萎缩和致畸胎的报道。

【禁忌证】

以下患者禁用:

1. 对本药过敏者。

2. 严重骨髓抑制者。

3. 妊娠及哺乳期妇女。

4. 水痘、带状疱疹及各种严重感染者禁用。

【药物相互作用】

1. 与氟尿嘧啶合用时可能减少氟尿嘧啶转变为活性代谢物（Fd-UMP），二者并用应慎重。

2. 本药对中枢神经系统有抑制作用，故用本药时慎用巴比妥类、苯二氮䓬类、麻醉药等。

3. 本药有可能提高患者血中尿酸的浓度，故与别嘌醇、秋水仙碱、丙磺舒等治疗痛风药物合用时，须调整上述药物剂量。别嘌醇能预防并逆转其所致的高尿酸血症。

【注意事项】

1. 服用本药可使患者免疫功能受到抑制，故用药期间避免接种死或活病毒疫苗，一般停药3个月至1年才可考虑接种疫苗。

2. 服用本药时应适当增加液体的摄入量，以增加尿量及尿酸的排泄。定期监测白细胞、血小板、血中尿素氮、尿酸及肌酐浓度。

3. 下列情况应慎用：严重贫血未纠正前、骨髓抑制、肾功能不全、痛风、尿酸盐结石史等。

4. 对羟基脲的处理过程应谨慎。配药或者接触装有羟基脲的药瓶时应当戴上一次性手套，且在接触含有羟基脲的药瓶或者胶囊（片）前后都要洗手。本药应当远离儿童。

5. 建议有生育潜力的女性在用药期间及用药后至少6个月内采取有效避孕措施。建议有生育潜力的男性在用药期间及用药后至少1年内采取有效避孕措施。

【FDA妊娠/哺乳分级】

D/L3级，本药有诱变、致畸胎及致癌的潜在可能，孕妇及哺乳期妇女禁用。

【用药实践】

1. 口服胶囊耐受性　本药胶囊以乳糖或酒石黄作为赋形

剂,对牛奶、乳糖或酒石黄不耐受者,可能对本药胶囊不耐受。应根据患者的治疗反应及耐受性等进行剂量调整。若服用本药已达6周仍未见效,应考虑停药。

2. 肾功能不全患者的使用　肌酐清除率小于60ml/min或终末期肾病患者减量50%,推荐起始剂量为每日7.5mg/kg;肌酐清除率大于或等于60ml/min,推荐起始剂量为每日15mg/kg。肾损害患者应密切监测血液学参数。

3. 过量表现　有报道称使用数倍于治疗剂量的羟基脲可出现皮肤黏膜毒性,表现为手掌和足底疼痛、紫红斑、水肿,随后出现手足皮肤剥脱、严重皮肤色素沉着过度、口炎等。

第五节　DNA聚合酶抑制药

一、治疗药物概论

此类药物包括阿糖胞苷和吉西他滨,它们在体内经脱氧胞苷激酶催化转化成阿糖胞苷三磷酸(Ara-CTP)后发挥作用,对DNA聚合酶有强大的抑制作用。尽管两者的作用机制类似,但适应证差异较大。阿糖胞苷主要用于血液系统恶性肿瘤,而吉西他滨用于实体肿瘤。另外两者的不良反应类别也有较大差异,吉西他滨主要的不良反应是骨髓抑制,以及多周期化疗后的肺部损害;而阿糖胞苷容易引起口腔黏膜炎、腹泻和骨髓抑制,也可引起严重的肝功能异常和黄疸。

二、药物使用精解

盐酸阿糖胞苷 Cytarbine

【其他名称】

Cytosar, Cytosine Arabinoside, Ara-C, 胞嘧啶阿拉伯糖苷, 阿糖胞嘧啶, 赛德萨

【药物特征】

本药为嘧啶类抗代谢药物,在细胞内先经脱氧胞苷酶催化磷酸化后转变为阿糖胞苷二磷酸(Ara-CDP)及阿糖胞苷三磷酸(Ara-CTP)而起作用,主要用于急性白血病,但对少数实体瘤也有效。现认为本药主要通过与三磷酸脱氧胞苷竞争,而抑制DNA聚合酶,干扰核苷酸掺入DNA,并能抑制核苷酸还原酶,阻止核苷酸转变为脱氧核苷酸,但对RNA和蛋白质的合成无显著作用,属于作用于S期的周期特异性药物。此外,本药对单纯疱疹病毒、天花病毒的繁殖亦有抑制作用。

本药口服吸收量少,又极易在胃肠道黏膜及肝脏的胞嘧啶脱氨酶作用下脱氨而失去活性,故不宜口服。可经静脉、皮下、肌内或鞘内注射而吸收。静脉注射后能广泛分布于体液、组织及细胞内。静脉滴注后约有中等量的药物可透过血 - 脑脊液屏障,脑脊液中药物浓度约为血药浓度的40%。本药在肝、肾等组织内代谢,被胞嘧啶脱氨酶迅速脱氨而形成无活性的尿嘧啶阿拉伯糖苷,在脑脊液内,由于该脱氨酶含量较低,故其脱氨作用较缓慢。静脉给药时,半衰期 α 相为10~15分钟,β 相为2~2.5小时;鞘内给药时,半衰期可延至11小时。在24小时内,所给药物中,约10%以药物原形、90%以尿嘧啶阿糖胞苷形式经肾脏排泄。

【适应证】

阿糖胞苷主要适用于成人和儿童急性非淋巴细胞白血病的诱导缓解和维持治疗,对其他类型的白血病也有治疗作用,如:急性淋巴细胞白血病,慢性髓细胞白血病(急变期)。本药可单独或与其他抗肿瘤药联合应用;联合用药疗效更好。如果无维持治疗,阿糖胞苷诱导的缓解很短暂。含阿糖胞苷的联合治疗方案对儿童非霍奇金淋巴瘤有效。伴或不伴其他肿瘤化疗药,$2\sim3g/m^2$ 高剂量的阿糖胞苷在1~3小时内静脉滴注,每12小时1次,共2~6天,对高危白血病、难治性和复发性急性白血病有效。本药单独或与其他药物联合(甲氨蝶呤、氢化可的松琥珀酸钠)鞘内应用可预防或治疗脑膜白血病。

【剂型与特征】

仅有注射剂型,可用做静脉、肌内和皮下注射,或者用做鞘内注射或输液。用含防腐剂的稀释液配制后可在室温下贮藏48小时。

【用法用量】

1. 成人常用量 诱导缓解时按体重一日 2mg/kg 静脉注射,连用 10 日,如无明显不良反应,剂量可增大至按体重一日 4mg/kg;静脉滴注按体重一日 0.5~1mg/kg,持续 1~24 小时,连用 10 日,如无明显不良反应,剂量可增大至按体重一日 2mg/kg。维持巩固时按体重一次 1mg/kg 皮下注射,一日 1~2 次。

2. 中、大剂量阿糖胞苷方案 中剂量方案:按体表面积一次 $0.5~1.0g/m^2$,一般静脉滴注 1~3 小时,每 12 小时 1 次,以 2~6 日为一疗程;大剂量方案:按体表面积一次 $1~3g/m^2$,静脉滴注 1~3 小时,每 12 小时 1 次,以 2~6 日为一疗程。由于阿糖胞苷的不良反应随剂量增大而加重,有时反而限制了其疗效,故现多偏向用中剂量方案。中或大剂量阿糖胞苷主要用于治疗难治性或复发性急性白血病,亦可用于急性白血病的缓解后,试以延长其缓解期。由于不良反应较多,故疗程中必须由有丰富经验的医生指导,并要有充分及时的支持疗法保证方可进行。

3. 小剂量阿糖胞苷方案 按体表面积一次 $10mg/m^2$ 皮下注射,每 12 小时 1 次,以 14~21 日为一疗程,如不缓解而患者情况允许,可于 2~3 周重复一疗程。本方案主要用于治疗原始细胞增多或转化型原始细胞增多的骨髓增生异常综合征患者,亦可治疗低增生性急性白血病、老年性急性非淋巴细胞白血病等。

4. 鞘内注射 该药为鞘内注射防治脑膜白血病的第二线药物,剂量为一次 10~25mg,加地塞米松 5mg 鞘内注射,一周 2 次,共约 5 次,如为预防性则每 4~8 周 1 次,中枢神经系统已有病变者,则应加用放射治疗。

【不良反应】

1. 消化道反应 常见食欲减退、恶心、呕吐、腹泻,有时出现胃炎、口炎和胃肠道溃疡等。

2. 骨髓抑制 反应随本药剂量加大而增加,表现为白细胞、血小板减少,最低值出现于用药后 7~14 日。

3. 肝毒性 部分患者可出现轻度肝功能异常,罕见肝细胞坏死,个别患者可发生高胆红素血症及转氨酶升高。大剂量给药可出现明显肝功能异常及黄疸,可引起肝脏中央静脉及肝小叶静脉闭塞,导致黄疸、肝大、腹水及肝性脑病。

4. 中枢神经系统反应 少见严重嗜睡,大剂量用药可发生可逆或不可逆的小脑毒性,鞘内注射可引起头痛、下肢瘫痪等。有报道,少数患者出现小脑性构音障碍伴(或不伴)眼球水平震颤;大多数小脑及大脑的并发症可在几日到几周内完全恢复;若每日给予 10mg/kg,总量达 40mg/kg 时,可发生全身性肌肉强直、言语混乱和较明显的震颤。

5. 呼吸系统反应 大剂量用药可引起肺水肿、肺功能衰竭。

6. 其他反应 可有头晕、发热、脱发、皮疹、男性生殖功能异常等。

【禁忌证】

以下患者禁用:

1. 对本药过敏者。

2. 孕妇及哺乳期妇女。

3. 严重肝肾功能损害者禁用。

4. 因使用苯甲醇作溶媒,故禁用于儿童患者肌内注射。

【药物相互作用】

1．四氢尿苷、胞苷可抑制脱氨酶，延长本药血浆半衰期，提高血药浓度，有增效作用。

2．柔红霉素、多柔比星、环磷酰胺及亚硝脲类药物可以使本药增效。

3．本药能阻止氟胞嘧啶的抗真菌作用，降低氟胞嘧啶的疗效。

4．与其他抗肿瘤制剂放疗联用时对骨髓的抑制作用增加。

5．用药时接种活疫苗（如轮状病毒疫苗），将增加活疫苗感染的风险，接受免疫抑制化疗的患者不能接种活疫苗。缓解期白血病患者，至少要停止化疗三个月，才允许接种活疫苗。

【注意事项】

1．用本药治疗急性白血病，其诱导和巩固只能在医院有经验的肿瘤医生监督下进行，同时需要监测常规血细胞计数、肝、肾功能以及血清尿酸水平。使用期间应适当增加患者液体的摄入量，使尿液保持碱性，必要时可同用别嘌醇以防止血清尿酸增高及尿酸性肾病的形成。

2．以下患者慎用：骨髓抑制、白细胞及血小板显著减少者、肝肾功能不全、有胆道疾病者、有痛风病史、尿酸盐肾结石病史、近期接受细胞毒物或放射治疗者。

3．高剂量治疗时要由有经验的医生经常监控患者的中枢神经系统和肺功能。由于其对脊髓的极端抑制作用，因此患者在接受诱导和巩固治疗时，应在无菌隔离条件下进行。同其他抗肿瘤药物一样，用本药治疗可引起出血并发症和因骨髓抑制引起感染的危险。高剂量治疗时，还可看到中枢神经系统功能紊乱、胃肠道反应、肝损害、皮肤反应和眼睛并发症。

4．过去接受过门冬酰胺酶治疗的患者再用阿糖胞苷时可能发生急性胰腺炎。

5．老年人耐受性差，用药需减量并根据治疗反应及时调整药量。

6. 阿糖胞苷能致畸、致突变。建议男性患者接受本药治疗期间和治疗 6 个月内不要生育。由于本药治疗后可能产生不可逆的不育,因此男性患者在治疗前应保存精液。

【FDA 妊娠 / 哺乳分级】

D/L5 级,妊娠及哺乳期妇女禁用。

【用药实践】

1. 不良反应的处理　如出现各种严重的不良反应时,应立即停药,并立即采取各种有效措施治疗。部分患者给予肾上腺皮质激素,可能减轻中剂量或大剂量阿糖胞苷引起的不良反应。快速静脉注射引起的恶心、呕吐反应虽较严重,但对骨髓的抑制较轻,患者一般能耐受。

2. 肝肾功能不全患者发生中枢神经系统毒性的风险更大,使用时需减量。血液透析和腹膜透析后无需追加剂量。

3. 药物溶液的配制　可用注射用水、0.9% 氯化钠注射液、5% 葡萄糖注射液稀释,静脉滴注液应稀释为 0.5mg/ml。鞘内注射时,建议使用不含防腐剂的 0.9% 氯化钠注射液配制,配后立即应用。

盐酸吉西他滨 Gemcitabine Hydrochloride

【其他名称】

双氟脱氧胞苷,健择,泽菲,誉捷,Gemzar,dFdC

【药物特征】

本药为嘧啶类抗代谢性抗肿瘤药,具有细胞周期特异性,对 S 期细胞最为敏感,通过抑制细胞 DNA 的合成而干扰细胞的增殖。吉西他滨进入人体后经激酶磷酸化后转变为活性代谢产物吉西他滨三磷酸盐(dFdCTP)及二磷酸盐(dFdCDP)。dFdCDP 可抑制核糖核苷酸还原酶,导致脱氧核苷酸 [包含三磷酸脱氧核苷(dCTP)] 的浓度降低;dFdCTP 与 dCTP 竞争性结合

DNA，而细胞中 dCTP 浓度降低可促进 dFdCTP 与 DNA 结合，从而进一步阻止 DNA 合成。另外 DNA 聚合酶不能清除吉西他滨核苷酸，不能修复合成过程中的 DNA 链，最终结果是导致肿瘤细胞凋亡。

本品在静注后，很快分布到体内各组织，输注时间越长，分布体积就越广、越深入，半衰期也就越长。在短时间的输注下，本品的 $t_{1/2}$ 为 32~94min；在结束输注 5min 内，本品的血浆峰浓度为 3.2~45.5μg/ml；本品仅有少数与蛋白质结合，能被胞苷脱氨酸在肝脏、肾、血液和其他组织中快速、完全的代谢，只有不到 10% 的原药与代谢物从尿中排泄；它的总清除率为 29.2~92.2L/（h·m^2）与性别、年龄有关（个体差异为 52.2%）。

【适应证】

1. 用于晚期胰腺癌患者在氟尿嘧啶类失败后作为二线用药，能改善患者的生活质量。

2. 对局部晚期（Ⅲ期）和已经有转移（Ⅳ期）的非小细胞肺癌作为一线应用。

3. 对卵巢癌、乳腺癌、膀胱癌、子宫颈癌、肝癌、胆道癌、鼻咽癌、睾丸肿瘤、淋巴瘤、间皮瘤和头颈部癌也具有姑息性疗效。

【剂型与特征】

仅有注射剂型，辅料为甘露醇、醋酸钠。

【用法用量】

1. 一般用法为 800~1000mg/m^2，静脉滴注于 30~60 分钟滴完，每周 1 次，连续 2 周停 1 周（即在第 1、8 日静脉滴注，第 15 日休息），每 3 周重复 1 次为一周期，连续两周期为一疗程。常与顺铂联合应用，应注意用药顺序，先用本药，后用顺铂。

2. 美国 FDA 批准的具体用法是：

（1）胰腺癌：推荐剂量为每次 1000mg/m^2，每周 1 次，连续 7 周，随后休息 1 周。随后的治疗周期改为 4 周疗法：每周 1 次，连续 3 周，随后休息 1 周。

（2）非小细胞肺癌：①4周方案：每4周为一疗程，每次1000mg/m²，静脉滴注，第1、8、15日各一次，第4周休息，同时在第1日滴注后给予顺铂100mg/m²静脉滴注。②3周方案：每3周为一疗程，每次1250mg/m²，静脉滴注，第1、8日各一次，同时在第1日滴注后给予顺铂100mg/m²静脉滴注。

（3）卵巢癌：本药先予卡铂给药。推荐剂量为1000mg/m²，第1、8日给予，21天为1周期。

（4）乳腺癌：推荐和紫杉醇联合。在每21天治疗周期的第一天给予紫杉醇（175mg/m²），静脉滴注约3小时，随后在第1天和第8天给予吉西他滨（1250mg/m²），静脉滴注30分钟。根据对吉西他滨的耐受性可考虑在每个治疗周期或一个治疗周期内降低剂量。

（5）膀胱癌：本药先予顺铂给药。推荐剂量为1000mg/m²，第1、8、15日给予，28天为1周期。

【不良反应】

1. 骨髓抑制　本药为剂量限制性毒性，中性粒细胞和血小板减少均较常见。4周方案（第1、8、15日给药）比3周方案（第1、8日给药）对血象的影响大。

2. 消化道反应　本药常会引起轻到中度的消化系统不良反应，如便秘、腹泻、口炎等。

3. 流感样反应　大多表现为发热、头痛、畏寒、肌肉疼痛、虚弱、畏食，亦可见到咳嗽、鼻炎、乏力、出汗，有些患者仅表现为发热及乏力。

4. 肝毒性　肝功能异常非常常见，但是往往只是轻度和非进展性的，因肝功能异常而导致治疗终止的情况罕见。

5. 肾毒性　轻度蛋白尿及血尿常见，偶见类似溶血性尿毒症综合征（HUS）的临床表现。若有微血管病性溶血性贫血的表现，如血红蛋白及血小板迅速下降，血清胆红素、肌酐、尿素氮、乳酸脱氢酶上升，应立即停药。有时停药后，肾功能仍不能好转,则应给予透析治疗。

6. 皮肤及其附件　皮疹常见,但多不严重,常伴瘙痒,可有轻度脱发。

7. 中枢神经系统反应　可出现轻至中度嗜睡(10%)。

【禁忌证】

以下患者禁用:

1. 对吉西他滨或任何辅料高度过敏的患者。

2. 吉西他滨与放射治疗同时联合应用(由于辐射敏化和发生严重肺及食管纤维样变性的危险)。

3. 在严重肾功能不全的患者中联合应用吉西他滨与顺铂。

4. 孕妇及哺乳期妇女。

【药物相互作用】

1. 有报道,与华法林合用,可引起患者国际标准化比值(INR)增加,必要时需调整华法林的剂量。

2. 使用本药时接种活疫苗(如轮状病毒疫苗),将增加活疫苗感染的风险。接受免疫抑制化疗的患者不能接种活疫苗。

【注意事项】

1. 以下患者慎用　①肝、肾功能不全者;②有骨髓抑制者。

2. 由于没有充分的数据支持儿童用药的有效性及安全性,因此不推荐将吉西他滨用于18岁以下的儿童。

3. 年龄在65岁以上的患者对吉西他滨的耐受性良好,除了对所有患者推荐的剂量调整外,没有证据显示有必要对老年患者进行特别的剂量调整。

4. 用药前后及用药时应当检查或监测骨髓功能及肝、肾功能。

【FDA妊娠/哺乳分级】

D/L4级,孕妇及哺乳期妇女禁用。

【用药实践】

1. 药物配制　配制本药时,每200mg中至少加入0.9%氯化钠注射液 5ml(只能用 0.9% 氯化钠注射液溶解本药的无菌粉末), 振摇使其溶解, 给药时再用 0.9% 氯化钠注射液或 5% 葡萄糖注射液作进一步稀释, 配制好的本药溶液应贮存在室温下(15~30℃, 不得冷藏), 在 24 小时内使用, 超过 24 小时不得使用。

2. 滴注时间　单次静脉滴注时间通常是 30 分钟, 最长不超过 60 分钟。延长滴注时间和增加用药频率可增大药物不良反应, 超过 60 分钟时可能出现更严重的不良反应。故滴注时需密切观察, 包括实验室监测。

3. 特殊人群剂量调整　发生血液系统不良反应时, 应遵以下原则调整本药剂量: 中性粒细胞计数大于 1×10^9/L 和血小板计数大于 100×10^9/L 时不需减量; 中性粒细胞计数为 0.5×10^9~0.999×10^9/L 或血小板计数为 50×10^9~99×10^9/L 时, 使用原剂量的 75%; 中性粒细胞计数小于 0.5×10^9/L 或血小板计数小于 50×10^9/L 时, 需要停药。对于肝或肾功能不全的患者, 应当慎用吉西他滨, 因为关于这些患者的临床研究资料还不够充分, 尚不能据此得出明确的推荐剂量。

4. 吉西他滨肺毒性的表现与处理　吉西他滨导致呼吸系统毒副反应通常较轻微且有一定的自限性, 主要表现为一过性的呼吸困难, 认为可能是由于支气管痉挛所致, 严重和致命性的肺毒性除进行性呼吸困难外, 多表现有肺部实质病变, 包括急性过敏性肺炎、非心源性肺水肿、ARDS、间质性肺炎、肺纤维化及胸腔积液, 吉西他滨的肺部毒性反应应引起人们的关注。皮质类固醇或利尿剂可减轻肺毒性症状。与多西他赛合用, 肺间质纤维化的发生率显著上升。

（徐云峰　郭益俊　庞晓平）

参考文献

[1] 林能明, 马胜林. 新编抗肿瘤药物学. 北京: 军事医学科学出版社,

2014.

[2] 陈新谦, 金有豫, 汤光. 新编药物学. 第 17 版. 北京: 人民卫生出版
社, 2011.

[3] 卫生部合理用药专家委员会. 中国医师药师临床用药指南. 第 2 版.
重庆: 重庆出版社, 2014.

[4] 孙燕, 石远凯. 临床肿瘤内科手册. 第 5 版. 北京: 人民卫生出版社,
2007.

[5] Cassidy J, Bissett D, Roy AJ Spence. 牛津临床肿瘤手册. 季加孚, 沈琳,
寿成超, 等译. 北京: 人民卫生出版社, 2006.

[6] Sweetman SC. 马丁代尔药物大典. 第 35 版. 李大魁, 金有豫, 汤光, 等
译. 北京: 化学工业出版社, 2009.

[7] 娄彦妮, 贾立群. 卡培他滨致手足综合征的发生规律及治疗进展. 中
日友好医院学报, 2008, 22(3): 176-178.

[8] 张成江, 欧阳贵平. 胸苷酸合成酶抑制剂的研究进展. 中国药房,
2009, 20(31): 2469-2470.

第四章 干扰有丝分裂和影响蛋白质合成的药物

本类药物主要作用于细胞周期中的有丝分裂中期,通过干扰有丝分裂中纺锤体的形成,使细胞停止于有丝分裂中期。药物种类有如长春碱类、紫杉醇类以及伊沙匹隆等。

第一节 长 春 碱 类

一、治疗药物概论

长春碱类抗肿瘤药系由夹竹桃科植物长春花分离得到的具有抗癌活性的生物碱或半合成化合物。作用机制为通过与 β- 微管蛋白上的一个共价结合位点结合,进而阻断微管蛋白 α 和 β 亚单位形成微管的二聚化过程,导致有丝分裂受阻,细胞死亡。对恶性和非恶性细胞的 G_1 和 S 期均有影响。长春碱类药物目前已广泛应用于恶性肿瘤的治疗,主要用于恶性淋巴瘤、绒毛膜癌、蕈样霉菌病、白血病、横纹肌软骨瘤、黑色素瘤、精母细胞瘤、畸胎瘤、卵巢癌、肺癌、乳腺癌等肿瘤。各药之间无交叉耐药性,但由于神经系统毒性和局部刺激性较大限制了其使用。此类药物包括长春碱、长春新碱、长春地辛和长春瑞滨等。

长春碱的骨髓抑制突出,表现为白细胞减少、血小板减少,因此临床目前使用较少。长春新碱骨髓抑制轻,长春地辛的骨髓抑制介于长春碱和长春新碱之间,长春瑞滨的不良反应也以骨髓抑制为主。

所有的长春碱类药物均有神经毒性,主要为外周神经病变,重者可引起运动障碍,因此其他药物、糖尿病、脑卒中或遗传性神经病等引起的有明显的神经运动功能障碍者不应使用。长春新碱的神经毒性较为突出,因此临床使用也受此限制。

本类药物主要经过肝药酶 CYP3A4 代谢,因此潜在的药物相互作用较多。肝药酶诱导剂如苯妥英钠与长春碱类药物相互增加代谢,容易引起癫痫发作;唑类抗真菌药为 CYP3A4 抑制剂,会减慢长春碱类药物的代谢,因此合用时需要严加注意,必要时减量处理。

二、药物使用精解

硫酸长春新碱 Vincristine Sulfate

【其他名称】

硫酸长春醛碱,硫酸醛基长春碱,Oncovin,VCR,新长春碱

【药物特征】

本药为主要作用于 M 期的细胞周期特异性抗肿瘤药。是由长春花中提取的一种生物碱,其化学结构和作用机制与长春碱相似,但疗效优于长春碱。除作用于微管蛋白外,也可干扰蛋白质代谢和抑制 RNA 聚合酶的活力,还可抑制细胞膜类脂质的合成及细胞膜对氨基酸的转运。

本药口服吸收差。静脉注射后迅速分布至各组织,以肝脏较多。肿瘤组织可选择性地浓集本药,但由于浓集于神经细胞较血液细胞多,故其神经毒性较重。本药很少透过血-脑脊液屏障。血浆蛋白结合率为 75%。静脉注射后半衰期 α 相为 4.2 分钟,β 相为 2.27 小时,γ 相为 85 小时。主要在肝脏代谢,

通过胆汁排泄,有肠肝循环。给药总量的 70% 随粪便排泄,仅 5%~16% 随尿排泄。

【适应证】

主要用于急性及慢性白血病、恶性淋巴瘤、小细胞肺癌及乳腺癌,亦用于治疗睾丸肿瘤、卵巢癌、消化道癌及恶性黑色素瘤等。

【剂型与特征】

仅有注射剂型,只能静脉使用,不能肌内、皮下或鞘内注射。对光敏感,冲入静脉时应避免日光直接照射,遮光、密闭,在冷处(2~10℃)保存。

【用法用量】

1. 成人常用量　静脉注射,一次按体表面积 $1~1.4mg/m^2$,或按体重一次 0.02~0.04mg/kg,一次量不超过 2mg,每周 1 次,一疗程总量20mg;

2. 小儿常用量　静脉注射,按体重一次 0.05~0.075mg/kg,每周一次。

【不良反应】

1. 剂量限制性毒性是神经系统毒性,主要引起外周神经症状,与累积剂量有关。可表现为足趾麻木、腱反射迟钝或消失、外周神经炎。偶见腹痛、便秘、麻痹性肠梗阻。运动神经、感觉神经和脑神经也可受到破环,并产生相应症状。神经毒性常发生于 40 岁以上者,儿童的耐受性好于成人,恶性淋巴瘤患者出现神经毒性的倾向高于其他肿瘤患者。

2. 骨髓抑制和消化道反应较轻。

3. 静脉反复注药可致血栓性静脉炎。注射时漏至血管外可造成局部组织坏死。

4. 长期应用可抑制卵巢或睾丸功能,引起闭经或精子缺乏。

5. 可见脱发,偶见血压的改变。

【禁忌证】

以下情况禁用：

1. 对本药或其他长春花生物碱过敏者。

2. 严重骨髓抑制者。

3. 严重肝肾功能损害者。

4. 腓骨肌萎缩（Charcot Marie Tooth，CMT）综合征引起的脱髓鞘患者。

【药物相互作用】

1. 本药和甲氨蝶呤合用时可阻止甲氨蝶呤从细胞内渗出，提高后者的细胞内浓度，故联用时，先注射本药，再用甲氨蝶呤。

2. 与含铂的抗肿瘤药物合用，可能增强第 8 对脑神经障碍。

3. 与门冬酰胺酶合用，可能增强神经系统及血液系统的障碍。为将毒性控制到最小，可将本药在门冬酰胺酶给药前 12~24 小时以前使用。

4. 本药可改变地高辛的吸收而降低其疗效，合用时应密切监测地高辛的血药浓度。

5. 卡马西平、苯妥英钠为 CYP3A4 诱导剂，可增加本药的清除而降低其疗效。

6. 伊曲康唑可抑制 CYP450 介导的代谢及 P- 糖蛋白泵，从而增加本药所致的神经毒性，如麻痹性肠梗阻。

7. 使用本药时接种活疫苗（如轮状病毒疫苗），可增加活疫苗感染的风险，故使用本药时禁止接种活疫苗。处于缓解期的白血病患者，化疗结束后间隔至少三个月才能接种活疫苗。

【注意事项】

1. 交叉过敏　对其他长春花生物碱过敏者也可能对本药过敏。

2. 以下患者慎用　①急性尿酸性肾病患者、有痛风病史或有尿酸盐性肾结石病史者；②患有神经肌肉性疾病者；③肺功能不全者；④近期有放疗或化疗者；⑤有肝功能损害者；⑥感染患者；⑦白细胞计数减少者；⑧哺乳期妇女；⑨2岁以下幼儿。

3. 用药期间应定期检查周围血象、肝、肾功能；注意观察心率、肠鸣音及肌腱反射等。

4. 注射局部有刺激作用，不能外漏。

【FDA妊娠/哺乳分级】

D/L5级，抗肿瘤药物均可影响细胞动力学，并引发突变和畸形，故孕妇禁用；哺乳期妇女应停止哺乳。

【用药实践】

1. 不良反应的处理　用药过程中，出现严重四肢麻木、膝反射消失、麻痹性肠梗阻、腹绞痛、心动过速、脑神经麻痹、白细胞过低、肝功能损害，应停药或减量。注射时药液漏至血管外，应立即停止注射，以0.9%氯化钠注射液稀释局部，或以1%普鲁卡因注射液局封，温湿敷或冷敷，发生皮肤破溃后按溃疡处理。防止药液溅入眼内，一旦发生应立即用大量0.9%氯化钠注射液冲洗，以后应用地塞米松眼膏保护。

2. 肝肾功能不全患者剂量调整　肾功能不全时剂量不必调整剂量。肝功能不全时如血清直接胆红素大于30mg/L时，剂量减半。

3. 神经毒性的表现和预防　神经毒性表现：长春碱类化疗药物诱导性周围神经病作为主要的剂量限制性毒性，在抗肿瘤治疗中日益受到重视。表现为腱反射减弱或消失和肢端感觉异常，分别从跟腱反射减弱及指尖感觉异常开始。最常见的是手指和脚趾的感觉异常，且手指比脚趾更严重，并可发展成远端感觉丧失、肌无力，特别是手的内侧肌群和脚趾背侧肌群。甚至出现下肢无力、垂足、下肢轻瘫。部分患者用药时出现肌肉疼痛。防治见第九章的抗肿瘤药物神经毒性部分。

硫酸长春地辛 Vindesine Sulfate

【其他名称】

长春花碱酰胺，长春碱酰胺，长春酰胺，西艾克，VDS

【药物特征】

本药为细胞周期特异性抗肿瘤药物，抑制细胞内微管蛋白的聚合，阻止增殖细胞有丝分裂中期的纺锤体的形成，使细胞分裂停止于有丝分裂中期。与长春碱和长春新碱无完全的交叉耐药，毒性介于两者之间，骨髓抑制低于长春碱，但高于长春新碱，神经毒性低于长春新碱。

本药在体内代谢符合三室模型，$t_{1/2\alpha}$ 为 0.037 小时，$t_{1/2\beta}$ 为 0.912 小时，$t_{1/2\gamma}$ 为 24.2 小时，本药不与血浆蛋白结合，主要经胆汁分泌到肠道排泄，约有 10% 经尿液排出，人体单次静脉注射（$3mg/m^2$）后，血浆中的药物浓度迅速下降，广泛分布于脾脏、肺、肝脏、周围神经和淋巴结等组织中，浓度为血浆浓度的数倍，但在脑脊液中的浓度很低。

【适应证】

对非小细胞肺癌、小细胞肺癌、恶性淋巴瘤、乳腺癌、食管癌及恶性黑色素瘤等恶性肿瘤有效。

【剂型与特征】

仅有注射剂，辅料为甘露醇；只能静脉用药，不能肌内、皮下或鞘内注射。注射液应用前新鲜配制，药物溶解后应在 6 小时内使用。

【用法用量】

单一用药每次 $3mg/m^2$，每周一次，联合化疗时剂量酌减。通常连续用药 4~6 次完成疗程。0.9% 氯化钠注射液溶解后缓慢静脉滴注，或溶于 5% 葡萄糖注射液 500~1000ml 中缓慢静脉滴注（6~12 小时）。

【不良反应】

1. 骨髓抑制　最常见的为白细胞降低，其次为血小板降低，对血红蛋白有一定影响。较长春新碱严重。

2. 消化道反应　轻度食欲减低、恶心和呕吐，可有腹胀、便秘。

3. 神经毒性：可逆性的末梢神经炎，较长春新碱轻。可表现为感觉异常、深腱反射消失或降低、肌肉无力等。

4. 有生殖毒性和致畸作用　孕妇不宜使用。

5. 有局部组织刺激反应　可引起静脉炎，应避免漏出血管外和溅入眼内，还可致脱发。

【禁忌证】

1. 骨髓功能低下和严重感染者禁用或慎用；

2. 对本药或其他长春花生物碱过敏者禁用；

3. 妊娠期妇女禁用。

【药物相互作用】

联合化疗若有其他降低白细胞药物时应减量；与脊椎放射治疗等合用可加重神经系统毒性。

【注意事项】

1. 白细胞降到 $3 \times 10^9/L$ 及血小板降到 $50 \times 10^9/L$ 应停药；

2. 长春碱或鬼臼毒素类药物可能增加神经毒性，肝、肾功能不全的患者应慎用；

3. 静脉滴注时应小心，防止外漏，以免漏出血管外造成疼痛、皮肤坏死、溃疡，一旦出现应立即冷敷，并用 5% 普鲁卡因封闭。

【用药实践】

1. 剂量调整　严重肝功能不全时减少药量的 50%~70%。

2. 神经毒性的累积剂量　本药的神经毒性是剂量相关性的，虽然大多数患者在应用 5~6mg 后可出现早期毒性症状，但是累积量低于 15~20mg 不会发生严重神经毒性，还有学者认为出现周围神经损伤的累积剂量为＞30mg，外周神经病变的程度与总剂量和化疗周期有关。减量或停药可使肌无力逐渐改善，但感觉丧失会持续较长一段时间；膝腱反射可以恢复，但跟腱反射很难恢复，还可引起剂量非相关性的肌肉痉挛、肌痛和骨痛。

酒石酸长春瑞滨 Vinorelbine Tartrate

【其他名称】

去甲长春花碱，诺维本，民诺宾，盖诺，康能，穗宾，乐唯，泰宾，艾克宁，NVB

【药物特征】

本药是一种半合成的长春花生物碱，是一种周期特异性抗癌药。作用与长春新碱相似，主要通过与微管蛋白结合，使细胞在有丝分裂过程中微管形成障碍；在高浓度时尚可阻断细胞从 G_2 期进入 M 期。本药除了作用于有丝分裂的微管以外，也作用于轴突微管，故可引起神经毒性。

口服本药 $80mg/m^2$ 后，吸收迅速，于 1.53 小时达血药峰浓度（约为 130ng/ml），绝对生物利用度为 40%，食物不影响吸收；口服 $60mg/m^2$ 或 $80mg/m^2$ 与静脉注射 $25mg/m^2$ 或 $30mg/m^2$ 所达的血药浓度相同。静脉给药后 80% 与血浆蛋白结合（96 小时后仍有 50%），组织摄入率高且持久。药物清除呈三室模型，终末相半衰期平均为 40 小时。本药血浆清除率较高，约为 $0.8L/(kg \cdot h)$。主要经粪便排泄，在 72 小时内从尿中排出不足 12%。

【适应证】

本药适用于非小细胞肺癌、乳腺癌患者。

【剂型与特征】

有注射剂和口服软胶囊两种剂型。注射剂只能静脉给药；口服软胶囊建议饭中送服，禁止咀嚼或吮吸。

【用法用量】

1. 注射剂　①单药治疗：推荐剂量为每周 $25\sim30\text{mg/m}^2$。②联合化疗：依照所用方案选用剂量和给药时间。一般 $25\sim30\text{mg/m}^2$。药物必须溶于 0.9% 氯化钠注射液 50~100ml 中，于短时间（10 分钟）内静脉输入，然后静滴 0.9% 氯化钠注射液冲洗静脉。

2. 口服软胶囊　前三个疗程 60mg/m^2，每周 1 次；第四个疗程开始，增至 80mg/m^2，每周 1 次。

【不良反应】

1. 血液学毒性　多表现为粒细胞减少；贫血常见，但多为中度。

2. 神经毒性　①外周神经毒性：一般限于深腱反射消失，感觉异常少见，长期用药可出现下肢无力；②自主神经毒性：主要表现为小肠麻痹引起的便秘。麻痹性肠梗阻罕见。

3. 消化道反应　恶心、呕吐常见，程度较轻。

4. 呼吸道反应　与其他长春花生物碱相似。本药可引起呼吸困难和支气管痉挛。这些反应可于注药后数分钟或数小时发生。

5. 其他　静脉用药外渗可引起局部皮肤红肿甚至坏死。可见有中度进行性脱发和下颌痛。

【禁忌证】

妊娠期、哺乳期妇女及严重肝功能不全者禁用。

【药物相互作用】

1. 与顺铂合用，将增加粒细胞减少的发生率。

2. 研究表明本药可加重氟尿嘧啶的黏膜毒性，尤其是同时给予亚叶酸时。

3. 与丝裂霉素合用将增加肺毒性。

4. 使用本药时接种活疫苗可增加活疫苗感染的危险，故用药期间禁止接种活疫苗。

5. 伊曲康唑可使抗有丝分裂药物的肝脏代谢减少,从而增加神经毒性。

【注意事项】

1. 治疗必须在严密的血液学监测下进行,每次用药前均须检查外周血象。当粒细胞减少时($< 2000/mm^3$),应停药至血象恢复正常。

2. 肝功能不全时应减少用药剂量。

3. 肾功能不全时,应慎重用药。

4. 治疗操作时谨防药物污染眼球,药物在一定压力下喷射入眼时可导致角膜溃疡。

5. 在进行包括肝脏的放疗时,忌用本药。

6. 多种因素可影响本药的神经毒性,如原有进行性腓肠肌萎缩、I 型遗传性运动感觉神经病变、急性感染性神经炎等均可能在用低剂量长春瑞滨时就能发展为严重扩散性运动感觉神经病变;原有糖尿病与酒精性神经病变、肝功能障碍或与异烟肼、门冬酰胺酶、依托泊苷等合用也可能影响其神经毒性。

【FDA 妊娠 / 哺乳分级】

D/L5 级,妊娠期及哺乳期妇女禁用。

【用药实践】

1. 药物配制　静脉注射时只能用 5% 葡萄糖注射液或 0.9% 氯化钠注射液稀释本药,稀释后浓度为 1.5~3mg/ml。供静脉滴注时,稀释液浓度应为 0.5~2mg/ml。不要用碱性溶液稀释,以免引起沉淀。本药经氯化钠注射液或葡萄糖注射液稀释后在密封玻璃瓶中室温下可保存 24 小时。

2. 不良反应的处理　注射本药时如漏出血管外,应立即停止注射,将余下的药物从另一静脉通道注入。如果药液溅入眼内,应立即用大量清水或等渗溶液冲洗。

3. 特殊人群的剂量调整　肾功能不全或肝肾功能正常

的 65 岁以上老年人转移性乳腺癌患者使用本药时不必减量。肝功能不全以及血液学毒性的剂量调整方案分别见表 4-1 和表 4-2。

表 4-1 肝功能不全时长春瑞滨剂量调整方案

胆红素值	剂量调整方案
≤ 20mg/L	每周 30mg/m^2
21~30mg/L	每周 15mg/m^2
> 30mg/L	每周 7.5mg/m^2

表 4-2 出现血液学毒性时长春瑞滨剂量调整方案

粒细胞计数	剂量调整方案
≥ 1.5 × 10^9/L	每周 30mg/m^2
1 × 10^9~1.499 × 10^9/L	每周 15mg/m^2
< 1 × 10^9/L	中断本药治疗,并在 1 周内复查粒细胞计数,如果粒细胞计数均低于 1 × 10^9/L 持续 3 周,则应停用本药

对使用本药期间出现了粒细胞减少、发热和(或)败血症,或者由于粒细胞减少而连续 2 周中断用药的患者,推荐剂量调整方案见表 4-3。

表 4-3 出现粒细胞减少时长春瑞滨剂量调整方案

粒细胞计数	剂量调整方案
≥ 1.5 × 10^9/L	每周 22.5mg/m^2
1 × 10^9~1.499 × 10^9/L	每周 11.25mg/m^2
< 1 × 10^9/L	暂停用药

第二节　紫 杉 醇 类

一、治疗药物概论

紫杉醇类药物是以红豆杉属植物为主要原料提取的一种二萜类化合物，是最有效的抗肿瘤药物之一，具有广谱抗肿瘤活性。该类药物可促进微管蛋白装配成微管，但抑制微管的解聚，从而导致微管束的排列异常，形成星状体，使纺锤体失去正常功能，导致细胞死亡。本类药物与微管结合的部位与长春碱类不同，目前应用于临床的主要有紫杉醇和多西他赛，以及紫杉醇类似物伊沙匹隆，主要用于治疗乳腺癌、非小细胞肺癌等。紫杉醇还可用于治疗卵巢癌、头颈部癌、食管癌、精原细胞瘤、复发非霍奇金淋巴瘤等。在临床治疗剂量下，紫杉醇和多西紫杉醇还具有增强放射治疗的细胞毒作用，以及血管生成抑制的作用。

两药的不良反应类别相似，但发生率及程度上有些许差异：①骨髓抑制是紫杉醇类药物主要的不良反应，多西他赛的骨髓抑制程度较紫杉醇重，多西他赛中性粒细胞减少的平均出现时间是给药后第 8 天，紫杉醇是给药后的第 11 天。紫杉醇的骨髓毒性还与给药时间长短有关，给药时间越长发生率越高，因此目前一般推荐紫杉醇给药 3 小时。②两药均能发生恶心、呕吐、腹泻和口腔黏膜损害等消化道反应，但多西他赛的口腔黏膜炎的发生概率高于紫杉醇。③两药导致的神经毒性主要为外周感觉神经改变，表现为对称性手套 - 袜套分布区的麻木感，发生率紫杉醇较高。

紫杉醇和多西他赛均有心脏毒性，与蒽环类药物合用，紫杉醇可增加蒽环类药物的心脏毒性，但多西他赛与蒽环类药物合用的耐受性较好。

二、药物使用精解

紫杉醇 Paclitaxel

【其他名称】

安泰素,力扑素,泰素,紫素,特素,Abraxane,PTX

【药物特征】

紫杉醇是一种新型的抗微管药物,可促进微管双聚体装配成微管,而后通过防止去多聚化过程而使微管稳定化,这种稳定化作用抑制微管网的正常动力学重组,而此种重组对于细胞生命周期和分裂功能是必要的。除此之外,紫杉醇又导致整个细胞周期微管束的排列异常和细胞分裂期间微管多发性星状体的产生。使纺锤体失去正常功能,从而导致细胞死亡。

本药静脉滴注后, C_{max} 为 435~802ng/ml, 滴注结束 6~12 小时后, 血药浓度仍可达具有细胞毒活性的水平(85ng/ml)。血浆蛋白结合率为 89%~98%。在血浆内消除呈二室模型, 平均半衰期 α 相为 0.27 小时, β 相为 6.4 小时。主要在肝脏代谢, 经胆汁随粪便排泄, 仅有占给药量的 13% 以原形从尿中排出。

【适应证】

1. 一线治疗晚期卵巢癌,首次治疗无效的卵巢癌,一线治疗方案应与铂类联合。

2. 与顺铂联合适用于一线治疗晚期非小细胞肺癌。

3. 适用于淋巴结阳性乳腺癌的术后辅助化疗,通常在含多柔比星方案后序贯使用本药。也可用于治疗联合化疗失败的转移性乳腺癌,和辅助化疗后 6 个月内复发的乳腺癌。

4. 用于二线治疗 AIDS 相关的 Kaposi 肉瘤。

5. 另外对头颈部癌、食管癌、胃癌、膀胱癌、恶性淋巴瘤及恶性黑色素瘤也有效。

【剂型与特征】

有普通紫杉醇注射液、注射用紫杉醇脂质体、白蛋白结合注射用型紫杉醇三种注射剂型。

1. 普通紫杉醇注射液保存条件为 避光、密闭，25℃以下保存。注射用紫杉醇脂质体保存条件为：遮光、密闭，在2~8℃保存。白蛋白结合型注射用紫杉醇保存条件为：避光，20~30℃保存。

2. 白蛋白结合型注射用紫杉醇的药物特性与其他配方紫杉醇制剂不同，不得将其与其他配方紫杉醇制剂互相替换或混合使用。

3. 普通紫杉醇注射液是一种无色透明或略带黄色的黏性溶液，是一种非水溶性溶液，在静脉滴注前必须用一种适合于注射的溶液加以稀释。每毫升无菌注射剂溶液中含有6mg紫杉醇，527mg经纯化的聚氧乙基代蓖麻油和49.7%（容积/容积）USP规格无水乙醇。白蛋白结合型注射用紫杉醇每瓶含紫杉醇100mg及人血白蛋白900mg。紫杉醇是药物活性成分，人血白蛋白作为辅料起分散、稳定微粒和运载主药作用。注射用紫杉醇脂质体的主要成分为紫杉醇，辅料有：卵磷脂、胆固醇、苏氨酸、葡萄糖。

4. 紫杉醇只能静脉输注给药，不能通过颅内、胸腔内或腹腔内给药。紫杉醇注射液需稀释后方可静脉输注。静脉输注紫杉醇前须确定插管位置正确，否则由于不正确的输注将导致药液外渗、组织坏死和（或）血栓性静脉炎。

【用法用量】

1. 普通注射用紫杉醇 对于初治的卵巢癌患者，紫杉醇的推荐剂量为135mg/m^2，静脉输注持续3小时以上，然后给予顺铂75mg/m^2，每三周重复一次，或遵医嘱；对于转移性卵巢癌或转移性乳腺癌患者，单药治疗的紫杉醇推荐剂量为175mg/m^2，静脉输注3小时，在患者可耐受情况下，每三周重复一次，或遵医嘱。患者最多可耐受高达 9 周期的紫杉醇治疗，但理想的治疗周期尚不清楚；对于初治的或继发的非小细胞肺癌，紫杉醇的推荐剂量为 175mg/m²，静脉输注持续 3 小时以上，每 3 周重复一次，或遵医嘱；当患者中性粒细胞计数至少为 1.5×10^9/L，同时血小板计数至少为 100×10^9/L 时，方推荐重复应用紫杉醇。如果在紫杉醇治疗中出现严重的中性粒细胞减少（中性粒细胞计数低于 0.5×10^9/L，持续 7 天以上）或严重的周围神经病变，则下一周期紫杉醇的剂量应减少 20%；对于结节阳性乳腺癌，紫杉醇的推荐剂量为 175mg/m²，静脉输注持续 3 小时以上，联合应用多柔比星、环磷酰胺，每三周重复，共四个疗程。或遵医嘱。

2. 注射用紫杉醇脂质体 常用剂量为 135~175mg/m²，使用前先向瓶内加入 10ml 5% 葡萄糖注射液，置专用振荡器（振荡频率 20Hz，振幅：X 轴方向 7cm、Y 轴方向 7cm、Z 轴方向 4cm）上振摇 5 分钟，待完全溶解后，注入 250~500ml 5% 葡萄糖注射液中，采用符合国家标准的一次性输液器静脉滴注 3 小时。

3. 白蛋白结合型注射用紫杉醇 对联合化疗失败的转移性乳腺癌或辅助化疗后复发的乳腺癌患者，建议使用剂量 260mg/m²，静脉滴注 30 分钟，每三周给药一次。应将滴注时间控制在 30 分钟，以减少与滴注相关的局部反应。

【不良反应】

1. 血液系统毒性 骨髓抑制是本药主要的剂量限制性毒性。常见中性粒细胞减少，最低值一般在给药后第 8~10 天发生，通常停药后能很快恢复。偶见血小板减少和血红蛋白下降，与给药的次数和总量有关。

2. 神经系统反应 62% 的患者可感觉轻度四肢麻木；约 4% 的患者可出现明显的感觉、运动障碍及腱反射减弱（尤其在使用高剂量时）；偶见肌无力。

3. 心血管系统反应 较常见一过性心动过缓和低血压，约 30% 的患者有心电图异常改变，尚可见严重传导阻滞。

4. 肌肉骨骼系统反应 约 2/3 的患者在用药后 2~3 天出现关节、肌肉疼痛，与所用剂量相关，白蛋白结合型注射用紫杉醇引起的关节和肌肉痛更为常见。一般数日内可恢复。

5. 肝毒性 使用本药后约 8% 的患者有胆红素升高，23% 的患者碱性磷酸酶升高，18% 的患者谷丙转氨酶升高。

6. 消化道反应 常见恶心、呕吐和黏膜炎等，但一般不严重。

7. 局部组织药液外漏可致局部静脉炎、蜂窝织炎。

8. 过敏反应轻者表现为皮肤潮红、瘙痒和皮疹。重者（发生率约 2%）表现为呼吸困难、低血压、胸痛、血管神经性水肿、全身荨麻疹等。

【禁忌证】

以下患者禁用：

1. 对本药或其他以聚氧乙基代蓖麻油配制的药物过敏者。

2. 孕妇及哺乳妇女。

3. 白细胞计数低于 1.5×10^9/L 的严重骨髓抑制者。

4. 中性粒细胞计数低于 1×10^9/L 的艾滋病相关性 Kaposi 肉瘤患者。

【药物相互作用】

1. 奎奴普丁/达福普汀可通过抑制 CYP3A4 而增加本药的血药浓度，进而增加本药的不良反应。

2. 顺铂可使本药的清除率降低约 1/3，若先给顺铂再给予本药，可产生更为严重的骨髓抑制。

3. 先给本药 24 小时持续静脉滴注，再给多柔比星 48 小时持续静脉滴注，可明显降低多柔比星的清除率，加重不良反应（中性粒细胞减少和口炎）。

4. 酮康唑可抑制本药的代谢。

5. 苯妥英钠可诱导 CYP3A4，进而降低本药的血药浓度。

【注意事项】

1. 有心脏传导功能异常者、低血压或心动过缓者、有周围神经病变者慎用。

2. 用药前后及用药时应当检查或用药期间应定期检查白细胞及血小板计数、肝肾功能、心电图等。

【FDA 妊娠／哺乳分级】

D/L5 级，妊娠期妇女禁用。多种药物研究的证据表明，紫杉醇可通乳汁分泌；另外由于婴儿接触紫杉醇可出现严重的不良反应，因此接受紫杉醇的治疗的母亲应停止哺乳。

【用药实践】

1. 预处理方案

（1）普通紫杉醇注射液的预处理：紫杉醇开始输注前 12 小时和 6 小时，口服地塞米松 20mg；紫杉醇开始输注前 30 分钟，静脉输注异丙嗪 25~50mg，静脉输注西咪替丁 300mg 或雷尼替丁 50mg 持续 15 分钟以上。

（2）注射用紫杉醇脂质体的预处理：在使用本药前 30 分钟，静脉注射地塞米松 5~10mg；肌内注射苯海拉明 50mg；静脉注射西咪替丁 300mg。

（3）传统的紫杉醇具有高度的疏水性，需要聚氧乙烯蓖麻油作助溶剂，而聚氧乙烯蓖麻油可引起严重是过敏反应。为了预防这种过敏反应，患者需要在化疗前进行预防用药，而白蛋白结合型注射用紫杉醇无须使用助溶剂，可降低相关过敏反应的风险，因而给药前不需要进行预处理。

2. 配制注意事项

（1）紫杉醇注射液静脉输注前必须用 5% 葡萄糖注射液或 0.9% 氯化钠注射液稀释。稀释液终浓度应为 0.3~1.2mg/ml。紫杉醇注射液终稀释后，缓慢旋转瓶子使紫杉醇分散，不要摇动。配制输液时，紫杉醇溶液不应接触聚氯乙烯塑料（PVC）装置、导管或器械，在玻璃瓶中制备和贮藏稀释的紫杉醇溶液。尽管上述方法制备的紫杉醇输注液在室温下（25℃度）可稳定 48 小时，但由于输注液不含抗菌剂，建议溶液配制好后立即使用。

输注应于配制后 24 小时内完成，任何剩余废液应按照细胞毒药物处置规则处理。

（2）注射用紫杉醇脂质体只能使用 5% 葡萄糖注射液溶解和稀释，不可用 0.9% 氯化钠注射液或其他溶液溶解、稀释，以免发生脂质体聚集。本药溶于 5% 葡萄糖注射液后，在室温和室内灯光下 24 小时内稳定。

3. 紫杉醇类药物主要经 CYP3A4 代谢，因此潜在的药物相互作用较多，临床上可能与紫杉醇类发生重要相互作用的药物见表 4-4，与肝药酶抑制剂如氟康唑、环孢素、红霉素等合用时需加以注意。

表 4-4　紫杉醇类药物与其他药物的相互作用

药物	机制	建议
多柔比星、表柔比星	C_{max} 升高，多柔比星的清除速率下降	先予多柔比星
顺铂	紫杉醇的清除率降低，易发生毒性反应	先予紫杉醇，24 小时后再予顺铂
卡铂	卡铂的清除率增高，血小板减少症的发生概率减少	无
抗惊厥药	为肝药酶诱导剂，增加紫杉醇类药物的清除	增加紫杉醇类药物的剂量
华法林	紫杉醇类在蛋白结合位点上取代华法林	降低华法林的给药剂量
吉西他滨	提高吉西他滨的水平，机制不详	降低吉西他滨的剂量

多西他赛 Docetaxel

【其他名称】

多西紫杉醇，多西紫杉，泰索帝，多帕菲，奥名润，艾素，Taxotere，TXT

【药物特征】

本药为细胞周期特异性抗肿瘤药,可特异性作用于 M 期细胞。可促进小管聚合成为稳定的微管,并抑制其解聚,以显著减少小管的数量,也可通过破坏微管的网状结构,抑制细胞有丝分裂,从而达到抗肿瘤的目的。临床前研究表明,本药与环磷酰胺、依托泊苷、氟尿嘧啶联合给药有协同作用,对放疗也有增敏作用。尚有研究表明,本药与紫杉醇之间具有不完全交叉耐药性,与顺铂和氟尿嘧啶无交叉耐药。

本药药物代谢特点符合三室药代动力学模型,α、β 和 γ 三相半衰期分别为 4 分钟、36 分钟和 11.1 小时,可分布于全身除中枢神经系统外的各脏器,以肝脏、胆汁、肠、胃中含量较高。蛋白结合率高于 95%,主要在肝脏代谢,随胆汁排泄。约 75% 以代谢产物形式随粪便排泄,经尿液排泄仅占 6%,仅有小部分以药物原形排出体外。

【适应证】

本药主要治疗乳腺癌、肺癌、头颈部癌、胃癌、卵巢癌等肿瘤。

【剂型与特征】

口服时的生物利用度很低,与肠上皮细胞中 P- 糖蛋白和其他 ABC 转运子的过表达有关,故本药仅有注射剂。

【用法用量】

多西他赛只能用于静脉滴注。临用前将多西他赛所对应的溶剂全部吸入对应的溶液中,轻轻振摇混合均匀,将混合后的药瓶室温放置 5 分钟,然后检查溶液是否均匀澄明,根据计算患者所用药量,用注射器吸取混合液,注入 5% 葡萄糖注射液或 0.9% 氯化钠注射液的注射瓶或注射袋中,轻轻摇动,混合均匀,最终浓度不超过 0.9mg/ml。多西他赛的推荐剂量为 75mg/m^2 滴注 1 小时,每 3 周 1 次。

【不良反应】

1. 血液系统毒性　①贫血: 按 $75mg/m^2$ 或 $100mg/m^2$ 的剂量给药时, 严重贫血的发生率分别为 9% 和 31%; ②中性粒细胞减少: 为本药剂量限制性毒性, 较紫杉醇严重, 约 99% 的患者于用药后的 5~9 日出现不同程度的中性粒细胞减少; ③血小板减少: 按 $100mg/m^2$ 的剂量给药时, 血小板减少(低于 $100 \times 10^9/L$)的发生率为 25%; 按 $75mg/m^2$ 的剂量给药时, 3~4 级血小板减少的发生率为 3%。

2. 心血管系统研究表明, 本药可导致左心室舒张功能不全及液体潴留(主要表现为周围性水肿、胸腹腔积液)以及血压增高。

3. 神经系统　①约 12.8% 的患者用药后出现严重神经衰弱; ②在 2045 例患者中, 约 4.3% 出现严重神经毒性。当按 50~70mg/m^2 的剂量给药时, 约 13% 出现轻至中度的感觉或感觉运动性神经障碍(神经病变主要发生于粗神经纤维), 多数患者的神经病变于停药 6~8 周后部分恢复。曾接受过顺铂治疗的患者神经病变较多见。

4. 消化道反应　按 $100mg/m^2$ 及 $75mg/m^2$ 的剂量给药时, 恶心、呕吐发生率分别为 42%、23% 及 36%、22%; 超过 2 级的恶心和呕吐少见, 属于低致吐风险化疗药物。结肠炎的发生率低于 0.1%, 但一旦发生严重腹泻可威胁生命。口炎较为常见。

5. 过敏反应　患者常于首次使用本药时出现过敏反应, 常表现为皮疹、皮肤瘙痒、面部潮红、发热和轻度呼吸困难或低血压。重者可出现严重低血压、支气管痉挛、全身荨麻疹和血管性水肿。

6. 其他不良反应　①皮肤反应: 据报道, 使用本药治疗后, 74% 的患者可发生多种类型的皮肤反应, 包括皮炎、皮肤干燥鳞屑(dry scaling)、伴脱屑的斑丘疹(通常出现于足、腿、前臂或手)、毛囊炎、苔癣样隆起、变应性红斑, 尚可见肢端红斑(掌跖感觉迟钝综合征)、荨麻疹等,多形红斑或 Stevens-Johnson 综合征较少见。②脱发:使用高于 $85mg/m^2$ 的剂量治疗时,几乎 100% 的患者出现脱发(1~3 级)。脱发常突然发生(通常在首次滴注后的第 3 周发生),多数患者为完全脱发(包括腋毛、阴毛、睫毛和眉毛等毛发)。③局部损伤:如药液漏出血管外,可引起皮肤红斑、肿胀、疼痛或触痛、水疱、脱屑。④指甲改变:据报道,用药后可发生指甲改变,包括甲下出血、橙色样变、急性渗出性甲沟炎、多发性 Beau's 线、甲下角化过度、甲剥脱等。

【禁忌证】

以下患者禁用:

1. 对本药有严重过敏史者。

2. 严重白细胞低下者。

3. 严重肝功能不全者。

【药物相互作用】

1. 与顺铂合用,导致神经病变的危险性增加。

2. 伊曲康唑可抑制本药的代谢,增加本药的毒性。

3. 与奎奴普丁 / 达福普丁合用,因后者抑制 CYP3A4,影响本药的代谢,导致本药血药浓度升高而致毒性增加。

4. 与托泊替康合用时,在给予托泊替康治疗 3 日后,再使用本药,可使本药的清除率降低达 50%。故建议二者合用时,应在第 1 日给予本药,第 1~4 日给予托泊替康。

5. 用药期间接种活疫苗,将增加感染活疫苗的危险,故用药期间不能接种活疫苗。化疗停止至少三个月才能接种活疫苗。

【注意事项】

1. 以下人群慎用 ①孕妇;②功能不全者(国外资料);③严重衰弱;④严重水潴留者;⑤严重感觉神经疾病患者;⑥本药用于儿童的安全性尚未确定。

2. 用药前后及用药时应当检查或监测:治疗过程中应定期

检测血常规、肝功能、血电解质及血肌酐,同时建议定期做神经系统及超声心动图检查。

【FDA 妊娠 / 哺乳分级】

D/L5 级。动物实验表明本药有致畸性,孕妇用药时应权衡利弊;尚不清楚本药能否分泌入乳汁,哺乳妇女用药的安全性尚未确定。

【用药实践】

1. 预处理 临床早期使用多西他赛时,没有糖皮质激素预处理措施,化疗 35 周期后约 50% 患者出现累积性液体潴留综合征,踝部水肿、胸腔积液甚至腹水成为剂量限制性毒性。后来采用预处理方案,于化疗前 1 天给予地塞米松,每次 8mg,每日 2 次口服,连用 35 天,显著降低了液体潴留严重程度和发生率。目前为预防液体潴留综合征和过敏反应,一般推荐在用药前 1 日开始口服地塞米松,每次 8mg,每日 2 次,连用 3 日。

2. 药物配制的注意事项 配制本药时,工作台表面应覆盖可丢弃的塑料薄膜,操作者应穿戴防护衣服及手套。如皮肤接触了药液,应立即用肥皂和水彻底清洗;如眼睛或黏膜接触了药液,立即用水彻底清洗。给药前,应先以指定溶剂溶解本药,再以 0.9% 氯化钠注射液或 5% 葡萄糖注射液稀释后使用。

3. 不良反应的处理 ①使用本药治疗时如出现严重的周围神经病变、严重的或累积性皮肤反应或严重的中性粒细胞减少(低于 0.5×10^9/L,并持续 7 日或 7 日以上),建议下一疗程减量给药。②在使用本药的最初几分钟内,可能发生过敏反应。如仅表现为面部潮红或局部皮肤反应,则不需要停止治疗。但如发生严重过敏反应(血压下降超过 30mmHg、支气管痉挛或全身皮疹 / 红斑),则需立即停止给药,并给予对症治疗。③当血胆红素高于正常值上限、谷草转氨酶高于正常上限值 1.5 倍、碱性磷酸酯酶高于正常上限值 2.5 倍时,应停用本药治疗。

4. 药物过量的表现 药物过量时,可能表现为中性粒细胞减少、皮肤反应和感觉异常。目前尚无特效解毒药。

5. 研究进展　多西他赛联合雄激素阻断治疗(ADT)可显著延长转移性前列腺癌患者的总生存期。

6. FDA 于 2013 年 12 月 13 日批准赛诺菲 - 安万特公司的多西他赛注射液在说明书进行修订　在"警告和注意事项"中增加：使用本药或其他紫杉烷类药物患者有出现黄斑囊样水肿(CME)的报道。患者如出现视力受损应立即进行详细全面的眼科检查，如确诊 CME，应停药进行适当治疗，且考虑使用替代疗法。在"不良反应"中增加：①使用本药或其他紫杉烷类药物患者有出现黄斑囊样水肿(CME)的报道。②有出现低钠血症的报道，多伴脱水、呕吐、肺炎。

7. FDA 于 2014 年 6 月 20 日发出警示信息　静脉用多西他赛部分制剂中含有乙醇，可能会导致患者在治疗期间和治疗后有醉酒感。医疗保健专业人员向患者开具处方时，应考虑多西他赛的乙醇含量，尤其应避免乙醇摄入或应使摄入量最低的人群中，以及与其他药物联用时。患者应了解，在使用多西他赛时可能会因所含的乙醇而使其中毒。多西他赛输注 1 至 2 小时内，患者应避免驾驶、操作机器或从事其他危险活动。此外，某些药物(如止痛药和安眠药)可能与多西他赛静脉用制剂中的乙醇相互作用，进而加剧中毒效应。

第三节　影响蛋白合成的药物

一、治疗药物概论

部分抗肿瘤药物可以通过影响蛋白质合成而发挥作用，如门冬酰胺酶类药物和高三尖杉酯碱。

天冬酰胺是细胞合成蛋白和增殖生长所必需的氨基酸，正常细胞有合成天冬酰胺酶的功能，但某些肿瘤细胞不能自行，只能从细胞外摄取。门冬酰胺酶类药物可将血清天冬酰胺水解而使肿瘤细胞缺乏天冬酰胺供应，导致蛋白合成受阻，而使肿瘤生长受到抑制，对正常细胞影响较少，因此是一种对肿瘤细胞具有选择性抑制作用的药物。此类药物亦能干扰细胞 DNA、RNA 的合成，可能作用于细胞 G_1 增殖周期中，为抑制该期细胞分裂的细胞周期特异性药。此类药物包括门冬酰胺酶和培门冬酶，主要用于急性白血病、慢性淋巴细胞白血病、霍奇金病及非霍奇金淋巴瘤、黑色素瘤等疾病。

门冬酰胺酶（L-ASP）具有高度的致敏风险，故给药前需皮试，给药后需严密观察患者的生命体征；培门冬酶（PEG-ASP）的过敏风险尽管低于 L-ASP，但仍需给予地塞米松及抗组胺药预防。另外本类药物能影响正常组织蛋白质的合成，如肝脏蛋白质合成障碍导致低蛋白血症、抑制胰岛素合成导致高血糖、抑制纤维蛋白原和凝血因子合成导致凝血异常等，建议在使用过程中常规监测凝血功能。

二、药物使用精解

门冬酰胺酶 Asparaginase

【其他名称】

左旋门冬酰胺酶，L-Asparagirme，Colaspase，Elspar，Laspar，Leunase，ASP，L-ASP

【药物特征】

天冬酰胺酶是一种从大肠杆菌中分离或其他途径获得的酶。肿瘤细胞不能自己合成对生长必要的氨基酸天冬酰胺，必须依赖宿主供给，本药能使天冬酰胺水解，使肿瘤细胞缺乏天冬酰胺，从而起到抑制生长的作用。

本药经肌肉或静脉途径吸收，血浆蛋白结合率约 30%，吸收后能在淋巴液中测出，但在脑脊液中的浓度很低。注射本药后,血中天冬酰胺浓度立即下降到不能测出的水平,提示本药进入体内后,很快就开始起效。经肌内注射的血浆 $t_{1/2}$ 为 39~49 小时,静注的血浆 $t_{1/2}$ 为 8~30 小时。肌注后的达峰时间为 12~24 小时,但停用本药后的 23~33 天,血浆中还可以测出天冬酰胺,本药排泄似呈双相性,仅有微量呈现于尿中。

【适应证】

本药适用于治疗急性淋巴细胞白血病、急性粒细胞白血病、急性单核细胞白血病、慢性淋巴细胞白血病、霍奇金病及非霍奇金病淋巴瘤、黑色素瘤等。本药对上述各种瘤细胞的增殖有抑制作用,其中对儿童急性淋巴细胞白血病的诱导缓解期疗效最好,有时对部分常用化疗药物缓解后复发的患者也可能有效,但单独应用时缓解期较短,而且容易产生耐药性,故多与其他化疗药物组成联合方案应用,以提高疗效。

【剂型与特征】

仅有注射剂型,可用于静脉注射、静脉滴注、肌内注射和鞘内注射。

【用法用量】

根据不同病种,不同的治疗方案,本药的用量有较大差异。以急性淋巴细胞白血病的诱导缓解方案为例:剂量根据体表面积计,日剂量 500IU/m^2,或 1000IU/m^2,最高可达 2000IU/m^2;10~20 日为一疗程。

【不良反应】

1. 过敏反应　较常见。用肌注给药的晚期儿童白血病,虽其轻度过敏反应的发生率较高,但有报告认为其严重过敏反应的发生率较静注给药低。过敏反应一般在多次反复注射者易发生,但曾有皮试阴性的患者发生。另有某些过敏体质者,即使给予皮试剂量的门冬酰胺酶时,也会产生过敏反应。

2. 消化道反应　肝脏损害通常在开始治疗的 2 周内发生,可能出现多种肝功能异常,包括血清谷丙转氨酶、谷草转氨酶、胆红素等升高、血清白蛋白等降低，曾有经肝穿刺活检证实有脂肪肝病变的病例。患者如感觉剧烈的上腹痛并伴有恶心、呕吐，应疑有急性胰腺炎，其中暴发型胰腺炎很危重，甚至可能致命。其他尚有恶心、呕吐、腹泻等。

3. 其他　少见的不良反应有血糖升高、高尿酸血症、高热、精神及神经毒性等。罕见的有因低纤维蛋白原血症及凝血因子减少的出血、低脂血症、颅内出血或血栓形成、下肢静脉血栓及骨髓抑制等。凝血因子减少与本药抑制蛋白质合成有关。

【禁忌证】

1. 胰腺炎或患过胰腺炎者，尤其是急性出血性胰腺者炎禁用。

2. 对本药有过敏者禁用。

3. 有致畸胎作用，妊娠早期应禁用。

4. 肝肾、造血、神经功能严重损害者禁用。

【药物相互作用】

1. 泼尼松或促皮质素或长春新碱与本药同用时，会增强本药的致高血糖作用，并可能增大本药引起的神经病变及红细胞生成紊乱的危险性，但有报告如先用前述各药后再用本药，则毒性似较先用本药或同时用两药者为轻。

2. 由于本药可增高血尿酸的浓度，故当与别嘌醇或秋水仙碱、磺吡酮等抗痛风药合用时，要调节上述抗痛风药的剂量以控制高尿酸血症及痛风。

3. 本药与甲氨蝶呤同用时，可通过抑制细胞复制的作用而阻断甲氨蝶呤的抗肿瘤作用。有研究表明如本药在给甲氨蝶呤9~10 小时前应用或在给甲氨蝶呤后 24 小时后应用，可以避免产生抑制甲氨蝶呤的抗肿瘤作用，并可减少甲氨蝶呤对胃肠道和血液系统的不良反应。

4. 糖尿病患者用本药时及治疗后，均须注意调节口服降糖药或胰岛素的剂量。

5. 本药与硫唑嘌呤、苯丁酸氮芥、环磷酰胺、环孢素、巯嘌呤、单克隆抗体 CD₃ 或放射疗法合用时，可提高疗效，因而应考虑减少化疗药物、免疫抑制剂或放射疗法的剂量。

【注意事项】

1. 下列情况慎用　①糖尿病；②痛风或肾尿酸盐结石史；③肝功能不全、感染等；④以往曾用细胞毒或放射治疗的患者。

2. 在治疗开始前及治疗期间随访下列检测：周围血象、血浆凝血因子、血糖、血清淀粉酶、血尿酸、肝功能、肾功能、骨髓涂片分类、血清钙、中枢神经系统功能等。

3. 来源于埃希大肠杆菌与来源于欧文菌族的门冬酰胺酶间偶有交叉过敏反应。

4. 可能会对诊断产生干扰

（1）甲状腺功能试验，首次注射本药的 2 日内，患者血清中的甲状腺结合蛋白浓度下降，直至最后一次注射本药后的 4 周内，浓度才恢复正常。

（2）由于门冬酰胺的分解，血氨及尿素氮浓度可能增加。

（3）血糖、血尿酸及尿尿酸可能增加。

（4）在治疗的最初 3 周内，部分凝血活酶时间、凝血酶原时间、凝血酶时间等可能延长，血小板计数可能增加。

（5）由于本药抑制血浆蛋白的合成，患者的血浆纤维蛋白原、抗凝血酶、纤维蛋白溶酶原、血清白蛋白的浓度可能降低。

（6）如有肝功能异常提示为肝毒性、肝损害的征兆。

（7）血清钙可能降低。

5. 由于使用本药后会很快产生抗药性，故本药不宜用作急性淋巴细胞白血病等患者缓解后的维持治疗方案。

【FDA 妊娠 / 哺乳分级】

C/L3 级。

由于不能排除本药有潜在的致畸胎、致突变和致继发性癌的作用，妊娠三个月内的孕妇避免使用。由于考虑到本药对婴儿的危害，在哺乳期间接受治疗的乳母应停止哺乳。

【用药实践】

1. 过敏反应预防 ①患者必须住院，在对肿瘤化疗有经验的医生指导下治疗，每次注射前须备有抗过敏反应的药物（包括肾上腺素、抗组胺药物、静脉用的类固醇药物如地塞米松等）及抢救器械。②凡首次采用本药或已用过本药但已停药一周或一周以上的患者，在注射本药前须做皮试。皮试的药液可按下列方法制备：加 5ml 灭菌注射用水或氯化钠注射液入小瓶内摇动，使小瓶内 10000 单位的门冬酰胺酶溶解，抽取 0.1ml（每 1ml 含 2000 单位），注入另一含 9.9ml 稀释液的小瓶内，制成浓度约为 1ml 含 20 单位的皮试药液。用 0.1ml 皮试液（约为 2.0 单位）做皮试，至少观察 1 小时，如有红斑或风团即为皮试阳性反应。患者必须皮试阴性才能接受本药治疗。

2. 高尿酸血症的预防 使用本药期间应从静脉大量补充液体，碱化尿液，口服别嘌醇，以预防白血病或淋巴瘤患者发生高尿酸血症和尿酸性肾病。

3. 给药方案 本药可经静滴、静注或肌注给药。静注前必须用灭菌注射用水或氯化钠注射液加以稀释，每 10000 单位的小瓶稀释液量为 5ml。静注给药时，本药应经正在输注的氯化钠或葡萄糖注射液的侧管注入，静注的时间不得短于半小时。静滴法给药，本药要先用等渗液如氯化钠或 5% 葡萄糖注射液稀释，然后加入氯化钠或 5% 葡萄糖注射液中滴入。肌内注射，先要在含本药 10000 单位的小瓶内加入 2ml 氯化钠注射液加以稀释，每一肌注部位每一次的肌注量不应超过 2ml。不论经静脉或肌内注射，稀释液一定要呈澄清才能使用，且要在稀释后 8 小时内使用。

培门冬酶 Pegaspargase

【其他名称】

培加帕酶，Oncaspar，PEG-ASP

【药物特征】

本药作用机制同门冬酰胺酶。本药起效慢，急性淋巴细胞白血病患者肌注后 14 天起效，可分布于胸水、腹水等渗出液中。其代谢部位与门冬酰胺酶相似：通过血清蛋白酶分解和单核 - 巨噬细胞系统清除。消除半衰期为 5.73 天。几乎不经过肾脏排出，静脉给药后 4 天在尿中未检测出本药。

【适应证】

本药适用于急性淋巴细胞白血病，这种患者治疗中需要天冬酰胺酶，若已对天然门冬酰胺酶产生过敏，可试用本药。一般本药与其他化疗药物并用，如长春新碱、甲氨蝶呤，阿糖胞苷，柔红霉素和多柔比星。只有在确认多种化疗药物不适用时才可单用本药。本药的疗效已证实与天然门冬酰胺酶类似。对天然门冬酰胺酶十分严重过敏反应的患者，也能耐受本药。

【剂型与特征】

仅有注射液。遮光、密闭、2~8℃保存，避免冷冻。因为冻结可破坏本药的活性，若已发生冻结应废弃之。若本药室温放置了 48 小时以上，或振摇，或剧烈地搅动过，则不能再使用。

【用法用量】

本药可肌注或静滴，肌注过敏反应或其他不良反应发生率较低。本药每 14 日 1 次，每次 2500IU/m²。儿童体表面积小于 0.6 平方米，剂量按每 14 日 82.5IU/kg 给药。本药的作用持续时间长，比用天然门冬酰胺酶的剂量小，给药次数少。本药肌注，单次给药容量应限于 2ml，如果＞2ml，应使用多处部位注射。静脉给药时，本药应以 100ml 0.9% 氯化钠注射液或 5% 葡萄糖注射液稀释后连续滴注 1~2 小时。

【不良反应】

1. 过敏反应　本药肌内注射过敏反应的发生率为天然门冬酰胺酶过敏者的 30%，而对天然门冬酰胺酶不过敏的患者为 1%。

2. 消化道反应　少数患者可发生胰腺炎，也可发生恶心、呕吐等不适。

3. 血液系统毒性　可引起血清凝血因子Ⅰ水平降低、抗凝血酶Ⅲ活性降低致血栓形成、凝血酶原(PT)延长、白细胞减少、血小板减少、全血细胞减少等。

4. 其他　皮疹、水疱、紫癜、红斑、指甲发白和起皱、脱发等。

【禁忌证】

对本药有严重过敏史患者禁用；既往有胰腺炎病史的患者、明显出血史的患者禁用。

【药物相互作用】

1. 应当避免使用可能增加出血危险的药物如华法林、肝素、双嘧达莫、非甾体抗炎药等。

2. 本药可抑制细胞复制而阻断甲氨蝶呤等的抗肿瘤作用。

3. 由于本药损耗血清蛋白，因此可能增强高血浆蛋白结合率药物的毒性。

4. 使用本药时接种活疫苗(如轮状病毒疫苗)，可增加活疫苗感染的风险。建议使用本药时禁止接种活疫苗，处于缓解期的白血病患者，化疗结束后至少间隔3个月才能接种活疫苗。

【注意事项】

1. 在使用前通过肉眼检查颗粒物质、混浊和变色。如发现溶液中有微粒、浑浊、污点，将不能再使用。

2. 对糖尿病患者或血糖高于正常者、门冬酰胺酶过敏者、肝功能不良或同时接受其他有强烈肝毒性药物的患者慎用。

3. 尚不清楚本药对患者的生育能力及胎儿的影响，故孕妇用药时应权衡利弊。尚不清楚本药能否分泌入乳汁，故哺乳期妇女用药时应谨慎。

4. 用药前后及用药时应当检查或监测血常规、血糖、血淀粉酶、血糖总蛋白及凝血功能、肝肾功能。治疗中建议监测血药浓度。

【FDA 妊娠/哺乳分级】

C/L1 级。

培门冬酶应该在明确必须给药的情况下应用于妊娠妇女。培门冬酶是否分泌于人类的乳汁中不得而知。因为许多药物会分泌到乳汁中,并且培门冬酶对哺乳幼儿有潜在的危害,要根据药物对母亲的重要性来权衡是否对哺乳母亲使用药物治疗。

【用药实践】

1. 安全警示　美国 FDA 于 2014 年批准西格玛托公司的培门冬酶注射液说明书进行修订。在"警告和注意事项"中增加:使用本药可出现肝毒性和肝功能异常,包括 GOT 升高、GPT 升高、碱性磷酸酶升高、胆红素升高、血清白蛋白降低等,应进行适当监测。在"不良反应"中增加:使用本药患者有出现高脂血症(包括高胆固醇及高三酰甘油血症)的报道。

2. 过敏反应的处理　接受培门冬酶治疗的患者可能发生急性过敏反应,尤其有过门冬酰胺酶过敏史的患者几率更高。给药后应在复苏装置及其他必备条件下(例如肾上腺素、氧气、静脉注射类固醇、抗组胺药)观察 1 小时以防发生过敏反应。患者发生严重急性过敏反应时应停止给药,给予抗组胺药物、肾上腺素、氧气和静脉内注射类固醇等救治措施。

3. 药物过量的表现和处理　国外文献报道,三名患者静脉注射培门冬酶 $10000IU/m^2$。1 位患者出现轻度转氨酶升高;1 位患者在开始注射 10 分钟后出现皮疹,通过使用抗组胺药物和减慢输注速度得到控制;另 1 位患者未出现任何副反应。本药无特效拮抗剂。

4. 血栓形成　培门冬酶在治疗急性淋巴细胞白血病(ALL)或恶性淋巴瘤时容易发生血栓,主要为脑血栓和深部静脉血栓,肺栓塞少见。多在化疗期间或停药后 1 个星期内出现,可有不同程度的出血倾向或血栓形成等。一旦发生血栓,应立即给予抗血栓治疗,可以选择维生素 K 和新鲜血浆或纤维蛋白原制剂,并定期监测凝血指标及纤维蛋白原定量。

5. 急性胰腺炎　门冬酰胺酶导致的急性胰腺炎多见于成年患者,是主要不良反应之一,可发生于治疗的各个阶段。通常可以通过低脂肪饮食,严密观察患者的临床症状,监测血、尿中淀粉酶的浓度以及胰腺影像学检查可以预防或早发现。对于已经发生的胰腺炎,应立即禁食、补液、维持水电解质酸碱平衡,给予质子泵抑制剂、奥曲肽、乌司他丁等处理。

高三尖杉酯碱 Homoharringtonine

【其他名称】

高哈林通碱,石莫哈林通碱,唯杉,高粗榧碱,后哈莫林通碱,川山宁,扶尔,华普乐,赛兰,高瑞特,沃汀

【药物特征】

本药是从三尖杉属植物中提取出来的生物酯碱,是细胞周期非特异性抗肿瘤药物,对 G_1、G_2 期细胞杀伤作用最强,对 S 期细胞作用较弱。本药使多聚核糖体解聚,干扰蛋白核糖体的功能,故能抑制真核细胞蛋白质的合成;也可抑制 DNA 合成。

本药肌内注射或口服给药吸收慢而不完全,静脉注射后骨髓内浓度最高,肾、肝、肺、脾、心及胃肠道次之,肌肉及脑组织最低。静脉注射 2 小时后,本药在各组织的浓度迅速下降,而在骨髓中的浓度下降较慢。代谢主要在肝脏中进行,主要经过肾脏和胆道排泄,约 1/3 以原形排出。给药 24 小时内约 50% 排出体外,其中 42.2% 经尿液、6.3% 经粪便排出。

【适应证】

用于急性非淋巴细胞白血病的诱导缓解期及缓解后的维持治疗;对骨髓增生异常综合征、慢性粒细胞白血病、真性红细胞增多症及恶性淋巴瘤等也有一定的效果。

【剂型与特征】

本药仅有注射液。静脉滴注时用 5% 葡萄糖注射液稀释,滴注时间应在 3 小时以上。

【用法用量】

1. 成人常用量 静脉滴注，每日 1~4mg，以 5% 葡萄糖注射液 250~500ml 稀释后给药，4~6 日为一疗程，间歇 1~2 周再重复用药。治疗急性粒细胞白血病，可用到每日 4~6mg。

2. 小儿常用量 静脉滴注，每日体重 0.05~0.1mg/kg，4~6 日为一疗程。

【不良反应】

1. 骨髓抑制 本药对各系造血细胞均有抑制作用，其中对粒细胞的抑制较重，红细胞次之，巨核细胞较轻。

2. 心血管系统 较常见的心脏毒性有窦性心动过速、房性或室性期外收缩、ST 段改变及 T 波平坦等心肌缺血表现，极少数患者可出现奔马律，程度不一的房室传导阻滞及束支传导阻滞、心房颤动等。本药有慢性心肌毒性作用，因此在静脉滴注过快、长期持续或重复给药、老年患者用药时，可产生急性心肌毒性。上述心肌毒性，除十分严重外，一般停药后可消失。文献报道当高三尖杉酯碱每次剂量 > 3mg/m^2 时，部分患者在用药后 4 小时内会出现血压降低的现象。

3. 消化系统 常见畏寒、恶心、呕吐、口干等，少数可出现肝功能损害。

4. 皮肤 个别患者有脱发、出现皮疹。

5. 泌尿生殖系统 用药后可有尿酸浓度增高。

6. 其他 少数用药后会出现药物热，停药可消失，另有乏力等。

【禁忌证】

孕妇和哺乳期妇女禁用；严重或频发的心律失常及器质性心血管疾病患者禁用。

【药物相互作用】

1. 蒽环类抗肿瘤药物也具有心脏的毒性，老年患者及已反复采用多柔比星或柔红霉素等蒽环类抗肿瘤药物治疗的患者使用本药时应慎重。

2. 本药与阿糖胞苷、α- 干扰素合用,在体外显示可协同抑制慢性粒细胞白血病慢性期的瘤细胞生长。

【注意事项】

1. 本药慎用于严重粒细胞减少或血小板减少等显著骨髓抑制者、肝肾功能不全者、有痛风或尿酸盐肾结石病史者以及有心律失常及各类器质性心血管疾病者。

2. 老年人对化疗的耐受性差,可致急性心肌毒性,选用本药时需加强支持疗法,并严密观察各种不良反应。

【用药实践】

1. 本药适用于骨髓增生但白细胞不增多的急性白血病,治疗时宜从小剂量开始。

2. 因本药能导致心律失常以及通过肝肾代谢和排泄,有心律失常等器质性心血管病及肝肾功能不全者,应适当减量;如果出现心房扑动应立即停药。

3. 使用本药时需要适当增加患者的液体摄入量,以防出现尿酸增高及尿酸性肾病。

(徐云峰　郭益俊)

参 考 文 献

[1] 陈新谦,金有豫,汤光. 新编药物学. 第 17 版. 北京:人民卫生出版社,2011.

[2] 刘小兰,孙佳红. 长春碱类神经毒性机制和防治措施的研究进展. 中国煤炭工业医学杂志,2012,15(4):626-628.

[3] 卫生部合理用药专家委员会. 中国医师药师临床用药指南. 第 2 版. 重庆:重庆出版社,2014.

[4] Sweetman SC. 马丁代尔药物大典. 第 35 版. 李大魁,金有豫,汤光,等译. 北京:化学工业出版社,2009.

第五章　拓扑异构酶抑制剂

天然状态的 DNA 通常是以一种超螺旋状态存在于细胞内,当 DNA 复制时,需要解除超螺旋状态,转化为解旋状态才能进行碱基配对,而解旋的工作主要由细胞内的拓扑异构酶(topoisomerase, Topo)来完成。与正常细胞不同,肿瘤细胞中拓扑异构酶呈高水平表达状态,因此可以通过抑制拓扑异构酶的活性达到杀灭肿瘤细胞的目的。目前已有多种作用于拓扑异构酶的抗肿瘤药物应用于临床,包括喜树碱类、蒽环类和鬼臼毒素类。

第一节　作用于拓扑异构酶 I 的药物

一、治疗药物概论

拓扑异构酶可根据作用机制和生物结构的不同,可以分为两大类:Topo I 和 Topo II。Topo I 能够催化 DNA 单链的断裂和重连接,Topo II 则能催化 DNA 双链的断裂和重连接。作用于 Topo I 的抗肿瘤药物主要为喜树碱及其衍生物,通过与 Topo I-DNA 形成复合物,阻止 DNA 单股断链重新连接,进而影响 DNA 的合成,达到抗肿瘤目的。本类药物属于 S 期细胞周期特异性抑制剂,上市的药物最早有羟喜树碱(目前临床应用较少)、拓扑替康、伊立替康和喷司他丁。

这类药物主要的毒性是骨髓抑制,伊立替康还有特征性的早发性胆碱能综合征和迟发性腹泻,其中要对迟发性腹泻引起足够的重视,治疗期间一定要做好用药教育及预防,发生后及时给予洛哌丁胺处理,否则重症患者会导致死亡。

二、药物使用精解

伊立替康 Irinotecan

【其他名称】

开普拓,艾力,CPT-11

【药物特征】

本药是作用于 S 期的特异性抗肿瘤药物,通过与 Topo I 及 DNA 形成复合物引起 DNA 单链的断裂,从而阻止 DNA 复制及抑制 RNA 合成。

静脉注射后,本药大部分迅速转化为代谢活性产物 7- 乙基 -10- 羟基喜树碱(SN-38)。本药分布半衰期约 6 分钟,消除半衰期 2.5 小时,终末半衰期 16.5 小时。SN-38 与原药有平行的血浆分布,半衰期为 13.8 小时。主要经胆道排泄,24 小时尿中排泄量为原药的 20%。可以透过血 - 脑脊液屏障。

【适应证】

1. 用于晚期结直肠癌 与氟尿嘧啶和亚叶酸钙联合治疗既往未接受化疗的晚期大肠癌患者;单一用药,治疗含氟尿嘧啶化疗失败的患者。

2. 对小细胞肺癌、乳腺癌、胃癌、胰腺癌、宫颈癌、卵巢癌也有一定疗效。

【剂型与特征】

本药为注射剂,赋形剂中含有山梨醇,因此不适合用于遗传性果糖不耐受者。静脉给药时需至少 250ml 的 0.9% 氯化钠注射液或 5% 葡萄糖注射液配制,静脉滴注时间为 30~90 分钟。

【用法用量】

仅用于成人。

1.单药治疗（对既往接受过治疗的患者）　推荐剂量按体表面积一次 300~350mg/m²，每 3 周 1 次。

2.联合化疗　与氟尿嘧啶及亚叶酸钙组成的两周方案中，推荐 180mg/m²，持续静脉给药 30~90 分钟，随后静脉滴注氟尿嘧啶及亚叶酸钙。

【不良反应】

1.骨髓抑制　剂量限制性，主要表现为中性粒细胞减少、血小板下降及贫血。联合用药更常见。

2.消化道反应　常见恶心、呕吐，但不严重。

3.迟发性腹泻　多发生于用药后 5 天，平均持续 4 天，重者可致命。

4.急性胆碱能综合征　用药后 24 小时内出现，可以阿托品预防。

5.其他　包括肌肉痉挛、感觉异常、脱发等；有导致间质性肺炎可能。

【禁忌证】

1.慢性肠炎和（或）肠梗阻患者禁用。

2.胆红素超过 3 倍正常值高限者禁用。

3.严重骨髓功能不全者禁用。

4.孕期或哺乳期妇女禁用。

【相互作用】

1.本药有抗胆碱酯酶作用，因此与其他具有抗胆碱酯酶活性药物合用时会延长神经 - 肌肉阻滞作用，非去极化神经 - 肌肉阻滞药可能会被拮抗。

2.本药部分经 CYP3A4 代谢，因此肝药酶诱导剂可能会减少本药和 SN-38 的暴露；反之，肝药酶抑制剂会增加本药和 SN-38 的暴露。

【注意事项】

伊立替康可导致急性腹泻和迟发性腹泻,具体发生机制及处理方式见用药实践部分。

【FDA 妊娠 / 哺乳分级】

D 级。

动物实验揭示有胚胎毒性、胎儿毒性和致畸性,孕期妇女禁用。

【用药实践】

1. 急性胆碱能综合征临床表现及处理　本药引起的急性胆碱能综合征发生于给药后 24 小时内,一般不太严重,是由于体内胆碱酯酶受到抑制,乙酰胆碱积聚引起。临床表现为急性腹泻、出汗、唾液分泌过多、腹部疼挛性疼痛、流泪、鼻炎、血管舒张、寒战、头晕和瞳孔缩小等。可予阿托品注射液 0.25mg 皮下注射对症及预防处理。

2. 迟发性腹泻发生机制　迟发性腹泻的发生与活性代谢产物 SN-38 对肠道的毒性有关。SN-38 的抗肿瘤活性是伊立替康 100~1000 倍,SN-38 经尿苷二磷酸葡萄糖醛酸基转移酶(uridine diphosphate glucuronosyltransferase, UGT)灭活为葡萄糖醛酸产物 SN-38G;SN-38G 由胆汁分泌至肠道中,最后在肠道细菌 β- 葡萄糖醛酸酶的作用下重新转化为 SN-38,继而引起肠道黏膜的损伤及迟发性腹泻的发生;而肠道中的 UGT1A1 又可再度催化 SN-38 转化为 SN-38G 解毒。经研究证实 UGT1A1 是 SN-38 代谢失活的关键酶,其功能和基因多态性与伊立替康的毒性有密切关系。因此治疗前通过检测 UGT1A1 基因型可有助于预测不良反应的发生。

3. 迟发性腹泻的临床表现及处理　本药引起的迟发性腹泻可能会在一次用药 24 小时后发生,中位出现时间是用药后第 5 天,有剂量限制性,对部分患者可能是致命的,因此需要及时发现和治疗。治疗方面除常规补液、补充电解质外,还可以给予高剂量洛哌丁胺,具体使用方法如下:第一次稀便后立即口服 4mg,后每 2 小时口服 2mg 至最后一次腹泻后 12 小时,用药最多不超过 48 小时,且不能作为预防性用药。若腹泻超过 48 小时、腹泻伴有严重绞痛、血便或伴有发热、超过 10 次/天,应将患者收治入院,接受进一步治疗。其他治疗,如碱化肠道、益生菌、使用抗菌药物和吸附剂等,研究表明无临床实际获益。

4. 肝不全时剂量调整方案　高胆红素血症患者中,伊立替康的清除率下降,SN-38 暴露量增加,血液毒性发生率增高。因此建议对胆红素在正常上限 1.0~1.5 倍时,加强血常规监测;不推荐用于胆红素超过 1.5 倍正常上限者。

对于肾功能不全患者,因缺乏数据不推荐使用。

5. 本药导致中性粒细胞减少的中位时间是 8 天。

6. 警惕药物间的相互作用　伊立替康与酮康唑合用时可增加伊立替康及其活性代谢物 SN-38 的暴露量。本药与其他 CYP3A4 抑制药(如克拉霉素、茚地那韦、伊曲康唑、洛匹那韦、奈法唑酮、沙奎那韦、伏立康唑等)或 UGT1A1 抑制药(如阿扎那韦、吉非贝齐、茚地那韦)合用时可能增加伊立替康或 SN-38 的系统暴露量。开始本药治疗前至少 1 周,应停用强效 CYP3A4 抑制药。除非别无选择,不得将本药与强效 CYP3A4 抑制药或 UGT1A1 抑制药合用。

盐酸拓扑替康 Topotecan Hydrochloride

【其他名称】

托泊替康,和美新,喜典,金喜素,艾妥,胜城,卜恩,欣泽,奥罗那,TPT

【药物特征】

本药是半合成的喜树碱类药物,作用机制与伊立替康相似。

本药静脉给药后分布非常快,很容易分布到肝、肾等血流灌注好的组织中。分布半衰期为 4.1~8.1 分钟,消除半衰期为 2.4~4.3 小时。血浆蛋白结合率为 6.6%~21.3%;26%~80% 经肾脏排泄,约 90% 可在给药后的 12 小时内排出,其余部分由胆汁排出。本药可以通过血 - 脑脊液屏障,并能蓄积。

【适应证】

二线治疗进展期、对铂类无效或耐药的卵巢癌;治疗复发的小细胞肺癌。

【剂型与特征】

1. 注射剂,供静脉滴注,滴注时间为 30 分钟。配制时先用灭菌注射用水按 1ml/mg 溶解,再用 0.9% 氯化钠注射液或 5% 葡萄糖注射液稀释至 25~50µg/ml。配制后的溶液在 30℃ 以下、不避光的环境中可稳定保存 24 小时。

2. 胶囊剂,供口服。

【用法用量】

1. 注射剂型　按体表面积每次 1.2mg/m^2,每日 1 次,连用 5 日,21 日为一疗程。倘若治疗中出现严重的中性粒细胞减少者,其后的疗程可减少 0.2mg/m^2,或与粒细胞刺激因子(G-CSF)同时使用。

2. 胶囊剂型　按体表面积每次 1.4mg/m^2,每日 1 次,连续服用 5 日,21 日为一疗程。

【不良反应】

注射剂和胶囊剂两种剂型的不良反应相同,但胶囊剂骨髓毒性发生率略低,消化道反应略高。

1. 骨髓抑制　本药可发生严重的骨髓抑制,为剂量限制性毒性,主要表现为中性粒细胞减少,白细胞降至最低值的中位时间是第 9~12 天。血小板减少中位持续时间为 5 天,降至最低的中位时间是第 15 天;血红蛋白降至最低的中位时间是第 15 天。

2. 消化道反应　恶心、呕吐、腹泻、便秘、肠梗阻、腹痛、口炎和肝功能损害。

3. 皮肤及附件 脱发,偶见严重的皮炎及瘙痒。

4. 神经肌肉 头痛、关节痛、肌肉痛、全身痛、感觉异常。

5. 呼吸系统 可致呼吸困难。

6. 其他 疲乏、发热和不适;罕见过敏反应及血管神经性水肿。

【禁忌证】

1. 对喜树碱类药物有过敏史者禁用。

2. 严重的白细胞减少者禁用。

3. 孕妇及哺乳期妇女禁用。

【药物相互作用】

本药不经过肝药酶代谢,是乳腺癌耐药蛋白(BCRP)和P-糖蛋白(P-gp)的底物,BCRP和P-糖蛋白抑制剂与口服依托泊苷合用可增加依托泊苷的暴露量。

【注意事项】

1. 本药主要经肾排泄,1/3~1/2 以原形经尿排出,肾功能不全时需要根据肌酐清除率调整用量,具体调整方案见用药实践部分。

2. 骨髓毒性较大,因此需要严密监测血常规,避免出现中性粒细胞减少性发热。

【FDA 妊娠分级】

D 级。

研究发现有胚胎毒性和胎儿毒性,妊娠期妇女禁用。

【用药实践】

1. 肝肾功能不全剂量调整方案 拓扑替康主要经过肾脏排泄,Ccr 40~59ml/min,无需调整剂量;Ccr 20~39ml/min,剂量应调整为 0.75mg/m^2;重度肾功能不全者尚无推荐剂量。

胆红素在 1.5~10mg/dl 范围内,无需调整剂量。

2. 用于宫颈癌的指南推荐 我国拓扑替康尚未被批准用于

宫颈癌,但基于多项临床随机对照研究表明拓扑替康联合铂类较铂类单药可提高患者生存期,FDA 于 2006 年批准其与顺铂联合用于晚期宫颈癌。至 2015 年 NCCN《宫颈癌临床实践指南(中国版)》,拓扑替康已经作为复发或转移性宫颈癌的一线联合方案中重要的组成药物,其组成的化疗方案有:拓扑替康 + 紫杉醇 + 贝伐珠单抗(1 类证据),拓扑替康 + 紫杉醇,拓扑替康 + 顺铂(2A 类证据);另外单药作为复发或转移性宫颈癌的二线治疗方案(2B 类证据)。

第二节　作用于拓扑异构酶Ⅱ的药物

一、蒽环类

(一)治疗药物概论

蒽环类药物是 TopoⅡ抑制剂,通过以嵌入的形式与 DNA 双螺旋形成可逆的结合,使 DNA 与 TopoⅡ形成的复合物僵化,最终导致 DNA 断裂并使肿瘤细胞死亡。该类药物是多种肿瘤治疗方案中重要组成,对血液系统肿瘤和实体瘤有较高的疗效。具体药物品种较多,有多柔比星、表柔比星、柔红霉素、吡柔比星、伊达比星(去甲氧柔红霉素)、米托蒽醌等。因为蒽环类药物给药后心脏毒性突出,为减少这类毒性,脂质体蒽环类药物也相继面世,主要有多柔比星脂质体和柔红霉素脂质体;同时脂质体也具有靶向的作用,能增强抗肿瘤效果。

蒽环类药物最突出的毒性反应是心脏毒性,需要在治疗前、期间及治疗后严密监测心功能,同时在使用过程中控制药物的累积剂量及应用右雷佐生进行保护;另一个突出的不良反应是骨髓抑制。脂质体制剂尽管能降低心脏毒性,但也不能完全避免,而且有导致手足综合征的可能。

（二）药物使用精解

多柔比星 Doxorubicin

【其他名称】

阿霉素，楷莱, Adriamycin, ADM

【药物特征】

通过抑制 TopoⅡ发挥抗肿瘤作用。此外还具有超氧基自由基的功能，有特殊的破坏细胞膜结构和功能的作用。属于周期非特异性药物，对 S 期最敏感，M 期次之，G_1 期最不敏感。

血浆蛋白结合率很低，进入体内后可迅速分布于心、肾、肝、脾、肺组织中，不能透过血 - 脑脊液屏障。主要在肝脏内代谢，经胆汁排出，仅 5%~10% 在 6 小时内从尿液中排泄。分布半衰期为 0.5 小时，消除半衰期为 3 小时，终末半衰期为 40~50 小时。

多柔比星脂质体的药动学特征与传统剂型不同。脂质体表层的聚乙二醇可减少巨噬细胞对药物的清除，半衰期延长，组织分布减少。

【适应证】

用于急性淋巴细胞性和粒细胞性白血病、恶性淋巴瘤、乳腺癌、肺癌（小细胞和非小细胞肺癌）、胸腺恶性肿瘤、骨及软组织肉瘤、横纹肌肉瘤、神经母细胞瘤、卵巢癌、肾母细胞瘤、膀胱癌、前列腺癌、睾丸癌、甲状腺癌、头颈部鳞癌、胃癌、肝癌等。

【剂型与特征】

1. 普通注射剂型，供静脉缓慢给药，配制浓度一般为 2mg/ml，溶媒可以选择氯化钠注射液、5% 葡萄糖注射液或 5% 葡萄糖氯化钠注射液。配制好后的溶液可在室温强光下至少保持 24 小时稳定，但仍推荐避光保存在 2~8℃，并在 24 小时内使用。

2. 市场上有 2 种类型多柔比星脂质体：聚乙二醇（PEG）修

饰的长效循环脂质体和非 PEG 修饰的常规脂质体。

3．脂质体剂型应予 5% 葡萄糖注射液稀释，配制好后，可予 2~8℃保存 24 小时。

【用法用量】

1．普通注射剂型　按照体表面积给药，单药时 60~75mg/m^2，每三周 1 次；联合其他抗肿瘤药物时，30~40 mg/m^2，每三周 1 次。如根据体重计算，则 1.2~2.4mg/kg 单剂量用药，每三周 1 次。

2．PEG 修饰的多柔比星脂质体　用于 Kaposi 肉瘤，20mg/m^2，间隔 2~3 周；用于复发性卵巢癌或乳腺癌，50mg/m^2，间隔 4 周；用于多发性骨髓瘤，30mg/m^2，间隔 3 周。

3．非 PEG 修饰的多柔比星脂质体　20~50mg/m^2，间隔 3 周。

【不良反应】

1．最常见的不良反应包括骨髓抑制、脱发、消化道反应和口腔溃疡。

2．少数患者注射部位可能出现皮肤发红或色素沉着，若药液外渗，可导致红肿疼痛甚至蜂窝织炎及局部坏死；

3．最严重的不良反应是心脏毒性，呈剂量累积性，具体见抗肿瘤药物的常见不良反应及处理。

4．多柔比星脂质体的典型不良反应是手足综合征，具体介绍见第九章的抗肿瘤药物不良反应处理部分。

【禁忌证】

1．在进行纵隔或胸腔放疗期间禁用。

2．周围血象中白细胞<3.5×10^9/L 或血小板低于 50×10^9/L 者禁用。

3．明显感染或发热、恶病质、失水、电解质或酸碱平衡失调者禁用。

4．胃肠道梗阻、明显黄疸或肝功能损害者禁用。

5. 心肺功能失代偿者禁用。

6. 水痘或带状疱疹患者禁用。

【药物相互作用】

1. 与任何具有肝毒性的药物合用,均有可能会增加本药的肝毒性。

2. 与阿糖胞苷合用可导致坏死性结肠炎。

【注意事项】

1. 肾功能不全者用药后需要警惕高尿酸血症的出现;痛风患者用药后需适当增加别嘌醇的用量。

2. 少数患者用药后可引起黄疸或其他肝功能损害,有肝功能不全者用量应酌减,具体见用药实践部分。

3. 用药期间慎用活病毒疫苗接种。

【FDA 妊娠 / 哺乳分级】

D/L5 级。

动物实验揭示有胚胎毒性和堕胎作用,不能排除致畸作用;建议治疗期间及停药后 6 个月内避孕,妊娠初期 3 个月的孕妇禁用。尚不清楚乳汁是否会分泌本药,建议停止哺乳。

【用药实践】

1. 用药期间需要定期监测的化验及检查 ①用药前后定期检查心脏功能、监测心电图、超声心动图、血清酶和其他心肌功能试验;②监测血象及肝功能;③检查有无口腔溃疡、腹泻及黄疸等情况。

2. 尿液变红 可使尿液变红色,大多发生在注射后第一次排尿时,为正常现象,一般在 2 天后消失,但仍需与血尿鉴别。

3. 肝损伤时剂量调整方案 胆红素浓度 12~30μg/ml,剂量减 50%;胆红素 >30μg/ml,剂量减 75%。

4. 膀胱灌注的方法及患者教育 灌注的方法及患者教育内容同羟喜树碱。本药灌注的推荐剂量为 30~50mg,以 0.9% 氯化钠注射液或蒸馏水稀释至 1mg/ml,保留时间为 60 分钟。

5. 累积剂量 为避免剂量累积性心脏毒性,总量不宜超过 550mg/m^2。

6. 外渗可造成严重不良后果,会导致皮肤大片局部坏死和溃疡,具体处理见第九章的肿瘤药物不良反应处理部分。

7. 本药导致的中性粒细胞减少最低点一般在用药后 10~14 天。

8. 多柔比星脂质体心脏毒性 脂质体剂型的多柔比星尽管能降低心脏毒性,但仍可表现出一定程度的心脏毒性,不可忽视。

9. FDA 在 2013 年 8 月 30 日批准杨森公司盐酸多柔比星脂质体说明书修订 在"注意事项和不良反应"中增加继发性口腔肿瘤。主要为鳞状细胞癌,已有长期暴露于本药出现继发性口腔癌的报道;需要定期检查可能为继发性口腔癌的迹象(口腔溃疡或其他口腔不适)。

表柔比星 Epirubicin

【其他名称】

表阿霉素,艾达生,法玛新,Pharmorubicin,EPI

【药物特征】

本药是多柔比星的主体异构体,是多柔比星氨基糖部分中 C'_4 羟基的反式构型,作用机制与多柔比星相似。但由于 C'_4 羟基易与葡糖醛酸酶结合,从而使毒性低于多柔比星。

本药的体内代谢和排泄较多柔比星快,平均血浆半衰期 40 小时,主要在肝脏代谢,经胆汁排泄,部分经肾排泄,不通过血 - 脑脊液屏障。

【适应证】

同多柔比星。

【剂型与特征】

仅有注射剂型,不可肌注和鞘内注射。

【用法用量】

1. 静脉给药　表柔比星单独用药时,成人按照体表面积一次 60~120mg/m^2;当用来辅助治疗腋下淋巴结阳性的乳腺癌患者联合化疗时,推荐的起始剂量为 100~120mg/m^2 静脉注射,每个疗程的总起始剂量可以一次给药或连续 2~3 天分次给药。根据患者血象情况可间隔 21 天重复使用。

2. 膀胱内灌注　每次 50mg,溶于 25ml 至 50ml 0.9% 氯化钠注射液中,每周一次,共灌注 8 次;对于有局部毒性(化学系膀胱炎)的病例,可减量至 30mg,每周一次,共 4 次,然后每月一次共 11 次的同等剂量膀胱内灌注。医师可视具体情况进行给药次数的调整。

【不良反应】

同多柔比星,但程度较轻,尤其是心脏毒性。

【禁忌证】

1. 禁用于因化疗或放疗导致的严重的骨髓抑制者。

2. 禁用于既往已用过大剂量蒽环类药物的患者。

3. 禁用于近期或既往有心脏受损病史的患者。

4. 禁用于血尿患者膀胱内灌注。

5. 妊娠初期三个月的孕妇、哺乳期妇女禁用。

【药物相互作用】

给药前先予紫杉醇类药物,本药原形及代谢产物的血药浓度会升高;但若先予本药,则无影响。

【注意事项】

1. 定期检查血象、心电图、肝功能等。

2. 联合用药及肝胆疾病患者适当减量。

【FDA 妊娠 / 哺乳分级】

D/L5 级。

动物实验揭示有致畸致突变毒性,妊娠和哺乳妇女禁用。

【用药实践】

1. 治疗期间需要监测的血液指标及检查同多柔比星。

2. 累积剂量　心脏毒性和骨髓毒性比多柔比星轻,为避免剂量累积性心脏毒性,总量不宜超过 0.9g/m²。对于既往曾接受过胸部放射治疗、或蒽环类药物治疗者,用药总量应降低;辅助治疗时,最大累积剂量为 720mg/m²。

3. 膀胱灌注的方法及患者教育　本药灌注的推荐剂量为 50~80mg,以 0.9% 氯化钠注射液稀释至 1mg/ml,保留时间为 60 分钟。

4. 肝肾功能不全时剂量调整　肝损害或肝转移患者本药在血浆中的浓度维持时间长,故需适当减量。中度肝功能受损者(血清胆红素 12~30μg/ml),减 50%;重度肝功能受损者(血清胆红素大于 30μg/ml),减 75%。肾功能情况对本药的代谢影响不大,中度肾功能不全者无需减量。

5. 同多柔比星,用药后 1~2 天内可出现尿液变红,为正常现象,但仍需与血尿鉴别。

柔红霉素 Daunorubicin

【其他名称】

柔毛霉素,红比霉素,正定霉素,DNR

【药物特征】

作用机制与多柔比星相似。本药经肝脏代谢成活性产物柔红霉素醇,并与原形药物一起分布至全身,以肾、脾、肝和心脏中的浓度较高。分布半衰期和消除半衰期分别为 45 分钟和 18.5 小时,13%~25% 经肾脏排泄,约 40% 经胆汁排出,不能透过血-脑脊液屏障。

【适应证】

用于各种类型的急性白血病、红白血病、慢性粒细胞白血病、恶性淋巴瘤,也用于神经母细胞瘤、尤因肉瘤和肾母细胞瘤。

【剂型与特征】

1. 普通静脉注射剂型　仅静脉注射或滴注,不可肌注和鞘内注射。使用前将所需量加 10ml 0.9% 氯化钠注射液溶解，静脉滴注用 0.9% 氯化钠注射液 250ml 溶解后再滴注，1 小时内完成给药。

2. 脂质体剂型　用 5% 葡萄糖注射液稀释至 0.2~1mg/ml，输注 30~60 分钟。

【用法用量】

1. 单一剂量从 0.5mg/kg 至 3mg/kg。0.5~1mg/kg 的剂量必须间隔 1 天以上才可以重复注射；而 2mg/kg 的剂量则须间隔 4 天或以上才可重复注射。2.5~3mg/kg 的剂量，须间隔 7~14 天才可重复注射。总剂量不超过 20mg/kg。

2. 治疗 Kaposi 肉瘤，柔红霉素脂质体起始剂量为 40mg/m^2，2 周 1 次，只要疾病能控制可以持续用药。

【不良反应】

常见恶心、呕吐、口炎及食管炎；白细胞减少几乎不可避免，但血小板减少罕见；胃痛、腹泻等的发生率低于多柔比星；心脏毒性同多柔比星，但累积剂量不同。

【禁忌证】

对本药、多柔比星或表柔比星过敏者禁用；哺乳期妇女及孕妇禁用；心脏疾病、既往有心脏病史的患者禁用。

【药物相互作用】

参考多柔比星。

【注意事项】

参考多柔比星。

【FDA 妊娠 / 哺乳分级】

D/L5 级，动物实验揭示有致畸致突变毒性。

【用药实践】

1. 治疗期间需要监测的血液指标及检查同多柔比星。

2. 累积剂量　为避免剂量累积性心脏毒性，成人不宜超过 400~500mg/m^2；>2 岁儿童不宜超过 200~300mg/m^2；<2 岁儿童

不宜超过 10mg/kg。柔红霉素脂质体累积剂量达到 $320mg/m^2$，测定心脏射血分数，其后每达 $160mg/m^2$ 测定一次。

3. 肝功能不全时剂量调整　肝功能不全应减量。血清胆红素 12~30μg/ml，减 25%；血清胆红素高于 30μg/ml，减 50%。

4. 同多柔比星，用药后 1~2 天内可出现尿液变红，为正常现象，但仍需与血尿鉴别。

5. 注射反应　使用柔红霉素脂质体时，有部分患者可出现与注射药物相关的急性反应，包括腰背部疼痛、面部潮红、胸部压迫感、喉痛等。一般发生于初次用药者，症状出现在用药后最初 5 分钟，停药可消失，大多数患者可耐受再次给药。

盐酸米托蒽醌 Mitoxantrone Hydrochloride

【其他名称】

恒恩，米西宁，泽康，Novantrone，DHAD，MIT，MXT，NVT

【药物特征】

作用机制与其他蒽环类相似，对 RNA 合成也有抑制。静脉给药后迅速分布于各组织中，消除缓慢；血浆蛋白结合率为 78%。半衰期为 40~120 小时，有腹水者半衰期进一步延长。主要在肝脏代谢，经粪便排泄，可分泌入乳汁中。

【适应证】

恶性淋巴瘤、乳腺癌及各种急性白血病。

【剂型与特征】

注射剂型：溶于至少 50ml 以上的氯化钠注射液或 5% 葡萄糖注射液中，静滴时间不少于 30 分钟。

【用法用量】

1. 单药　成人 $10mg/m^2$，溶于 5% 葡萄糖注射液 100ml 内，静脉滴注 30 分钟，每 3~4 周 1 次。

2. 联合用药　成人 $6~8mg/m^2$，其余同单药治疗。

【不良反应】

参见多柔比星。白细胞减少常见于给药后的 10 天,在 21 天恢复;尿液可暂时变成青绿色,偶尔出现巩膜呈青绿色,不需特殊处理;外渗后组织坏死较少见。

【禁忌证】

对本药过敏者禁用,孕妇及哺乳期妇女禁用。

【药物相互作用】

与多柔比星同用可加重心脏毒性。

【注意事项】

不宜做鞘内注射,可能会出现截瘫;用药过程中需关注心脏功能、肝肾功能及血象。

【FDA 妊娠 / 哺乳分级】

D/L5 级,有潜在生殖毒性,孕妇禁用。可经乳汁分泌,建议哺乳期妇女禁用。

【用药实践】

1. 治疗期间需要监测的血液指标及检查同多柔比星。

2. 尿液可呈青绿色,偶尔可出现巩膜青绿色。

3. 累积剂量:累积剂量不应超过 $160mg/m^2$;超过 $100mg/m^2$,在每次用药前测定左心室射血分数。

二、鬼臼毒素类

(一)治疗药物概论

鬼臼毒素具有抗肿瘤和抗病毒活性,但毒性强,对正常细胞损害大,现已不用于肿瘤的治疗。通过对其结构的改造,目前已有衍生物依托泊苷、替尼泊苷广泛用于临床。该类药物的抗肿瘤活性主要通过与 DNA- 酶复合物结合后,抑制酶的再封闭活性,导致断裂的 DNA 链不能修复,达到抗肿瘤目的。

（二）药物使用精解

依托泊苷 Etoposide

【其他名称】

鬼臼乙叉苷, 足叶乙苷, Vepside, VP-16

【药物特征】

本药通过干扰 Topo II 达到抗肿瘤目的。静脉滴注后分布半衰期为 1.4 小时, 消除半衰期为 5.7 小时, 血浆蛋白结合率为 97%, 脑脊液中的浓度（给药后 2~20 小时）仅为血药浓度的 1%~10%。44%~60% 经肾排泄（其中 67% 为原形）, 经粪便排泄仅 16%。

口服给药后 t_{max} 为 0.5~4 小时, 生物利用度为 48%。血药浓度仅为静脉注射的（52 ± 8）%, 半衰期为（4.9 ± 0.4）小时。药物体内代谢的变异大, 与消化道 pH 等因素有关。

【适应证】

主要用于小细胞肺癌、恶性淋巴瘤、恶性生殖细胞瘤、急性粒细胞白血病, 对卵巢癌、乳腺癌和神经母细胞瘤也有效。

【剂型与特征】

有注射剂和胶囊剂 2 种剂型。

1. 注射剂　供静脉注射, 需溶于 0.9% 氯化钠注射液或 5% 葡萄糖注射液, 给药时间至少 30 分钟。

2. 胶囊剂　晨起空腹 1 次顿服。葡萄柚汁会降低本药口服给药的生物利用度, 避免合用。

【用法用量】

1. 注射剂　①实体瘤: 一日 60~100mg/m², 连续 3~5 天, 每隔 3~4 周重复用药。②白血病: 一日 60~100mg/m², 连续 5 天, 根据血象情况, 间隔一定时间重复给药。③小儿常用量: 静脉滴注每日按体表面积 100~150mg/m², 连用 3~4 日。

2. 胶囊剂　一般成人每日 175~200mg, 连续 5 日, 停药 3 周; 或每日 50~75mg, 连续服用 21 日, 停药 1 周为一疗程。每疗程约 1000mg，可连续 2~3 疗程。

【不良反应】

骨髓抑制明显，最低值出现在给药后的 14 天；消化道反应可见恶心、呕吐、口炎及食欲下降；脱发常见。口服给药，消化道反应更常见。

【禁忌证】

对本药过敏者、孕妇禁用。

【药物相互作用】

1. 可抑制机体的免疫防御机制，使疫苗接种不能继发人体产生抗体，因此化疗结束后的 3 个月内不宜接种病毒疫苗。

2. 本药与血浆蛋白的结合率高，因此与血浆蛋白结合的药物可影响本药的排泄。

【注意事项】

1. 哺乳期妇女使用本药期间应终止哺乳。

2. 用药期间需定期监测血象和肝、肾功能。

3. 注意口腔卫生和口炎的发生。

【FDA 妊娠 / 哺乳分级】

D/L5 级。

可造成胚胎毒性和致畸胎性。尚不明确是否可以通过乳汁分泌，但建议哺乳期妇女使用本药期间应终止哺乳。

【用药实践】

1. 肝肾功能不全剂量调整　肌酐清除率 15~50ml/min，减 25%；血清胆红素 26~51μmol/L，减 50%。

2. 与环孢素合用时，依托泊苷暴露量可增加 80%，总清除率下降 38%。

3. 最明显的毒性反应是剂量限制性骨髓抑制。粒细胞最低值通常在一次用药后 7~14 天。

4. 警惕过敏反应　可表现为皮疹、低血压、支气管痉挛、胸闷、呼吸困难、面部潮红、发绀、心动过速、发热等。

替尼泊苷 Teniposide

【其他名称】

卫萌, 邦莱, Vumon, VM-26

【药物特征】

为依托泊苷的衍生物, 作用机制与依托泊苷相似。

静脉注射给药后骨髓中的浓度最高, 肾、肝、肺、脾、心肌、胃、肠次之, 肌肉和脑中最低。静脉给药后 2 小时, 各组织中的浓度迅速下降, 但骨髓中的浓度下降较慢。血浆蛋白结合率＞99%; 分布半衰期为 56 分钟, 消除半衰期为 4.45 小时, 终末半衰期为 20.3 小时; 可以通过血 - 脑脊液屏障; 体内代谢主要在肝脏进行, 给药后的 24 小时内排出约 50%, 其中 42.2% 经尿排出, 6.3% 经粪便排出。

【适应证】

小细胞肺癌、急性淋巴细胞白血病、神经母细胞瘤和淋巴瘤。

【剂型与特征】

仅有注射剂型, 溶媒含聚氧乙基蓖麻油。以 5% 葡萄糖注射液或氯化钠注射液配制成 0.5~1.0mg/ml 的溶液, 静脉滴注 30~60 分钟。

【用法用量】

每日 50~100mg, 每日 1 次, 连用 3~5 日, 每 3~4 周重复 1 次。

【不良反应】

参见依托泊苷, 但替尼泊苷的致突变和致癌性可能会大于依托泊苷。

【禁忌证】

因溶剂中含有聚氧乙基蓖麻油, 故对此过敏者禁用; 严重的白细胞及血小板减少者禁用。

【药物相互作用】

本药主要在肝脏代谢,肝药酶诱导剂苯妥英钠和苯巴比妥可提高本药的清除率,可能会降低疗效;环孢素可能会使本药的清除率下降,增加血药浓度,进而导致毒副作用增加。

【注意事项】

肝功能不全者酌情减量。用药期间需监测血压,静脉给药时间不少于30分钟。

【FDA妊娠/哺乳分级】

D/L4级,孕妇使用本药可造成胎儿损害,哺乳期妇女使用本药期间应停止哺乳。

【用药实践】

1. 过敏反应 本药可以导致过敏反应,表现为寒战、发热、心动过速、支气管痉挛、呼吸困难和低血压等,发生原因可能与溶媒有关。

2. 药物过量 使用高于推荐剂量的替尼泊苷,可能会导致急性中枢神经系统抑制和低血压,尚无有效的解毒剂。

3. 肝素会导致替尼泊苷发生沉淀,因此在输液前后,必须用0.9%氯化钠注射液或5%葡萄糖注射液彻底冲洗管路。

(陈　旭　张慧敏)

参考文献

[1] 陈新谦,金有豫,汤光. 新编药物学. 第17版. 北京:人民卫生出版社,2011.

[2] 卫生部合理用药专家委员会. 中国医师药师临床用药指南. 第2版. 重庆:重庆出版社,2014.

[3] Sweetman SC. 马丁代尔药物大典. 第35版. 李大魁,金有豫,汤光,等译. 北京:化学工业出版社,2009.

[4] O'Brien ME, Ciuleanu TE, Tsekov H, et al. Phase Ⅲ trial comparing supportive care alone with supportive care with oral topotecan in patients with relapsed small cell lung cancer. J Clin Oncol, 2006, 24(34): 5441-5447.

第六章 激素类抗肿瘤药

激素能刺激细胞增殖，也可能会导致细胞内基因水平发生表达异常，能直接或间接地导致肿瘤的发生和发展。因此通过影响体内的激素水平，成为控制激素相关性肿瘤的重要手段。目前应用于临床的激素类抗肿瘤药物有选择性雌激素受体调节剂、芳香化酶抑制剂、促性腺激素释放激素（LHRH）类似物、雄激素受体拮抗剂、孕激素、糖皮质激素等。

第一节　抗雌激素药

现已证实雌激素与乳腺癌的发生有密切关系，是促进乳腺癌生长的首要驱动力。对于雌激素受体阳性的乳腺癌患者，内分泌治疗占有重要地位，主要通过减少雌激素的产生或拮抗雌激素受体达到治疗作用，具体药物有选择性雌激素受体调节剂（selective estrogen receptor modulators，SERMs）和芳香化酶抑制剂。

一、选择性雌激素受体调节剂

（一）治疗药物概论

70%~80% 乳腺癌细胞存在雌激素受体（estrogen receptor，ER）表达。选择性雌激素受体调节药能够与 ER 结合并调节其活性，阻断雌激素的作用，从而达到抗肿瘤治疗目的。目前应用于临床的药物可以他莫昔芬、托瑞米芬和氟维司群等。

（二）药物使用精解

枸橼酸他莫昔芬 Tamoxifen Citrate

【其他名称】

三苯氧胺,特茉芬,德孚伶,诺瓦得士,TAM

【药物特征】

他莫昔芬为非固醇类抗雌激素药物,其结构与雌激素相似,进入肿瘤细胞内,与雌激素受体(ER)竞争结合,形成受体复合物,阻止雌激素作用的发挥,从而抑制乳腺癌细胞的增殖。

本药口服吸收迅速。口服 20mg 后 6~7.5 小时,在血中达最高浓度,$t_{1/2\alpha}$7~14 小时,4 天或 4 天后出现血中第二高峰,可能是肝肠循环引起,$t_{1/2\beta}$ 大于 7 天,其排泄较慢,约 4/5 从粪便排泄,约 1/5 从尿中排泄。口服后 13 天时仍可从粪便中检测得到。

【适应证】

激素受体阳性的乳腺癌患者,不排卵性不育症。

【剂型与特征】

有口服液和片剂,仅供口服。

【用法用量】

1. 乳腺癌 每日 1 次,每次 20mg 或每日 2 次,每次 10mg。每日最大剂量不超过 40mg。

2. 不排卵性不育症 对于有月经但无排卵周期的妇女,第一疗程在月经周期的第 2、3、4、5 日,每日给予他莫昔芬 20mg。如果第一疗程不成功,可在随后的几个月经周期进一步治疗,将每日剂量增至 40mg,然后增至 80mg。

3. 月经不规律的妇女 第一疗程可从任何一天开始。第一疗程不成功,则可在 45 日后开始第二疗程,剂量和增量按不排卵性不育症的方法。

4. 口服液的常规剂量 每日 2 次，每次 5~10ml，可长期服用。

【不良反应】

1. 治疗初期可能会出现骨和肿瘤疼痛一过性加重，继续治疗可逐渐减轻。

2. 消化道反应 食欲不振、恶心、呕吐、腹泻。

3. 生殖系统 月经失调、闭经、阴道出血、外阴瘙痒、子宫内膜增生、内膜息肉和内膜癌。

4. 皮肤 颜面潮红、皮疹、脱发。

5. 造血系统 偶见白细胞和血小板减少。

6. 偶见肝功能异常 长时间（17 个月以上）大量（每日 240~320mg）使用可出现视网膜病或角膜浑浊；

7. 罕见的但需引起注意的不良反应 精神错乱、肺栓塞（表现为气短）、血栓形成、无力、嗜睡。

【禁忌证】

有眼底疾病者禁用。

【药物相互作用】

雌激素可影响本药治疗效果；抗酸药、西咪替丁、雷尼替丁等在胃内改变 pH，使本药肠衣提前分解，对胃有刺激作用；本药可能会增强华法林或其他香豆素衍生物的抗凝作用。

【注意事项】

1. 治疗期间密切关注有无阴道异常出血。

2. 有骨转移的患者，治疗初期应定期监测血钙。

【FDA 妊娠 / 哺乳分级】

D/L5 级，妊娠及哺乳期妇女禁用。

【用药实践】

1. 他莫昔芬与子宫内膜癌 标准剂量的他莫昔芬可能会导致子宫内膜增生、息肉形成、浸润性癌、子宫肉瘤发生风险增高。发生机制主要是他莫昔芬存在 Z 型和 E 型两种异构体，

Z 型发挥抗肿瘤作用，E 型则具有弱雌激素活性，而雌激素能促使子宫内膜癌的发生。他莫昔芬导致的子宫内膜癌发生风险与服药的剂量、时间及是否绝经前后有关。有研究发现绝经后妇女服用他莫昔芬后，子宫内膜异常的情况显著增多，而绝经前妇女则无差别。

综上，ACOG 指南建议：①如果出现异常的阴道出血、血性白带等应加以检查；②绝经前妇女服用他莫昔芬不会增加子宫内膜癌的发生风险，不需要进行常规妇科检查以外的监测；绝经后妇女服用他莫昔芬期间应严密监测子宫内膜增生或子宫内膜癌症状；③对于无临床症状的妇女，不建议进行常规子宫内膜活检或超声检查等监测手段；④若出现非典型子宫内膜增生，且患者同意继续使用他莫昔芬，可以考虑全子宫切除术。

2. 他莫昔芬与肝药酶 CYP2D6　研究发现存在 CYP2D6 基因遗传缺陷的妇女使用他莫昔芬临床获益少，疾病复发率比较高，原因在于 CYP2D6 基因遗传缺陷导致他莫昔芬经过此酶的活性代谢产物 4- 羟 -N- 去甲基他莫昔芬水平较低。但是否就常规开展 CYP2D6 的基因检测，目前仍存在争议。

尽管如此，他莫昔芬和经 CYP2D6 代谢其他药物之间的相互作用不容忽视。如当服用本药的患者出现潮热、抑郁或神经病理性疼痛时，宜选用弱 CYP2D6 抑制作用的抗抑郁药，如舍曲林、西酞普兰、文拉法新、艾司西酞普兰，以免影响他莫昔芬的抗肿瘤作用。

3. 内分泌治疗抵抗　内分泌治疗抵抗可以是初始治疗无效（内源性抵抗），也可以是初始效果较好，但随着继续治疗出现继发或获得性抵抗。发生机制不明确，但已明确的因素有：雌激素超敏、ER 突变 / 过表达或丢失、ER 翻译后加工的异常等。常用处理方式是更换治疗方案。

4. 他莫昔芬可服用至 10 年。

5. 他莫昔芬因具有部分雌激素样作用,容易导致血栓形成,临床应用需警惕,定期监测。

6. 长期服用他莫昔芬的检查项目　治疗期间定期检查血常规、血钙浓度和眼科检查。

枸橼酸托瑞米芬 Toremifene Citrate

【其他名称】

法乐通,枢瑞

【药物特征】

托瑞米芬作用机制与他莫昔芬相似,其他作用机制还包括改变肿瘤基因表达、分泌生长因子、诱导细胞凋亡及影响细胞动力学周期等。

口服后被迅速吸收,3 小时内血清达峰浓度。第一相(分布)半衰期为 4(介于 2~12)小时,第二相(排泄)半衰期为 5(介于 2~10)天。托瑞米芬与血清蛋白(主要是白蛋白)大量结合(>99.5%)。血清枸橼酸托瑞米芬药物动力学呈直线性。枸橼酸托瑞米芬被广泛代谢,主要代谢产物为 N- 去甲基托瑞米芬,平均半衰期为 11 天。主要以代谢物从粪便中排出,存在肝肠循环,约 10% 以代谢物的形式从尿中排泄,由于排泄缓慢,故到达稳态浓度需 4~6 周。

【适应证】

绝经后妇女雌激素受体阳性,或不详的转移性乳腺癌。

【剂型与特征】

本药仅有片剂,口服。

【用法用量】

推荐剂量为每日 1 次,每次 60mg。

【不良反应】

常见的不良反应为面部潮红、多汗、子宫出血、白带、疲劳、恶心、皮疹、瘙痒、头晕及抑郁。这些不良反应一般都为轻微,主要因为托瑞米芬的激素样作用。

1. 女性生殖系统不适 阴道出血、白带、子宫肥大、子宫息肉、子宫内膜增生、子宫内膜癌。

2. 一般不适 面部潮红、多汗、疲倦、水肿、体重增加、头痛。

3. 消化道反应 恶心、呕吐、食欲不振、便秘。

4. 皮肤及附属物不适 皮疹、瘙痒、脱发。

5. 中央及外周神经系统不适 头晕、失眠、眩晕。

6. 精神不适 抑郁。

7. 呼吸系统不适 呼吸困难。

8. 视力不适 一过性角膜不透明。

9. 血栓栓塞事件 深静脉血栓、肺栓塞、QT 间期延长、心肌梗死。

10. 肝及胆管系统不适 转氨酶升高、黄疸。

【禁忌证】

禁用于患有子宫内膜增生症或严重肝衰竭患者禁止长期服用枸橼酸托瑞米芬;禁用于已知对枸橼酸托瑞米芬及辅料过敏者。

【药物相互作用】

1. 本药与使肾排泄钙减少的药物如噻嗪类药物合用后有使高钙血症增加的危险。

2. 酶诱导剂如苯巴比妥、苯妥英钠和卡马西平可增加本药的代谢率,使其在血清中达稳态时的浓度下降,出现这种情况时应将本药的日剂量加倍。

3. 已知抗雌激素药物与华法林类抗凝药合用后可导致出血时间过度延长,因此本药应避免与上述药物合用。

4. 本药主要通过 CYP3A 酶系统进行代谢,因此 CYP3A 酶系统抑制剂如酮康唑及类似的抗真菌药、红霉素及三乙酰夹竹桃霉素在理论上抑制本药的代谢。

【注意事项】

1. 治疗前及治疗后最少每年 1 次妇科检查。

2. 有骨转移的患者,治疗刚开始时应定期监测血钙。

3. 定期监测肝功能。

【FDA 妊娠 / 哺乳分级】

D/L4 级,妊娠及哺乳期妇女禁用。

【用药实践】

1. 乳腺癌伴高血压或糖尿病、肥胖高体重指数、用雌激素替代治疗历史患者服用本药时子宫内膜癌风险增加,要密切关注。

2. 有深部静脉血栓史、肺栓塞史者不推荐使用本药。

3. 肾功能不全者无需调整剂量。

4. 安全警示　欧洲药品管理局(EMEA)于 2009 年 1 月 22 日建议托瑞米芬不应用于患有 QT 间期延长或其他心脏疾病的患者。欧洲药品管理局人用药品委员会(CHMP)建议:QT 间期延长患者;电解质紊乱,尤其是低血钾症患者;心动过缓(心率异常缓慢)患者;伴有左室射血分数下降的心力衰竭(心脏泵血功能不足)患者;有症状性心律失常病史(心脏节律异常)的患者禁止使用托瑞米芬。

5. 内分泌治疗抵抗见他莫昔芬用药实践部分。

二、芳香化酶抑制剂

(一)治疗药物概论

绝经后妇女的雌激素来源自雄激素的芳香化转化,催化这一过程的酶成为芳香化酶,芳香化酶抑制剂(AI)通过抑制芳香化酶复合物减少雌激素的合成。这类药物不可用于绝经前妇女,因为下丘脑 - 垂体轴能增加促性激素的分泌,导致雌激素水平增高,抵消了 AI 类药物的作用。这类药物可以分为甾体类与非甾体类,甾体类有依西美坦,非甾体类有阿那曲唑和来曲唑。

（二）药物使用精解

阿那曲唑 Anastrozole

【其他名称】

瑞宁得，瑞婷，艾达，瑞斯意

【药物特征】

本药为高效、高选择性非甾体类芳香化酶抑制剂。绝经后妇女雌二醇的主要来源为：雄烯二酮在外周组织中的芳香化酶复合物的作用下转化为雌酮，雌酮随后转化为雌二醇。减少循环中的雌二醇水平证明有利于乳腺癌妇女。

阿那曲唑的吸收较快，血浆最大浓度通常出现在服药以后 2 小时内（禁食条件下）。阿那曲唑清除较慢，血浆清除半衰期为 40~50 小时，食物轻度影响吸收速度，但不影响吸收程度。当每日 1 次顿服本药片剂时，食物对药物吸收速度轻微的影响不致影响血浆稳态浓度。服用 7 天以后血浆浓度可达稳态浓度的 90%~95%，绝经后妇女的年龄不影响本药的药代动力学。阿那曲唑的血浆蛋白结合率仅为 40%。本药在绝经后妇女体内广泛代谢，服药后 72 小时内只有少于 10% 的剂量以原形从尿中排出；代谢过程包括 N- 去烷基、羟化和葡萄糖醛酸化；其代谢产物主要经尿排出，血浆中主要代谢产物三唑并不抑制芳香化酶活性。

【适应证】

1. 绝经后妇女的晚期乳腺癌的治疗；对雌激素受体阴性的患者，若其对他莫昔芬呈现阳性的临床反应，可考虑使用本药。

2. 适用于绝经后妇女激素受体阳性的早期乳腺癌的辅助治疗。

3. 适用于曾接受 2~3 年他莫昔芬辅助治疗的绝经后妇女激素受体阳性的早期乳腺癌的辅助治疗。

【剂型与特征】

本药仅有片剂。食物可减少吸收率,但无临床意义。

【用法用量】

口服,每日1次,每次1片。

【不良反应】

常见的不良反应包括皮肤潮红、阴道干涩、头发油脂过度分泌、胃肠功能紊乱、乏力、忧郁、头痛或皮疹。阴道出血现象偶见报告,主要出现在晚期乳腺癌患者从原有的激素疗法改为本药治疗的前几周。如有持续出血现象,应考虑做进一步的评估。

【禁忌证】

绝经前妇女禁用;严重肾功能损害的患者(肌酐清除率小于20ml/min)禁用;中到重度肝病患者禁用;已知对阿那曲唑或任何组分过敏的患者禁用;其他含有雌激素的疗法可降低本药之药理作用。

【药物相互作用】

含有雌激素的疗法可降低本药的疗效,不宜与本药合用。

【注意事项】

1. 伴有骨质疏松或潜在的骨质疏松风险的妇女,应当在治疗开始以及其后定期的进行正规的骨密度检查。

2. 定期监测肝肾功能。

3. 定期监测血中胆固醇水平。

【FDA妊娠/哺乳分级】

D/L5级。

动物实验揭示会导致流产和胎儿发育迟缓;尚不清楚能够通过乳汁分泌。建议妊娠及哺乳期妇女禁用。

【用药实践】

1. 肝肾功能不全剂量调整 轻中度肾功能损害患者,无需调整剂量,严重肾功能不全(肌酐清除率<20ml/min)禁

用。轻度肝功能损害患者无需调整剂量,中重度肝功能不全者禁用。

2. 阿那曲唑与腕管综合征 研究发现接受阿那曲唑治疗的妇女,腕管综合征发生率显著增高;危险因素还包括体重指数,$>25kg/m^2$ 发生率增高;一般可耐受,少数患者需要接受手术治疗。

3. 药物过量 无特异解毒药。主要采用对症治疗;神志清晰的患者可以催吐,必要时可血液透析。

4. 骨丢失 ASCO 乳腺癌妇女骨健康指南推荐,乳腺癌妇女应接受骨质疏松的风险评估,其中一个高危因素即使用芳香化酶抑制剂。芳香化酶抑制剂通过减少雌激素水平,导致骨丢失、骨密度降低和骨折风险增加。在乳腺癌辅助治疗期间,如果骨密度测定评分(T-Score)低于 –2.5,应开始双磷酸盐治疗;T-Score 介于 –2.5 和 –1.0 之间,考虑使用双磷酸盐;>-1.0 不建议使用双磷酸盐。双磷酸盐药物选择如唑来膦酸等。

5. 内分泌治疗抵抗见他莫昔芬用药实践部分。

来曲唑 Letrozole

【其他名称】

芙瑞,弗隆

【药物特征】

来曲唑是新一代芳香化酶抑制剂,为人工合成的苄三唑类衍生物,来曲唑通过抑制芳香化酶,使雌激素水平下降,从而消除雌激素对肿瘤生长的刺激作用。由于其选择性较高,不影响糖皮质激素、盐皮质激素和甲状腺功能,大剂量使用对肾上腺皮质类固醇类物质分泌无抑制作用,具有较高的治疗指数。与其他芳香化酶抑制剂和抗雌激素药物相比,来曲唑的抗肿瘤作用更强。

口服来曲唑后,药物很快在胃肠道完全吸收,1 小时达最高血清浓度,并很快分布到组织间。血清蛋白结合率低,仅 60%,血清终末消除相半衰期约 2 天。其清除主要通过代谢成无药理作用的羟基代谢产物。几乎所有代谢产物和约 5% 原药通过肾脏排泄。

【适应证】

1. 绝经后妇女的晚期乳腺癌的治疗,雌激素或孕激素受体阳性或受体状态不明。

2. 适用于已经接受他莫昔芬辅助治疗 5 年的绝经后早期乳腺癌的辅助治疗,雌激素或孕激素受体阳性或受体状态不明。

3. 绝经后妇女激素受体阳性或受体状态不明的晚期乳腺癌的治疗。

【剂型与特征】

本药仅有片剂,食物不影响吸收,可在进食前、中、后服用。

【用法用量】

口服,每次 2.5mg,每日 1 次。

【不良反应】

来曲唑的不良反应多为轻度或中度,以恶心、头疼、骨痛、潮热和体重增加为主要表现,其他还有便秘、腹泻、瘙痒、皮疹、关节痛、胸痛、腹痛、疲倦、失眠、头晕、水肿、高血压、心律不齐、血栓形成、呼吸困难、阴道流血等。

【禁忌证】

绝经前妇女禁用;已知对本药过敏的患者禁用。

【药物相互作用】

经 CYP3A4 酶代谢的药物可能会影响本药的生物转化。

【注意事项】

1. 伴有骨质疏松或潜在的骨质疏松风险的妇女,应当在治疗开始以及其后定期的进行正规的骨密度检查。

2. 定期监测肝肾功能。

【FDA 妊娠 / 哺乳分级】

D/L4 级，妊娠及哺乳期妇女禁用。

【用药实践】

1. 肝肾功能不全剂量调整　肌酐清除率≥10ml/min，无需调整剂量；肝功能损害患者无需调整剂量。

2. 对骨的影响见阿那曲唑用药实践部分。

3. 内分泌治疗抵抗见他莫昔芬用药实践部分。

依西美坦 Exemestane

【其他名称】

速莱，阿诺新，可怡，澳奇，依斯坦，如苏美，优可依

【药物特征】

依西美坦为一种不可逆性甾体芳香酶灭活剂，结构上与该酶的自然底物雄烯二酮相似，为芳香酶的伪底物，可通过不可逆地与该酶的活性位点结合而使其失活（该作用也称"自毁性抑制"），从而明显降低绝经妇女血液循环中的雌激素水平。但对肾上腺中皮质类固醇和醛固醇的生物合成无明显影响。在高于抑制芳香酶作用浓度的 600 倍时，对类固醇生成途径中的其他酶不产生明显影响。

口服吸收迅速，42% 在胃肠道吸收，依西美坦组织分布广泛，血浆蛋白结合率为 90%。主要通过 6- 亚甲基的氧化和 17-位酮基还原进行代谢，代谢产物无活性或抑制芳香化酶活性较弱。代谢物主要从尿和粪中排泄，约各占 40%，依西美坦的平均终末半衰期为 24 小时。

【适应证】

适用于以他莫昔芬治疗后病情进展的绝经后晚期乳腺癌患者。

【剂型与特征】

本药有片剂及胶囊剂,食物影响严重,应饭后口服。

【用法用量】

推荐剂量为25mg,每日1次。早期乳腺癌患者应持续服用本药,直至完成5年的联合序贯辅助内分泌治疗(即他莫昔芬序贯依西美坦)。晚期乳腺癌患者应持续服用本药直至出现肿瘤进展。

【不良反应】

主要不良反应有恶心、口干、便秘、头晕、失眠、皮疹、疲劳、发热、水肿、疼痛、呕吐、腹痛、食欲增加、体重增加等。其他还有淋巴细胞计数下降,肝功能指标(如谷丙转氨酶等)异常等。在临床试验中,只有3%的患者由于不良反应终止治疗,主要在依西美坦治疗前10周内;由于不良反应在后期终止治疗者不常见(0.3%)。

【禁忌证】

对本药或本药内赋形剂过敏的患者禁用。

【药物相互作用】

本药通过CYP3A4和醛酮还原酶代谢,并不抑制任何主要的CYP同工酶。

1. 酮康唑特异性抑制CYP3A4对依西美坦的药代动力学无显著影响。

2. 利福平和依西美坦合并用药时,可以显著减少依西美坦的暴露,可能会降低本药的疗效。

3. 依西美坦应慎与通过CYP3A4代谢且治疗窗窄的药物联合使用。尚无本药与其他抗癌药物联合使用的临床经验。

4. 不应将依西美坦与其他含雌激素的药物联合使用,这将会降低其药理作用。

【注意事项】

1. 伴有骨质疏松或潜在的骨质疏松风险的妇女,应当在治疗开始以及其后定期的进行正规的骨密度检查。

2. 定期监测肝肾功能。

3. 应进行 LH、FSH 和雌二醇水平的检测以确定是否处于绝经后状态。

【FDA 妊娠 / 哺乳分级】

D/L5 级，妊娠及哺乳期妇女禁用。

【用药实践】

1. 患者同时接受 CYP3A4 诱导剂，如利福平、苯妥英钠时，本药的推荐剂量为 50mg，每日一次，餐后服用。

2. 不适用于内分泌状态为绝经前的女性。

3. 依西美坦片剂含有蔗糖，对于罕见糖耐量异常，葡萄糖 - 半乳糖吸收障碍或蔗糖酶 - 异麦芽糖酶不足的遗传性疾病的患者，不应使用。

4. 对骨的影响　见阿那曲唑用药实践部分，发生率可能低于阿那曲唑和来曲唑，但仍需要警惕。

5. 内分泌治疗抵抗见他莫昔芬用药实践部分。

第二节　抗雄激素药

前列腺癌的发生与雄激素密切相关，药物治疗手段也是尽最大限度抑制雄激素生成，主要有两种：促性腺激素释放激素（LHRH）类似物和雄激素受体拮抗药。

一、LHRH 类似物

（一）治疗药物概论

LHRH 类似物能促进也能消耗下丘脑分泌的 LHRH，降低血浆促性腺激素的水平，阻断睾丸合成雄激素，达到药物去势的作用，此类药物有亮丙瑞林、戈舍瑞林和曲普瑞林等。

(二)药物使用精解

醋酸戈舍瑞林 Goserelin Acetate

【其他名称】

诺雷得

【药物特征】

本药为 LHRH 受体拮抗剂(LH：黄体生成激素；RH：释放激素)。LHRH 是由下丘脑分泌的肽类激素,从下丘脑每隔 90 分钟释放一次 LHRH,与垂体的 LHRH 受体结合生成和释放黄体生成素(LH)和促卵泡生成素(FSH)。应用 LHRH 受体拮抗剂后、通过竞争结合了垂体 LHRH 的大部分受体,而使 LH、FSH 的生成和释放呈一过性增强,但这种刺激的持续,会导致受体的吞噬、分解增多,受体数减少,垂体细胞的反应下降,LH 和 FSH 的分泌能力降低,因而抑制了卵巢雌激素的生成。此药通过这种负反馈作用来抑制垂体功能,而起治疗作用。对前列腺癌的作用是因为 LH、LHRH 减少,使睾丸素浓度下降。

本药具有几乎完全的生物利用度。每 4 周使用一次注射埋植剂,可保持有效血药浓度,而无组织蓄积。戈舍瑞林的蛋白结合能力较差,在肾功能正常的情况下,血浆清除半衰期为 2~4 小时,肾功能不全患者的半衰期将会延长,但对于每月都使用埋植剂的患者来说,这影响非常小,故没有必要改变这些患者的用量。在肝功能不全的患者中,药代动力学无明显的变化。

【适应证】

1. 前列腺癌　适用于可用激素治疗的前列腺癌。

2. 乳腺癌　适用于可用激素治疗的绝经前及围绝经期妇女的乳腺癌。

3. 子宫内膜异位症　包括减轻疼痛并减少子宫内膜损伤的大小和数目。

【剂型与特征】

本药仅有注射剂，在腹前壁皮下注射。

【用法用量】

每次 3.6mg，每 28 天 1 次。子宫内膜异位症的治疗不应超过六个月。

【不良反应】

1. 男性患者可见潮红及性欲减退，偶见乳房肿胀和硬结。前列腺癌患者用药初期可见暂时性骨骼疼痛加剧，可行对症治疗。个别病例可见尿道梗阻和脊髓压迫。

2. 女性患者可见潮红、出汗及性欲减退，一般不需停药；也可见头痛及情绪变化如抑郁；曾见阴道干燥及乳房体积改变。乳腺癌的患者，用药初期会有症状加剧；极少数患子宫内膜异位症的患者，使用促性腺激素释放激素类似物后发生停经，而停药后月经不再来潮。

【禁忌证】

对 LHRH、LHRH 激动剂类似物或本药任何组分过敏的患者禁用。

【药物相互作用】

尚不明确。

【注意事项】

1. 治疗期间监测患者有无发生心血管疾病的相关症状及体征。

2. 在治疗的第 1 个月应密切监测男性患者有无尿道梗阻或脊髓压迫。

3. 定期监测血糖水平。

【FDA 妊娠 / 哺乳分级】

X 级，妊娠期妇女禁用。

【用药实践】

1. 肝、肾功能不全者或老年患者不必调整剂量。

2. 子宫内膜异位症的治疗不超过 6 个月。

3. 用药后血清睾酮水平变化 给药后 1 周, 机体睾酮水平会一过性上升, 会导致疾病加重, 如排尿困难或骨痛; 然后再逐渐下降, 至 3~4 周时达到去势水平。所以建议在初次注射前 2 周或当日开始, 服用抗雄激素药物至注射后 2 周。

4. 对于已经有骨转移脊髓压迫的患者, 慎用本药, 可选择手术去势。

醋酸亮丙瑞林 Leuprorelin Acetate

【其他名称】

贝依, 抑那通, 博恩诺康, Enantone

【药物特征】

重复给予大剂量的促性腺激素释放激素 (LHRH) 或其高活性衍生物醋酸亮丙瑞林, 在首次给药后能立即产生一过性的垂体 - 性腺系统兴奋作用 (急性作用), 然后抑制垂体生成和释放促性腺激素。它还进一步抑制卵巢和睾丸对促性腺激素的反应, 从而降低雌二醇和睾酮的生成 (慢性作用)。醋酸亮丙瑞林的促黄体生成激素 (LH) 释放活性约为 LHRH 的 100 倍, 它的抑制垂体 - 性腺系统功能的作用也强于 LHRH。醋酸亮丙瑞林是高活性的 LHRH 衍生物, 由于它对蛋白分解酶的抵抗力和对 LHRH 受体的亲和力都比 LHRH 强, 所以能有效地抑制垂体 - 性腺系统的功能。此外, 醋酸亮丙瑞林又是一种缓释制剂, 它恒定地向血液中释放醋酸亮丙瑞林, 故能有效地降低卵巢和睾丸的反应, 产生高度有利的垂体 - 性腺系统的抑制作用。本药有卵巢功能抑制作用, 可抑制正常排卵和使月经停止。

单次注射本药 4 小时后平均亮丙瑞林浓度为 36.3ng/ml, 3~12 周的平均亮丙瑞林浓度为 0.23ng/ml ± 0.09ng/ml。本药平均稳态分布容积为 27L, 体外血浆蛋白结合率范围为 43%~49%。1mg 亮丙瑞林的平均系统清除率为 7.6L/h。3.75mg

本药给予 3 例患者后,原形和 M-I 代谢物在尿液中检测率低于 5%。

【适应证】

子宫内膜异位症、子宫肌瘤、绝经前乳腺癌、前列腺癌、中枢性早熟症。

【剂型与特征】

本药仅有注射用微球剂型,皮下注射。给药前,应用附加的 2ml 溶媒将瓶内药物充分混悬,注意勿起泡沫。

【用法用量】

1. 子宫内膜异位症　通常情况下,成人每 4 周 1 次,皮下注射醋酸亮丙瑞林 3.75mg。当患者体重低于 50kg 时,可以使用 1.88mg 的制剂。初次给药应从月经周期的第 1~5 日开始。

2. 子宫肌瘤　通常情况下,成人每 4 周 1 次,皮下注射醋酸亮丙瑞林 1.88mg。对于体重过重或子宫明显增大的患者,应注射 3.75mg。初次给药应从月经周期的第 1~5 日开始。

3. 前列腺癌、绝经前乳腺癌　通常情况下,成人每 4 周 1 次,皮下注射醋酸亮丙瑞林 3.75mg。

4. 中枢性性早熟症　通常情况下,每 4 周 1 次,皮下注射醋酸亮丙瑞林 30μg/kg,根据患者症状可增量至 90μg/kg。

【不良反应】

1. 内分泌系统　发热、颜面潮红、发汗、性欲减退、阳痿、男子女性化乳房、睾丸萎缩、会阴不适等现象。

2. 肌肉骨骼系统　可见骨疼痛、肩腰四肢疼痛。

3. 泌尿系统　可见排尿障碍、血尿等。

4. 循环系统　可见心电图异常、心胸比例增大等。

5. 消化系统　恶心、呕吐食欲不振等。

6. 过敏反应　可见皮疹、瘙痒等。注射局部疼痛、硬结、发红。

7. 其他　可见水肿、胸部压迫感、发冷、疲倦、体重增加、知觉异常、听力衰退、耳鸣、头部多毛、尿酸、BUN、LDH、GOT、GPT 上升等。

【禁忌证】

对本制剂成分、合成的 LHRH 或 LHRH 衍生物有过敏的患者禁用。

【药物相互作用】

性激素类化合物、雌二醇衍生物、雌激素三醇衍生物、雌激素和黄体酮的组合化合物、由雌激素变化的化合物、性激素混合物等与本药合用,会降低本药的的治疗效果。

【注意事项】

1. 治疗期间监测患者有无类似更年期综合征的抑郁状态。

2. 需长期给药或再次给药时,应尽可能检查骨密度。

【FDA 妊娠 / 哺乳分级】

X/L5 级,妊娠及哺乳期妇女禁用。

【用药实践】

1. 使用亮丙瑞林不应超过 6 个月。

2. 确定激素受体不表达的绝经前乳腺癌不能使用本药。

3. 性质不明、异常的阴道出血的患者禁用。

4. 给药后对血清睾酮的影响见戈那瑞林用药实践部分。

醋酸曲普瑞林 TriptorelinAcetate

【其他名称】

垂普托雷林,色氨瑞林,双羟萘酸曲普瑞林,达必佳,达菲林

【药物特征】

本药作用机制同戈舍瑞林。可抑制第二性征的成熟和性早熟患者身体线性生长加速的程度,但停药后青春期发育的自然过程不受影响。

皮下注射后,经 15 分钟达到血药峰浓度,1 小时到达最大效

应。肌内注射生物利用度 100%，女性肌注后，达峰时间为 1 周。前列腺癌患者肌注后疗效可维持 40 天。本药半衰期是 12 小时，经肾脏排泄，肾功能不全者为 5%~17%，肝功能不全者 62%。

【适应证】

1. 激素依赖性前列腺癌、女性子宫内膜异位症、子宫肌瘤和乳腺癌等。

2. 9 岁以前女孩和 10 岁以前男孩中枢性性早熟。

3. 女性不孕症。

【剂型与特征】

有常规剂型和微球制剂。常规剂型供皮下注射，微球制剂是长效制剂，供肌内注射。

【用法用量】

成人：

1. 肌内注射　前列腺癌，每次 3.75mg，每 4 周 1 次；子宫内膜异位症和子宫肌瘤：每次 3.75mg，每 4 周 1 次，从月经的前 5 日开始，用药不超过 6 个月；女性不孕症：每次 3.75mg，当血浆雌激素水平小于 50pg/ml，于用药后 15 日起联合使用促性腺激素。

2. 皮下注射　每次 0.5mg，每日 1 次，连用 7 日（用于女性不孕症时连用 7~10 日），以后每次 0.1mg，每日 1 次。

儿童：肌内注射，中枢性性早熟，体重大于 30kg 的儿童，每次 3.75mg，第 1 个月 2 周 1 次，以后每月 1 次，若效果不佳，每 3 周 1 次；体质量在 20~30kg 的儿童，每次 2.5mg；体质量小于 25kg 的儿童，每次 1.875mg。骨龄超过 12 岁的女孩和 13 岁的男孩应停药。

【不良反应】

与戈舍瑞林相似。

【禁忌证】

对 LHRH 及其类似物过敏者禁用；非激素依赖的前列腺癌或前列腺癌切除术后的患者禁用；骨质疏松者禁用；儿童进行

性脑瘤患者禁用；孕妇禁用。

【药物相互作用】

无。

【注意事项】

治疗过程应监测血清性激素水平；治疗子宫肌瘤时，应定期 B 超检查，以监测子宫和肌瘤的大小。

【FDA 妊娠 / 哺乳分级】

X/L3 级，妊娠及哺乳期妇女禁用。

【用药实践】

1. 治疗子宫肌瘤时，如果子宫缩小的速率和肌瘤缩小的速率不成比例，可引起出血和脓毒症。

2. 儿童用药应排除其他性早熟，如假性性早熟和非激素依赖性性早熟。

二、雄激素受体拮抗剂

（一）治疗药物概论

雄激素受体拮抗剂为小分子雄激素类似物，通过抑制雄激素与雄激素受体结合，达到抗肿瘤作用。药物有比卡鲁胺、氟他胺等。

（二）药物使用精解

氟他胺 Flutamide

【其他名称】

福至尔，氟他米特，氟利坦

【药物特征】

本药为非类固醇的雄激素拮抗剂，与雄激素竞争肿瘤部位的雄激素受体，阻滞细胞对雄激素的摄取，抑制雄激素与靶器官的结合。本药与雄激素受体结合后形成受体复合物，进入细胞核内，与核蛋白结合，从而抑制肿瘤细胞生长。

口服吸收迅速而完全，大部分经肝脏转变成 α- 羟基氟他胺。单次口服 250mg 后 1 小时血浓度达峰值，约 $10\sim20\mu g/L$，2 小时后 α- 羟基氟他胺血浓度达峰值，约 1.3mg/L。本药和其主要活性代谢物均与浆蛋白结合广泛，给药后 24 小时内，从尿排泄 28%。

【适应证】

1. 适用于以前未经治疗，或对激素控制疗法无效或失效的晚期前列腺癌症患者，它可被单独使用（睾丸切除或不切除）或与 LHRH 激动剂合用。

2. 作为治疗局限性 B2-C2（T2b-T4）型前列腺癌症的一部分，本药也可缩小肿瘤体积和加强对肿瘤的控制以及延长无病生存期。

【剂型与特征】

本药仅有片剂，餐后口服。

【用法用量】

1. 单一用药或与 LHRH 激动剂联合用药的推荐剂量为每 8 小时 1 次，每次 250mg。与 LHRH 激动剂联合用药时，二者可同时开始使用，或者在开始使用 LHRH 激动剂前 24 小时使用本药。

2. 本药必须在放疗前 8 周开始使用，且在放疗期间持续使用。

【不良反应】

男性乳房女性化，乳房触痛，有时伴有溢乳，如减少剂量或停药则可消失。少数患者可有腹泻、恶心、呕吐、食欲增加、失眠和疲劳。罕见性欲减低、一过性肝功能异常及精子计数减少。本药对心血管的潜在性影响比己烯雌酚小。

【禁忌证】

凡对本药成分过敏者禁用。

【药物相互作用】

1. 在一些患者接受新双香豆素与本药合并用药时，可见凝血酶原时间延长。

2. 曾有报道当本药与茶碱合用时会出现茶碱血浆浓度的增加。CYP1A2 是茶碱主要代谢酶，同样也是氟他胺转化成其活性物质 2- 羟基氟他胺的主要代谢酶。

【注意事项】

1. 治疗期间定期监测肝功能。

2. 定期监测精子计数。

【FDA 妊娠 / 哺乳分级】

D 级，妊娠期妇女禁用。

【用药实践】

1. 用药前后及用药时应当的检查或监测　应检查肝功能（至少 1 月 / 次）、精子计数（未接受药物或手术去势的患者）、血压以及血清前列腺特异性抗原。

2. 转氨酶高于正常值上限 2~3 倍的患者不能服用本药。

3. 肝功能发生异常，及时停药。

比卡鲁胺 Bicalutamide

【其他名称】

康士得，岩列舒

【药物特征】

本药属于非甾体类抗雄激素药物，没有其他内分泌作用，它与雄激素受体结合而不激活基因表达，从而抑制了雄激素的刺激，导致前列腺肿瘤的萎缩。本药是消旋物，其抗雄激素作用仅仅出现在 *R-* 结构对映体上。

本药口服吸收良好。*S-* 异构体相对 *R-* 异构体消除较为迅速，后者的血浆半衰期为 1 周。在比卡鲁胺的每天用量下，*R-* 异构体因其半衰期长，在血浆中蓄积了约 10 倍，因此非常适合每日 1 次口服。比卡鲁胺与血浆蛋白结合率为 96%，并经氧化及葡萄糖醛酸化，其代谢产物以几乎相同的比例经肾及胆消除。

【适应证】

1. 每日 50mg　与促性腺激素释放激素(LHRH)类似物或外科睾丸切除术联合应用于晚期前列腺癌的治疗。

2. 每日 150mg　用于治疗局部晚期、无远处转移的前列腺癌患者,这些患者不适宜或不愿接受外科去势术或其他内科治疗。

【剂型与特征】

本药有片剂及胶囊剂,没有证实食物会对药物产生影响。

【用法用量】

1. 与促性腺激素释放激素(LHRH)类似物或外科睾丸切除术联合应用于晚期前列腺癌的治疗。成年男性包括老年人:一次 50mg,每日 1 次,用本药治疗应与 LHRH 类似物或外科睾丸切除术治疗同时开始。

2. 用于治疗局部晚期、无远处转移的前列腺癌患者,这些患者不适宜或不愿接受外科去势术或其他内科治疗。成年男性包括老年人:口服,每日 1 次,每次 150mg。

本药应持续服用至少两年或到疾病进展为止。

【不良反应】

本药一般来说有良好的耐受性,少有因不良反应而停药的情况。

1. 生殖系统和乳房　乳房触痛、男性乳房女性化。

2. 胃肠道反应　腹泻、恶心、呕吐、畏食、口干、消化不良、便秘、胃肠胀气。

3. 肝胆系统　转氨酶水平升高、胆汁阻塞、黄疸、肝功能衰竭。

4. 免疫系统　过敏反应(包括血管神经性水肿和荨麻疹)。

5. 呼吸系统　间质性肺病、呼吸困难。

6. 皮肤和皮下组织　皮肤干燥、脱发、皮疹、出汗、多毛。

7. 心血管 心绞痛、心力衰竭、传导障碍(包括 PR 和 QT 间期延长)、心律不齐和非特异性 ECG 改变、心力衰竭。

8. 血液系统 血小板减少症、贫血。

9. 中枢神经系统 头晕、失眠、嗜睡、性欲减低。

10. 泌尿生殖系统 阳痿、夜尿增多。

11. 代谢及营养 糖尿病、高血糖、水肿、体重增加、体重减轻。

12. 全身 腹痛、胸痛、头痛、疼痛、骨盆痛、寒战、潮红、乏力、瘙痒。

【禁忌证】

凡对本药成分过敏者禁用。

【药物相互作用】

本药与 LHRH 类似物之间无任何药效学或药代动力学方面的相互作用。

1. 禁忌联合使用特非那定、阿司咪唑或西沙比利,且当本药与环孢素和钙通道阻滞剂联合应用时应谨慎。

2. 当本药与抑制药物氧化的其他药物,如西咪替丁和酮康唑同时使用时应谨慎。理论上,这样可以引起本药血浆浓度增加,从而理论上增加药物的副作用。

3. 体外研究表明本药可以与香豆素类抗凝剂,如华法林,竞争其蛋白结合点。

【注意事项】

1. 治疗期间定期监测肝肾功能。

2. 服用华法林期间,如果患者开始服用本药,应密切监测凝血酶原时间。

【FDA 妊娠 / 哺乳分级】

X 级,对妊娠妇女禁用。

【用药实践】

1. 肝肾功能不全剂量调整 肾损害的患者无需调整剂量;

轻度肝损害的患者无需调整剂量,中重度肝损害的患者可能发生药物蓄积,可先停用本药,待肝功能恢复后再原剂量使用。

2. 本药能抑制 *CYP3A4* 的活性,因此与经 *CYP3A4* 代谢的药物合用时需要谨慎。

3. 药物过量 尚无经验,亦无解救药,透析可能无效。

第三节 孕激素类药物

一、治疗药物概论

孕激素类药物中甲羟孕酮和甲地孕酮能通过抑制体内雌激素水平达到对抗激素依赖恶性肿瘤的作用,临床一般用于乳腺癌、子宫内膜癌、肾癌和前列腺癌。另外这类药物能刺激恶性肿瘤患者的食欲,增加食物摄取,一定程度上能够纠正恶液质。这类药物具有相似的不良反应,包括骨密度降低、体液潴留、引起血栓栓塞性疾病等。

二、药物使用精解

醋酸甲羟孕酮 Medroxyprogestrone Acetate

【其他名称】

雌二醇酯,醋羟孕酮,醋酸甲孕酮,甲孕酮,羟甲孕酮,安宫黄体酮,曼普斯同,倍恩,狄波 - 普维拉,普维拉,法禄达,迪波盖斯通

【药物特征】

本药抗癌的作用与其抗雌激素作用有关。大剂量时可以通过增加 E_2- 脱氧酶的活性而降低细胞内雌激素的水平,使雌激素受体不能更新,抵消雌激素对肿瘤细胞生长的促进作用,对敏感细胞还有直接的细胞毒性。也可以通过增强 E_2- 脱氧酶的

活性而降低细胞内雌激素的水平,诱导肝 5α- 还原酶的作用使雄激素不能转变为雌激素。

本药可以肌内注射或口服给药,给药后血药浓度升高迅速。口服给药吸收良好,但持续时间较短,肌内注射持续时间较长。本药在肝内进行代谢,经尿液排出体外,可通过血 - 脑脊液屏障和乳汁分泌。

【适应证】

用于不能手术、复发性或转移性激素依赖性肿瘤的姑息治疗或辅助治疗,如子宫内膜癌、乳腺癌、肾癌和前列腺癌等。

【剂型与特征】

有注射剂、普通片剂、分散片剂和胶囊剂。注射剂给药前需要摇匀,一般肌内注射给药;服用 500mg 以上的口服制剂时,患者应保持坐位或站位,同时饮用足量的水。

【用法用量】

1. 口服给药

(1)乳腺癌　每日 500mg,可分成 1~2 次给药,至少服用 1 个月。分散片为每日 400~800mg,可高达每日 1g。

(2)子宫内膜癌　每次 100mg,每日 3 次;或每次 500mg,每日 1~2 次,至少服用 1 个月;分散片为每日 200~400mg。

(3)肾癌　每日 200~400mg。

(4)前列腺癌　每次口服 500mg,每日 1~2 次至少服用 1 个月。

2. 肌内注射

(1)乳腺癌　初始剂量为每日 0.5~1g,持续 28 日,然后采用维持剂量,每次 0.5g,每周 2 次,直至缓解。

(2)子宫内膜癌或肾癌　初始剂量为每次 0.4~1g,每周 1 次。如果数周或数月内病情改善并稳定,则改用维持剂量每次 0.4g,每月 1 次。

【不良反应】

1. 过敏和过敏样反应,血栓栓塞性疾病。

2.中枢神经系统：神经过敏、失眠、嗜睡、疲劳、抑郁、眩晕和头痛。

3.皮肤黏膜：荨麻疹、瘙痒、皮疹、痤疮等。

4.消化道反应：恶心、呕吐、腹泻。

5.乳房胀痛和溢乳。

【禁忌证】

1.对本药或赋形剂过敏者禁用。

2.血栓性静脉炎、血栓栓塞性疾病、脑卒中或有上述病史的患者禁用。

3.严重肝功能不全、骨转移者出现高钙血症、流产、妊娠、不明原因的阴道出血或尿道出血、不明原因的乳腺疾病者禁用。

【药物相互作用】

1.氨鲁米特与本药合用，会显著降低本药的生物利用度。

2.与肝药酶 CYP450 诱导剂合用，会加速本药的代谢。

3.本药会抑制环孢素的代谢，导致环孢素血药浓度增高，建议加强环孢素血药浓度测定。

【注意事项】

1.乳腺癌患者使用本药期间可能会导致血钙升高。

2.本药有导致或加重血栓栓塞性疾病的可能，如果出现血栓栓塞性疾病、偏头痛、突发性部分或完全失明、复视、视盘水肿、视网膜血管损伤等，立即停药。

3.出现阴道出血，应仔细检查明确诊断。

【FDA 妊娠 / 哺乳分级】

X/L4 级。

怀孕初期服用本药会导致婴儿心脏畸形的发生；怀孕期间高剂量治疗会导致女性胎儿男性化。

【用药实践】

1.用于肿瘤恶液质 肿瘤恶液质指的是肿瘤患者在疾病

进展过程中,出现不可逆的食欲下降、体重丢失、营养状况恶化,直至死亡。甲羟孕酮用于肿瘤恶液质主要是能刺激患者食欲增加,从而增加体重,但不能增加肌肉质量。

2．骨密度降低　本药导致雌激素水平降低,可能会引起骨密度降低。

3．体液潴留　孕激素可引起一定程度的体液潴留,对癫痫、偏头痛、哮喘、心脏或肾脏功能不全的患者,应严密观察。

醋酸甲地孕酮 Megestrol Acetate

【其他名称】

去氢甲孕酮,美可治,米托索,爱克,艾诺克,佳迪,曼婷,宜利治,梅格施

【药物特征】

本药有明显的抗雌激素作用,无雌激素或雄激素活性,无蛋白同化作用。抗肿瘤作用的机制与甲羟孕酮相似。

口服给药后,吸收迅速,2~3 小时可达峰,吸收半衰期2.5 小时。肌内注射后能在局部组织存储,吸收缓慢作用时间长。主要经过肾脏排泄,消除半衰期32.5 小时。

【适应证】

用于晚期乳腺癌和子宫内膜癌的姑息性治疗,对肾癌、前列腺癌和卵巢癌也有一定作用。

【剂型与特征】

有注射剂和口服制剂。注射剂是含有甲地孕酮和雌二醇,用于女性避孕。口服制剂有片剂、胶囊、软胶囊和分散片等众多剂型,可用于避孕和抗肿瘤,药片应遮光密闭保存。

【用法用量】

1．乳腺癌　①片剂:一次 40mg,一日 4 次,连用 2 个月。②分散片和胶囊(含软胶囊):每日 160mg,一次或分次口服,连用 2 个月。

2. 子宫内膜癌　①片剂：一次 10~80mg，一日 4 次；或一次 160mg，一日 1 次。连用 2 个月。②分散片和胶囊（含软胶囊）：每日 40~320mg，一次或分次服用，连用 2 个月。

【不良反应】

与甲羟孕酮类似，但一般较轻。

【禁忌证】

1. 对本药或赋形剂过敏者禁用。

2. 严重肝功能不全者禁用。

3. 血栓栓塞性疾病者禁用。

4. 妊娠诊断试验阳性者禁用。

【药物相互作用】

尚不明确。

【注意事项】

给药前应排除妊娠；长期用药进行肝功能检查。

【FDA 妊娠 / 哺乳分级】

X/L3 级。禁用于妊娠哺乳期妇女。

【用药实践】

1. 对骨的影响和体液潴留见甲羟孕酮。

2. 本药亦可以增强肿瘤恶液质患者的食欲，给药剂量一般为一日 320~640mg，分次服用。

第四节　糖皮质激素

糖皮质激素（glucocorticoids，GCs）是肾上腺皮质分泌的类固醇激素，具有调节生长发育、促进新陈代谢、细胞凋亡、抗炎、免疫抑制等作用，临床应用非常广泛。在恶性肿瘤疾病中的作用可以归纳成以下几点：

1. **作用化疗方案组成药物**　糖皮质激素具有溶解淋巴细

胞的作用,是恶性淋巴瘤、急性白血病和多发性骨髓瘤等化疗方案的重要组成部分,组成的方案如 CHOP、VDLP、ABVD、MP和 VAD 等。另外激素在与细胞毒类药物合用时增强对肿瘤细胞蛋白质合成的抑制作用,并能促进蛋白质分解,提高抗肿瘤药物的治疗效果。

2. 肿瘤并发症的处理

(1)治疗上腔静脉综合征:上腔静脉综合征是上腔静脉受到外围肿块压迫引起的一组症候群,是肿瘤急症,多见于肺癌和恶性淋巴瘤。可以用地塞米松 10~20mg 口服或静脉给药,治疗 3~7 天。作用机制不明确,对于淋巴瘤患者,可能与溶解淋巴细胞有关;对其他肿瘤,地塞米松的作用仅限于减轻肿瘤或先前放疗引起的局部炎症反应。

(2)脊髓压迫:肿瘤压迫脊髓产生的一系列神经压迫症状,重者可出现瘫痪,也是肿瘤科急症,应用地塞米松可以减轻脊髓水肿。可以予先地塞米松 10~20mg 静推,然后在放疗初期给予 4~6mg 口服或静推,每 6 小时 1 次;当放疗结束,地塞米松逐渐减量。

(3)脑水肿:激素可以降低毛细血管的通透性、改善血 - 脑脊液屏障功能、稳定脑细胞膜离子通道、抑制脑脊液分泌等减轻脑水肿的发生,常与甘露醇合用。可以先予地塞米松 10~20mg 静推,再 4~6mg 口服或静推,每日 4 次。当患者接受放疗或化疗开始 1 周后逐渐减量,4 周内完全停用或至放疗结束。

(4)肾上腺皮质功能减退:可以予激素替代治疗,常用泼尼松。

3. 控制抗肿瘤治疗过程中的不良反应(药物或放疗)

(1)化疗导致的呕吐:地塞米松是最常用的止吐药物之一。

(2)特定药物治疗前的预处理:为减少超敏反应,可以事先予地塞米松处理,代表药物有紫杉醇类药物、培美曲赛、利妥昔单抗、曲妥珠单抗、西妥昔单抗等单抗类药物等。

（3）肺部损害：抗肿瘤药物导致急性肺部损害，糖皮质激素的治疗有重要作用，具体剂量和疗程未形成统一。

（4）放射性损伤的治疗：①放射性肺炎使用糖皮质激素可以降低肺实质细胞和微血管的损害程度、减轻肺组织渗出和水肿。使用泼尼松 60~100mg/d 分次口服，症状改善后逐渐减量至 10~15mg/d；重症者可地塞米松静脉滴注 10~15mg/d，再序贯至口服治疗。②反射性皮炎：可以使用含激素的软膏，如氢化可的松乳膏。③放射性脑病：糖皮质激素通过抗炎消肿、减少细胞因子释放和抑制免疫反应，可以稳定毛细血管的完整性，使用剂量尚无定论。

糖皮质激素使用过程中需要警惕不良反应的发生，如高血糖、水钠潴留、骨质疏松、诱发或加重感染、中枢系统兴奋、诱发或加重溃疡、库欣综合征、肾上腺皮质功能减退等。对于使用大剂量的患者，可以事先予胃黏膜保护剂或质子泵抑制剂保护胃黏膜；应逐渐缓慢减量；如果是每日 1 次给药，尽量将给药时间定于早上 8 点。

（王茹稼 陈 旭）

参 考 文 献

[1] American College of Obstetricians and Gynecologists. Committee opinion No. 601: tamoxifen and uterine cancer. Obstet Gynecol. 2014, 123(60): 1394-1397.

[2] 陈新谦, 金有豫, 汤光. 新编药物学. 第 17 版. 北京: 人民卫生出版社, 2011.

[3] 汤钊猷. 现代肿瘤学. 第 3 版. 上海: 复旦大学出版社, 2011.

[4] 卫生部合理用药专家委员会. 中国医师药师临床用药指南. 第 2 版. 重庆: 重庆出版社, 2009.

[5] Robertson JF, Lindemann JP, Llombart-Cussac A, et al. Fulvestrant 500 mg versus anastrozole 1 mg for the first-line treatment of advanced breast

cancer: follow-up analysis from the randomized "FIRST" study. Breast Cancer Res Treat, 2012, 136(2): 503-511.

[6] Goss PE, Hershman DL, Cheung AM, et al. Effects of adjuvant exemestane versus anastrozole on bone mineral density for women with early breast cancer (MA.27B): a companion analysis of a randomised controlled trial. Lancet Oncology, 2014, 15(4): 474-482.

[7] 江泽飞,陈佳艺,牛晓辉,等. 乳腺癌骨转移和骨相关疾病临床诊疗专家共识(2014版). 中华医学杂志, 2015, 95(4): 241-247.

第七章　靶向药物制剂

近年来，基于恶性肿瘤细胞生存、增殖或转移的分子生物学机制不断的发现，分子靶向治疗领域取得了突飞猛进的发展。目前已经发现的肿瘤形成机制有基因突变、生长因子或其受体过表达、肿瘤细胞抗凋亡机制及促进增殖、抑制凋亡、导致侵袭/转移的细胞内信号转导通路活性增强等。针对这些特定的过程，靶向药物大致可以分成单克隆抗体、EGFR 拮抗剂、VEGFR 拮抗剂、信号转导通路阻断剂及蛋白酶体抑制剂等。

第一节　单克隆抗体

一、治疗药物概论

单克隆抗体抗肿瘤药的作用机制，目前普遍认为是通过与肿瘤细胞上的抗原结合，激活补体介导的细胞死亡，诱导肿瘤细胞凋亡。另外，单克隆抗体还能与一些参与肿瘤细胞生长、扩增、分化、肿瘤的浸润、转移和血管生成的所需的生长因子受体结合，抑制配体-受体的相互作用，从而使得这些肿瘤细胞得不到生长因子的刺激而自行死亡。代表药物有利妥昔单抗、曲妥珠单抗、贝伐珠单抗、西妥昔单抗等。

单克隆抗体通常具有免疫原性，有导致过敏反应或输液反应风险，需予以关注，可以在给药前根据各药说明书进行预防或对症处理。

二、药物使用精解

利妥昔单抗 Rituximab

【其他名称】

美罗华

【药物特征】

本药为一种抗 CD_{20} 的 IgG_1 人／鼠联合嵌合单克隆抗体,能够与跨膜 CD_{20} 抗原特异性结合。CD_{20} 抗原位于前 B 淋巴细胞和成熟 B 淋巴细胞的表面,95% 以上 B 细胞型非霍奇金淋巴瘤(NHL)可表达 CD_{20}。本药与 B 淋巴细胞 CD_{20} 抗原结合后,可介导 B 淋巴细胞发生裂解,使之迅速被清除,从而使肿瘤消除或体积缩小。此外体外实验显示,本药可提高耐药的人体 B 淋巴细胞株对某些化疗药物细胞毒作用的敏感性。

年龄、性别、种族和 WHO 体能状况对利妥昔单抗的药代动力学参数没有影响。本药的峰谷血清水平与血液 CD_{19} 阳性 B 细胞计数和肿瘤负荷基线值负相关。和无缓解者相比,缓解患者的中位稳定状态血清水平相对较高。一般来说,在完成末次治疗后 3~6 个月时,仍可在患者血清中检测到利妥昔单抗。六疗程的利妥昔单抗联合 CHOP 方案化疗,利妥昔单抗的药代动力学特征与利妥昔单抗单药相似。

【适应证】

1. 用于复发或耐药的滤泡中央型淋巴瘤的治疗。

2. 与 CHOP 方案组成 R-CHOP 方案用于 CD_{20} 抗原阳性的弥漫性淋巴大 B 细胞性非霍奇金淋巴瘤。

3. 理论上能表达 CD_{20} 的 B 细胞淋巴瘤均可以应用本药,如套细胞淋巴瘤、边缘带 B 细胞淋巴瘤等。

【剂型与特征】

本药仅有注射剂。

在无菌条件下抽取所需剂量的利妥昔单抗,置于无菌无致热原的含 0.9% 氯化钠注射液或 5% 葡萄糖注射液的输液袋中,稀释到浓度为 1mg/ml。轻柔的颠倒注射袋使溶液混合并避免产生泡沫。绝不能未经稀释就静脉滴注,制备好的注射液也不能用于静脉推注。

【用法用量】

初次使用推荐起始滴注速度为 50mg/h;最初 60 分钟过后,可每 30 分钟增加 50mg/h,直至最大速度 400mg/h。以后每次使用时的开始速度可为 100mg/h,每 30 分钟增加 100mg/h,直至最大速度 400mg/h。具体用法用量见下:

1. 滤泡性非霍奇金淋巴瘤

(1)初始治疗 ①单药:每次 375mg/m^{2}BSA(体表面积),每周 1 次,22 天的疗程内共给药 4 次。②结合 CVP 方案化疗时,推每次 375mg/m^2 BSA,连续 8 个周期(21 天 / 周期)。

(2)复发后的再治疗 首次治疗后复发者,再治疗的剂量是 375mg/m^2 BSA,每周 1 次,连续 4 周。

2. 弥漫大 B 细胞性非霍奇金淋巴瘤 应与 CHOP 方案联合使用。推荐剂量是 375mg/m^2 BSA,每个化疗周期的第一天使用,且其它药物应在本药之后给予。初始给药时,推荐起始滴速为 50mg/h,最初 60 分钟过后,可以每 30 分钟增加 50mg/h,直至最大速度 400mg/h。以后给药,本药开始滴速可为 100mg/h,每 30 分钟增加 100mg/h,直至最大速度 400mg/h。

治疗期间剂量调整:不推荐利妥昔单抗减量使用,利妥昔单抗与标准化疗合用时,标准化疗药剂量可以减少。

【不良反应】

1. 输液反应 约 80% 患者可出现,常见于第 1 次输注开始后的 1~2 小时。主要表现为发热、寒战,其他症状还有面部潮红、血管性水肿、恶心、荨麻疹或皮疹、疲乏、头痛、呼吸困难和咽喉刺激、鼻炎以及肿瘤疼痛等。约 10% 可合并有低血压和支气管痉挛,个别患者可发生心绞痛、充血性心力衰竭(CHF)。既往有心血管病变如心绞痛、流血性心力衰竭者个别可能出现病情加重。输液相关不良反应的发生率在下一次用药会降低。有严重细胞因子释放综合征致死的报道,这一反应偶尔与肿瘤溶解综合征的症状和体征相关,可导致多脏器功能衰竭、呼吸功能衰竭和肾衰竭。

2. 重要脏器损害　可引起轻度、暂时性的肝功能异常;肺部损害可见间质性肺炎。

3. 血液系统　较少出现异常,且一般为轻度。

4. 心血管系统　发生的不良反应主要和输液反应有关。

5. 肿瘤溶解综合征　对于肿瘤负荷较大(单个病灶直径>10cm)的患者,发生严重的肿瘤溶解综合征危险性升高,可见高尿酸血症、高钾血症、低钙血症、急性肾衰和LDH升高等。

6. 乙肝病毒激活,可导致暴发性肝炎、肝衰竭和死亡。

【禁忌证】

已知对本药的任何组分或鼠蛋白过敏的患者禁用利妥昔单抗。

【药物相互作用】

无相关证据。

【注意事项】

1. 慢性淋巴细胞白血病(CLL)和套细胞淋巴瘤患者发生输液反应的风险可能更大,首次输注时应对患者进行密切观察。

2. 具有肺功能不全或者肺部肿瘤浸润病史的患者发生肺部事件的风险较大。

3. 在采用利妥昔单抗治疗的患者中,曾经发生心绞痛或者心律失常等事件,这些患者要密切监测。

4. 利妥昔单抗不得用于治疗同时患有严重活动性感染的患者。

5. 对于乙型肝炎高危患者而言，在开始利妥昔单抗治疗前应总是进行乙型肝炎病毒筛查。乙肝病毒携带者和具有乙肝病史的患者，在使用利妥昔单抗治疗期间和治疗后几个月内，应密切监测活动性乙肝病毒感染的临床体征和实验室指标。

【FDA 妊娠/哺乳分级】

C/L4 级。

妊娠：已知免疫球蛋白 IgG 可通过胎盘屏障，所以除非可能给患者带来的益处大于潜在的危险，利妥昔单抗不应用于妊娠妇女。育龄妇女在使用利妥昔单抗的过程中及治疗后的12 个月，应采取有效的避孕措施。

哺乳：尚不清楚利妥昔单抗是否分泌入乳汁。已知母体的 IgG 可进入乳汁，那么利妥昔单抗就不能用于哺乳的母亲。

【用药实践】

1. 输液反应预处理　每次滴注利妥昔单抗前应预先使用止痛剂（例如对乙酰氨基酚）和抗组胺药（例如苯海拉明）（开始滴注前 30 到 60 分钟）。如果所使用的治疗方案不包括皮质激素，那么还应该预先使用皮质激素。

2. 输液反应处理　一旦发生输注反应，应中止输注，建议采用苯海拉明、对乙酰氨基酚、支气管扩张剂及糖皮质激素等对症处理。等症状缓解后，可以减慢 50% 的速度重新开始。对出现严重反应的患者，特别是有严重呼吸困难、支气管痉挛和低氧血症的患者应立即停止滴注。所有的症状消失和实验室检查恢复正常后才能继续滴注；此时滴注速度不能超过原滴注速度的一半。如再次发生相同的严重不良反应，应考虑停药。

3. 滴速控制　首次使用，开始 50mg/h，随后每 30 分钟增加 50mg/h，直至最大速度 400mg/h；如果患者对首次滴速可以耐受，则以后的滴速可以从 100mg/h 开始，30 分钟增加 100mg/h，直至最大速度 400mg/h；如果不能耐受首次滴速，则以后每次用药应严格按首次滴注原则进行。

曲妥珠单抗 Trastuzumab

【其他名称】

赫赛汀

【药物特征】

本药是一种重组 DNA 衍生的人源化单克隆抗体,特异性地作用于人表皮生长因子受体 2(HER2)的细胞外部位。在原发性乳腺癌患者中观察到有 25%~30% 的患者 HER2 过度表达。曲妥珠单抗在体外及动物实验中均显示可抑制 HER2 过度表达的肿瘤细胞的增殖。另外,曲妥珠单抗是抗体依赖的细胞介导的细胞毒反应(ADCC)的潜在介质。在体外研究中,曲妥珠单抗介导的 ADCC 被证明在 HER2 过度表达的癌细胞中比 HER2 非过度表达的癌细胞中更优先产生。

短时间静脉输入 10、50、100、250 和 500mg 曲妥珠单抗每周 1 次,结果呈非线性药代动力学,且随着剂量增加清除率降低。曲妥珠单抗消除半衰期为 28~38 天,后续清洗期达 25 周(175 天或 5 倍的消除半衰期)。在临床试验中,使用曲妥珠单抗 4mg/kg 的首次负荷量和 2mg/kg 每周维持量,观察到其平均半衰期为 5.8 天(1~32 天),在 16~32 周,曲妥珠单抗的血浆浓度达到稳定状态,平均谷浓度约为 75μg/ml。另外临床试验还评价了患者特征(如年龄或血清肌酐)对曲妥珠单抗分解代谢的影响,数据显示,各治疗组患者的曲妥珠单抗分解代谢均无变化,但是这些研究设计未包括专门研究肾损害对药代动力学的影响。

【适应证】

1. 本药适用于 HER2 过度表达的转移性乳腺癌　作为单一药物治疗已接受过 1 个或多个化疗方案的转移性乳腺癌;与紫杉醇或者多西他赛联合,用于未接受化疗的转移性乳腺癌患者。

2. 乳腺癌辅助治疗　本药单药适用于接受了手术、含蒽环类抗生素辅助化疗和放疗(如果适用)后的 HER2 过度表达乳腺癌的辅助治疗。

3. 转移性胃癌　本药联合卡培他滨或氟尿嘧啶和顺铂适用于既往未接受过针对转移性疾病治疗的 HER2 过度表达的转移性胃腺癌或胃食管交界腺癌患者。曲妥珠单抗只能用于 HER2 过度表达的转移性胃癌患者。

HER2 过度表达的定义为使用已验证的检测方法得到的 IHC3+ 或 IHC2+/FISH+ 结果。

【剂型与特征】

本药仅有注射剂。

每瓶注射用曲妥珠单抗应由同时配送的稀释液稀释,配好的溶液可多次使用,曲妥珠单抗的浓度为 21mg/ml,pH 约 6.0。配制成的溶液为无色至淡黄色的透明液体,注射前应目测有无颗粒产生和变色点。配制好的溶液超过 28 天应丢弃。不能静推或静脉快速注射。

【用法用量】

具体见表 7-1。

表 7-1　曲妥珠单抗的用法用量表

项目	初始负荷剂量	维持剂量	疗程
转移性乳腺癌	4mg/kg	2mg/kg,每周 1 次	治疗至疾病进展
乳腺癌辅助治疗	8mg/kg	6mg/kg,每 3 周 1 次	52 周或疾病复发（视何者为先）
转移性胃癌	8mg/kg	6mg/kg,每 3 周 1 次	治疗至疾病进展

【不良反应】

最常见的不良反应:发热、恶心、呕吐、输注反应、腹泻、感染、咳嗽加重、头痛、乏力、呼吸困难、皮疹、中性粒细胞减少症、贫血和肌痛。

需要中断或停止曲妥珠单抗治疗的不良反应包括:充血性

心力衰竭、左心室功能明显下降、严重的输注反应（IRR）和肺部反应。

1. 心功能不全 曲妥珠单抗可引起左心室功能不全、心律失常、高血压、有症状的心力衰竭、心肌病和心源性死亡，也可引起有症状的左心室射血分数（LVEF）降低。

2. 输注反应包括一系列症状，表现为发热、寒战，偶尔会有恶心、呕吐、疼痛（某些病例在肿瘤部位）、头疼、晕眩、呼吸困难、低血压、皮疹和衰弱。

3. 肺部反应 支气管痉挛、低氧血症、呼吸困难、肺浸润、胸腔积液、非心源性肺水肿和急性呼吸窘迫综合征。在上市后曲妥珠单抗的临床应用中有报道严重肺部反应事件，这些事件偶尔会导致死亡，可以是 IRR 的部分表现或延迟表现。此外，已报道病例有间质性肺疾病（包括肺浸润）、急性呼吸窘迫综合征、肺炎、非感染性肺炎、胸腔积液、呼吸窘迫、急性肺水肿和呼吸功能不全。

【禁忌证】

禁用于已知对曲妥珠单抗过敏或者对任何本药辅料过敏的患者。

【药物相互作用】

无明显药物相互作用。

【FDA 妊娠/哺乳分级】

B 级。

妊娠期孕妇应避免使用曲妥珠单抗，只有在对母体的潜在获益远大于对胎儿的潜在危险时才可使用曲妥珠单抗治疗。

【注意事项】

1. 应尽可能避免在停用曲妥珠单抗后 27 周内给予蒽环类抗生素类药物治疗。若需要使用蒽环类抗生素治疗，则应密切监测患者的心脏功能。给予首剂曲妥珠单抗之前，特别是先前暴露过蒽环类抗生素的患者，均应进行基线心脏评估，包括病史、体格检查、心电图（ECG）以及通过超声心动图和（或）放射性心血管造影（MUGA）扫描。基线时进行心脏评估，治疗期间每3个月重复一次，中止治疗后每6个月重复一次，直至停止曲妥珠单抗给药治疗后24个月。曲妥珠单抗因严重左心室功能不全停药后，每4周进行一次LVEF测量。

2. 440mg规格中无菌注射用水的防腐剂苯甲醇可引起新生儿和3岁以下儿童的毒性反应。

3. 所有发生呼吸困难或临床严重低血压的患者，曲妥珠单抗输注应该中断，同时给予药物治疗。

【用药实践】

1. 输液反应的处理　中断静脉滴注有助于控制此类症状，症状减轻后，可恢复滴注给药。镇痛药或解热镇痛药可治疗以上症状，如哌替啶或乙酰氨基酚，或抗组胺药（如苯海拉明）。严重反应经吸氧、β受体兴奋剂、皮质激素支持治疗可成功治疗。所有发生严重输注反应的患者应考虑永久停药。

2. 输注反应剂量调整　发生轻至中度输注反应患者应降低输注速率；呼吸困难或临床明显低血压患者应中断输注；对发生严重和危及生命的输注反应患者，强烈建议永久停止曲妥珠单抗的输注。

3. 出现心脏毒性剂量调整方案　出现下列情况时，应停止曲妥珠单抗治疗至少4周，并每4周检测1次LVEF：LVEF较治疗前绝对数值下降≥16%；LVEF低于该检测中心正常范围并且LVEF较治疗前绝对数值下降≥10%；4~8周内LVEF回升至正常范围或LVEF较治疗前绝对数值下降≤15%，可恢复使用曲妥珠单抗；LVEF持续下降（>8周），或者3次以上因心脏毒性而停止曲妥珠单抗治疗，应永久停止使用曲妥珠单抗。

4. 药物漏用的处理　如果患者漏用曲妥珠单抗未超过一周，应尽快对其给予常规维持剂量的曲妥珠单抗（每周一次的给药方案：2mg/kg；每三周一次的给药方案：6mg/kg），不需等待至下一治疗周期。此后应按照原给药方案给予维持剂量的曲妥珠单抗。如果患者漏用曲妥珠单抗已超过一周,应重新给予初始负荷剂量的曲妥珠单抗(每周一次的给药方案:4mg/kg;每三周一次的给药方案:8mg/kg),输注时间约为90分钟。此后应按照原给药方案给予维持剂量的曲妥珠单抗。

5. 配制溶液体积的计算

(1)根据曲妥珠单抗初次负荷量 4mg/kg 或之后每周 2mg/kg 维持量计算所需溶液的体积:

所需溶液的体积 = 体重(kg)× 剂量(4mg/kg 负荷量或 2mg/kg 维持量)/21(mg/ml,配制好溶液的浓度)

(2)根据曲妥珠单抗初次负荷量 8mg/kg 或之后的每 3 周 6mg/kg 计算所需溶液的体积:

所需溶液的体积 = 体重(kg)× 剂量(8mg/kg 负荷量或 6mg/kg 维持量)/21(mg/ml,配制好溶液的浓度)

所需的溶液量从小瓶中吸出后加入 250ml 0.9% 氯化钠注射液中,不可使用 5% 的葡萄糖注射液。

6. 肺毒性　曲妥珠单抗相关肺部症状以呼吸困难最常见,部分可以是输液反应症状中的一种。曲妥珠单抗的肺毒性包括间质性肺疾病、急性呼吸窘迫综合征、肺炎、非感染性肺炎、胸腔积液、呼吸窘迫、急性肺水肿和肺功能不全等。可导致肺部症状的输液反应有支气管痉挛、低氧血症、呼吸困难、肺浸润、胸腔积液、非心源性肺水肿和急性呼吸窘迫综合征。

当治疗过程中出现上述症状时,建议终止给药。对于有原发性肺部疾病或肿瘤肺转移在静息状态即存在呼吸困难的患者,应全面评估使用曲妥珠单抗的获益及风险。

贝伐珠单抗 Bevacizumab

【其他名称】

安维汀

【药物特征】

本药是一种重组人源化单克隆抗体,可以选择性地与人血管内皮生长因子(VEGF)结合并阻断其生物活性,抑制VEGF与其位于内皮细胞上的受体Flt-l和KDR相结合,减少肿瘤的血管生成,抑制肿瘤的生长与转移,贝伐珠单抗对包括结肠癌、乳腺癌、胰腺癌和前列腺癌在内的多种人类肿瘤产生广泛的抗肿瘤活性。另外还指出贝伐珠单抗能抑制转移性疾病的进展,减少微血管浸润。

在1~10mg/kg的剂量范围内,贝伐珠单抗的药代动力学呈线性关系。贝伐珠单抗的代谢与消除与内源性IgG相似,主要通过人体包括内皮细胞的蛋白水解分解代谢,不是主要通过肾脏和肝脏的消除。IgG和FcRn的结合保护其不被细胞代谢,具有长的终末半衰期。根据双室模型,典型女性患者的清除半衰期估计值为18天,典型男性患者为20天。贝伐珠单抗的药代动力学在不同年龄之间没有显著差异。

【适应证】

1. 国家药品监督管理局批准的适应证　贝伐珠单抗联合以氟尿嘧啶为基础的化疗适用于转移性结直肠癌患者的治疗。

2. FDA批准的其他适应证　与卡铂和紫杉醇联用治疗转移性非鳞状非小细胞肺癌、与α-干扰素联合治疗转移性肾癌、进展期恶性胶质瘤。

【剂型与特征】

本药仅有注射剂,不能采用静脉内推注或快速注射。

用0.9%的氯化钠注射液稀释到需要的给药容积,贝伐珠单抗溶液的终浓度应该保持在1.4~16.5mg/ml之间;小瓶中所有剩余的药品都要丢弃;不能将贝伐珠单抗注射液与右旋糖或葡萄糖注射液同时或混合给药。

【用法用量】

与化疗方案联合,5mg/kg,每2周给药1次;或7.5mg/kg,每

3 周给药 1 次。

【不良反应】

1. 最严重的不良反应有胃肠穿孔 / 伤口并发症、出血、高血压危象、肾病综合征、充血性心力衰竭。

2. 常见的不良反应　①感染与寄生虫疾病：脓毒病、脓肿、感染；②血液与淋巴系统疾病：白细胞减少、中性粒细胞减少、血小板减少；③代谢与营养障碍：脱水、食欲减退；④神经系统疾病：脑血管意外、昏厥、嗜睡、头痛、味觉障碍；⑤心脏疾病：充血性心力衰竭、室上性心动过速；⑥血管疾病：高血压、血栓栓塞、出血；⑦呼吸系统：肺栓塞、呼吸困难、缺氧；⑧消化道反应：恶心、呕吐、腹泻、肠穿孔、肠梗阻；⑨皮肤反应：手足综合征、剥脱性皮炎；⑩肾脏与泌尿系统：蛋白尿、尿路感染；⑪其他：衰弱、疲劳、发热等。

【禁忌证】

贝伐珠单抗禁用于已知对下列物质过敏的患者：产品中的任何一种组分；中国仓鼠卵巢细胞产物或者其他重组人类或人源化抗体。

【药物相互作用】

在两项转移性肾细胞癌的临床研究中，本药与舒尼替尼联合使用的 19 名患者中，7 名患者报告发生了微血管溶血性贫血。

【注意事项】

1. 在应用贝伐珠单抗的过程中，如果患者出现腹痛，在进行鉴别诊断时应考虑胃肠道穿孔的可能。

2. 采用贝伐珠单抗治疗的患者出血的风险加大，特别是与肿瘤有关的出血。同时采用全剂量华法林和贝伐珠单抗进行治疗时，3 级或 3 级以上出血的发生率没有出现增高。

3. 在接受贝伐珠单抗治疗期间，应每 2~3 周监测其血压。如果出现高血压的患者应更加频繁监测其血压。由于接受贝伐珠单抗治疗而诱发或加重高血压而停药的患者,应继续定期监测其血压。

4. 接受贝伐珠单抗治疗的患者应进行系统的尿液检查,以监测是否诱发或加重蛋白尿。患者出现 2+ 或更严重的蛋白尿时,应进行检查 24 小时尿蛋白定量。

5. 有动脉血栓栓塞史或者年龄大于 65 岁的接受贝伐珠单抗与化疗联合治疗的患者,在贝伐珠单抗治疗过程中发生动脉血栓栓塞的风险增高。在采用贝伐珠单抗对此类患者进行治疗时,应该慎重。

6. 患者可能处于发生输液反应 / 超敏反应的高风险。建议应当与所有治疗用人源化单抗输注时一样,在贝伐珠单抗给药期间和给药后密切观察患者。如发生反应,应中止输注,并采取适当的治疗。全身性预防给药不能防止此类反应发生。

7. 贝伐珠单抗可能对伤口愈合产生不良影响。重大手术后至少 28 天之内不应该开始贝伐珠单抗治疗,或者应该等到手术伤口完全愈合之后再开始贝伐珠单抗的治疗。

【FDA 妊娠 / 哺乳分级】

C/L3 级。

妊娠期不建议使用贝伐珠单抗,在最后一次贝伐珠单抗治疗后的至少 6 个月内都要采取避孕措施;在贝伐珠单抗治疗期内及治疗后至少 6 个月内不宜哺乳。

【用药实践】

1. 剂量调整　不推荐减少贝伐珠单抗的使用剂量。老年人应用时也不需要进行剂量调整。

2. 出现以下情况,停止使用贝伐珠单抗　胃肠道穿孔(胃肠道穿孔、胃肠道瘘形成、腹腔脓肿)、涉及内脏瘘形成、需要干预治疗的伤口裂开以及伤口愈合并发症、严重出血、严重动脉血栓事件、高血压危象或高血压脑病、可逆性后部白质脑病综合征(RPLS)、肾病综合征。

3. 如果出现以下状况,需暂停使用贝伐珠单抗　择期手术前 4 周、药物控制不良的严重高血压、中度到重度的蛋白尿需要进一步评估、严重输液反应。

4. 输液速度控制首次静脉输注时间需持续 90 分钟　如果第一次输注耐受性良好,则第二次输注的时间可以缩短到 60 分钟。如果患者对 60 分钟的输注也具有良好的耐受性,那么随后进行的所有输注都可以用 30 分钟的时间完成。

第二节　表皮细胞增殖抑制剂

一、治疗药物概论

表皮生长因子受体(epidermal growth factor receptor, EGFR)是一种广泛分布在人体各组织细胞膜上的功能糖蛋白,是 HER/ErbB 家族成员之一。其介导的信号转导通路在肿瘤细胞的生长、损伤修复、生存、新生血管生成或侵袭转移等有非常重要的作用。已发现 EGFR 在多种表皮来源的恶性肿瘤细胞中过度表达,如乳腺癌、非小细胞肺癌、结直肠癌、胃癌、卵巢癌和头颈部癌等。目前已开发出作用于该靶点的药物有拉帕替尼、厄洛替尼、吉非替尼、埃克替尼、阿法替尼、克唑替尼等。

表皮生长因子受体酪氨酸激酶抑制剂(epidermal growth factor receptor tyrosine kinase inhibitors, EGFR-TKI)主要应用于 EGFR 突变的非小细胞肺癌的治疗,目前已有三代药物上市,分别是第一代厄洛替尼、吉非替尼、埃克替尼;第二代阿法替尼和第三代奥希替尼。这类药物具有类似的不良反应,如腹泻、皮肤系统的影响以及肺毒性。本节介绍第一代药物。

二、药物使用精解

吉非替尼 Gefitinib

【其他名称】

易瑞沙

【药物特征】

吉非替尼是一种选择性表皮生长因子受体（EGFR）酪氨酸激酶抑制剂，该酶常表达于上皮来源的实体瘤。吉非替尼广泛抑制异种移植于裸鼠的人肿瘤细胞的生长，抑制其血管生成，在体外，可增加人肿瘤细胞衍生系的凋亡并抑制血管生成因子的侵入和分泌。在动物实验和体外研究中已证实吉非替尼能提高化放疗及激素治疗的抗肿瘤活性。

癌症患者口服给药后，吸收较慢，平均终末半衰期为41小时。吉非替尼每天给药1次出现2~8倍蓄积，经7~10剂给药后达到稳态。达到稳态后，24小时间隔用药，血浆药物浓度最高和最低值之比一般维持在2~3倍范围之间。本药口服给药后，吉非替尼的血浆峰浓度出现在给药后的3~7小时。癌症患者的平均绝对生物利用度为59%。进食对吉非替尼吸收的影响不明显。参与吉非替尼氧化代谢的主要是CYP3A4，主要通过粪便排泄，少于4%通过肾脏以原形和代谢物的形式清除。

【适应证】

适用于治疗既往接受过化学治疗或不适于化疗的局部晚期或转移性非小细胞肺癌（NSCLC）。

【剂型与特征】

本药仅有片剂。口服，空腹或与食物同服。如果有吞咽困难，可将片剂分散于半杯饮用水中（非碳酸饮料），不得使用其他液体。将片剂丢入水中，无需压碎，搅拌至完全分散（约需

10 分钟),即刻饮下药液。以半杯水冲洗杯子,饮下。也可通过鼻 - 胃管给予本药液。

【用法用量】

推荐剂量为 250mg,每日 1 次。

【不良反应】

最常见(发生率 20% 以上)的药物不良反应为腹泻、皮疹、瘙痒、皮肤干燥和痤疮,一般见于服药后的第 1 个月内,通常是可逆性的。

1. 消化道反应　腹泻、恶心、呕吐、严重腹泻伴脱水、口腔黏膜炎、口腔溃疡、罕见胰腺炎。

2. 皮肤反应　痤疮样皮疹、多泡状突起的皮疹、皮肤干燥发痒、血管神经性水肿、荨麻疹等。

3. 血液系统　鼻出血、血尿、国际标准化比值升高、出血性膀胱炎、中性粒细胞和血小板减少。

4. 肝肾功能　GPT 和 GOT 升高,血肌酐升高,罕见肝炎。

5. 肺毒性　呼吸困难,少见间质性肺疾病。

6. 眼部　少数患者有眼干、结膜炎、弱视。

7. 全身　乏力、外周水肿。

【禁忌证】

已知对该活性物质或该产品任一赋形剂有严重超敏反应者。

【药物相互作用】

1. 抑制 CYP3A4 药物(伊曲康唑、酮康唑、克霉唑等),使吉非替尼的 AUC 升高,可能有临床意义。

2. 升高胃 pH 的药物可降低吉非替尼的疗效。

3. 利福平:利福平使吉非替尼的平均 AUC 比单服时降低83%。

4. 与通过 CYP2D6 代谢的药物合用,如美托洛尔,可使后者的血药浓度升高。

【注意事项】

1. 用药前及用药期间应定期复查肝肾功能。

2. 用药后及时关注皮肤毒性反应。

3. 用药期间应严密监测间质性肺疾病发生迹象。

4. 服用华法林或其他双香豆素类抗凝药的患者应定期监测凝血酶原时间或 INR。

【FDA 妊娠 / 哺乳分级】

D 级。接受本药治疗期间,建议育龄女性避免妊娠。

【用药实践】

1. 剂量调整　如果出现无法耐受的腹泻或皮肤不良反应,或者因肝转移而引起的中重度肝功能损害时,可通过短期暂停治疗解决,但最多只能停 14 天,随后恢复每日 250mg 的剂量。

2. 间质性肺疾病的处理　间质性肺疾病一般在吉非替尼服用 90 天后出现,当服药期间患者出现呼吸困难、伴有咳嗽、低热、呼吸道不适等,要引起注意,应先中断吉非替尼治疗,立即进行相关检查,如果确诊为间质性肺疾病,应停用吉非替尼。并进行相应的对症处理:①糖皮质激素:急性期采用先大剂量冲击后维持疗法,以迅速扭转病情。注射用甲泼尼龙琥珀酸钠 500~1000mg/d,分 2~4 次,静脉注射连用 48~72 小时。之后改用醋酸泼尼松片 30~40mg/d 口服,需与注射用甲泼尼龙琥珀酸钠重叠应用至少 24 小时。若临床有效可维持 4~8 周后逐渐减量,每次减 5mg,减至 20mg/d 后,维持 2~3 个月,以后每次减 2.5mg,直至维持量每日 0.25mg/kg 后维持治疗,总疗程不少于一年。若应用激素后病情仍加重,或者较迅速撤除试用其他免疫抑制剂,或者减量后联合应用其他免疫抑制剂。②免疫抑制剂:主要包括环磷酰胺(CTX)、硫唑嘌呤和甲氨蝶呤,但实际临床获益不明。对于激素治疗无效者,CTX 的疗效有限或无反应;还有资料显示,联合应用激素和 CTX 似乎也无明显的改善反应;硫唑嘌呤和激素的联合应用对患者的生存期及临床症状有一定的改善。③其他：TGF-β$_1$ 受体拮抗剂，IL-1 受体拮抗剂对吉非替尼引起的间质性肺疾病疗效未知。

3. 皮肤毒性的处理　用药第 1 周出现皮肤反应时，可对症予抗组胺药、肾上腺皮质激素、抗生素及芦荟等保湿药膏，如出现Ⅳ度不良反应时，应暂停用药或减量应用。

厄洛替尼 Erlotinib

【其他名称】

特罗凯

【药物特征】

厄洛替尼与吉非替尼一样，都是通过抑制与表皮生长因子受体（EGFR）相关的细胞内酪氨酸激酶的磷酸化，发挥抗肿瘤作用。

厄洛替尼口服 150mg 剂量时生物利用度为 60%，用药后 4 小时达到血浆峰浓度。食物可显著提高生物利用度，达到几乎 100%。吸收后大约 93% 厄洛替尼与白蛋白和 α$_1$- 酸性糖蛋白结合。主要通过 CYP3A4 代谢，少量通过 CYP1A2 和肝外同工酶 CYP1A1 代谢。口服 100mg 剂量后，可以回收到 91% 的药物，其中在粪便中为 83%（原形药占给予剂量的 1%），尿液中为 8%（原形药占给予剂量的 0.3%）。

591 例服用单剂厄洛替尼的人群体药代动力学分析表明，其中位半衰期为 36.2 小时，因此达稳态血药浓度需要 7~8 天。

【适应证】

1. 单药适用于既往接受过至少一个化疗方案失败后的局部晚期或转移的非小细胞肺癌（NSCLC）。

2. 单药可用于经 4 个周期以铂类为基础的一线化疗后处于疾病稳定的局部晚期或转移的非小细胞肺癌患者的维持治疗。

【剂型与特征】

本药仅有片剂。食物可显著提高生物利用度，至少在饭前

1小时或饭后2小时服用。吸烟者的清除率增高24%,应戒烟。

【用法用量】

单药用于非小细胞肺癌的推荐剂量为每日150mg,持续用药直到疾病进展或出现不能耐受的毒性反应。

【不良反应】

1. 皮肤反应　50%左右可发生丘疹、斑疹、脓疱样皮炎,多在服药第1周出现,4周后可逐渐减轻,皮肤反应与临床疗效呈明显的正相关。

2. 消化道反应　恶心、呕吐、腹泻。

3. 血液系统　少数患者可有白细胞和血红蛋白下降,多数较轻微。

4. 肝肾功能　少数患者可有GPT和GOT升高,血肌酐升高。

5. 肺毒性　间质性肺炎的发生率约为0.6%,发生的中位时间为47天。

6. 眼部　少数患者有眼干、角膜炎。

【禁忌证】

已知对厄洛替尼过敏者禁用。

【药物相互作用】

1. 同时使用CYP3A4强抑制剂如阿扎那韦、克拉霉素、茚地那韦、伊曲康唑、酮康唑、奈法唑酮、奈非那韦、利托那韦、沙奎那韦、泰利霉素、醋竹桃霉素(TAO)和伏立康唑等药物时应考虑剂量减量,否则可出现严重的不良事件。

2. 治疗前使用CYP3A4诱导剂利福平可减少厄洛替尼AUC的2/3。

3. 卡培他滨可能会增加本药的浓度。

【注意事项】

1. 用药前及用药期间应定期复查肝肾功能。

2. 用药后及时关注皮肤毒性反应。

3. 如果用药期间出现呼吸困难、咳嗽和发热,应暂停厄洛替尼治疗进行诊断评估。如果确诊为间质性肺炎，应暂停厄洛替尼。

4. 服用华法林或其他双香豆素类抗凝药的患者应定期监测凝血酶原时间或 INR。

【FDA 妊娠 / 哺乳分级】

D/L4 级，建议妊娠妇女避免使用，哺乳期妇女避免哺乳。

【用药实践】

1. 腹泻的治疗 接受厄洛替尼治疗的患者可能发生腹泻。中度或重度腹泻应给予洛哌丁胺治疗，具体给药剂量可参考第九章抗肿瘤药物不良反应消化道反应部分。部分患者可能需要减量，每次减少 50mg。对严重或持续的脱水相关腹泻、恶心、畏食或者呕吐，患者需停药并对脱水采取适当的治疗措施。

2. 与 CYP3A4 诱导剂合用剂量调整 CYP3A4 诱导剂利福平可使厄洛替尼 AUC 减少 2/3。应考虑使用无 CYP3A4 诱导活性的其他可替代治疗。如果没有可替代的治疗，可考虑给予高于 150mg 的厄洛替尼剂量。但需要注意，如果厄洛替尼的剂量上调了，利福平或其他诱导剂停止给药后，需要将厄洛替尼的剂量减少，减量时每次减 50mg。

3. 出现严重肝功能异常者应停止服用厄洛替尼。

4. 厄洛替尼发生的皮肤反应及间质性肺疾病的处理参照吉非替尼。

埃克替尼 Icotinib

【其他名称】

凯美纳

【药物特征】

埃克替尼是一个高选择性的 EGFR 激酶抑制剂，作用机制与吉非替尼相似。本药口服吸收迅速，分布广泛。平均血浆半衰期约为 6 小时, 口服 7~11 天后达稳态血药浓度, 没有明显蓄积。

【适应证】

单药适用于治疗既往接受过至少一个化疗方案失败后的局部晚期或转移性非小细胞肺癌(NSCLC)。既往化疗主要是指以铂类为基础的联合化疗。

【剂型与特征】

本药仅有片剂, 空腹或与食物同服。高热量食物可明显增加药物吸收。

【用法用量】

本药推荐剂量为每次 125mg, 每日 3 次。

【不良反应】

埃克替尼的安全性评估是基于 312 例晚期 NSCLC 患者的研究数据, 包括 224 例接受 125mg 每日 3 次剂量的治疗。总体上埃克替尼耐受性良好。Ⅲ期临床试验(ICOGEN)最常见不良反应为皮疹(39.5%)、腹泻(18.5%)和转氨酶升高(8.0%), 绝大多数为Ⅰ、Ⅱ级, 一般见于服药后 1~3 周内, 通常是可逆性的, 无需特殊处理, 可自行消失。

1. 皮肤反应　50% 左右可发生丘疹、斑疹、脓疱样皮炎, 多在服药第 1 周出现, 4 周后可逐渐减轻, 皮肤反应与临床疗效呈明显的正相关。

2. 消化道反应　恶心、呕吐、腹泻。

3. 血液系统　少数患者可有白细胞和血红蛋白下降, 多数较轻微。

4. 肝肾功能　少数患者可有 GPT 和 GOT 升高, 血肌酐升高。

5. 呼吸系统　咳嗽、上呼吸道感染。

6. 眼部　少数患者有眼干、角膜炎。

7. 全身　疼痛、乏力、发热、头晕。

【禁忌证】

已知对埃克替尼过敏者禁用。

【药物相互作用】

目前尚无相关研究。

【注意事项】

1. 用药前及用药期间应定期复查肝肾功能。

2. 用药后及时关注皮肤毒性反应。

3. 如果用药期间出现呼吸困难、咳嗽和发热,应暂停埃克替尼治疗进行诊断评估。

【FDA 妊娠 / 哺乳分级】

1. 建议育龄女性在接受本品治疗期间避免妊娠。

2. 建议哺乳母亲在接受本品治疗期间停止母乳喂养。

【用药实践】

1. 剂量调整　当患者出现不能耐受的皮疹、腹泻等不良反应时,可暂停(1~2 周)用药直至症状缓解或消失;随后恢复每次 125mg,每日 3 次的剂量;对转氨酶轻度升高 [谷丙转氨酶(GPT)及谷草转氨酶(GOT)低于 100IU/L] 的患者可继续服药但应密切监测;对转氨酶升高比较明显(GPT 及 GOT 在 100IU/L 以上)的患者,可暂停给药并密切监测转氨酶,当转氨酶恢复(GPT 及 GOT 均低于 100 IU/L,或正常)后可恢复给药。

2. 埃克替尼发生的皮肤反应及间质性肺疾病的处理参照吉非替尼。

第三节　血管形成拮抗剂

一、治疗药物概论

血管内皮生长因子(vascular endothelial growth factor, VEGF)是一类能够特异性调节血管生成的蛋白质分子,是目前发现的作用最强、特异性最高的促血管生成因子，其可在多种恶性肿瘤中有过度表达，与肿瘤的生长、转移和预防有密切关系。至少包含有 5 种不同的生长因子：VEGF-A、VEGF-B、VEGF-C、VEGF-D 和 VEGF-E。VEGF 可以和 VEGFR-1（Flt-1）、VEGFR-2（Flk-1）和 VEGFR-3（Flt-4）受体结合。VEGFR-1 在造血过程中发挥作用，VEGFR-2 是肿瘤相关血管生成和转移过程的主要调节因子。通过作用于不同的 VEGF，已有多种血管生成拮抗剂应用于临床。本节介绍伊马替尼和索拉非尼。

二、药物使用精解

伊马替尼 Imatinib

【其他名称】

格列卫，昕维

【药物特征】

伊马替尼是一种小分子蛋白酪氨酸激酶抑制剂，在体内外均可在细胞水平上抑制 Bcr-Abl 酪氨酸激酶，能选择性抑制 Bcr-Abl 阳性细胞系细胞、费城染色体阳性（Ph+）的慢性髓性白血病（CML）和急性淋巴细胞白血病患者的新鲜细胞的增殖和诱导其凋亡。此外，伊马替尼还可以抑制血小板衍化生长因子（PDGF）受体、干细胞因子（SCF）、c-Kit 受体的酪氨酸激酶，从而抑制由 PDGF 和干细胞因子介导的细胞行为。

伊马替尼剂量在 25~1000mg 范围内，其平均药 - 时曲线下面积（AUC）的增加与剂量存在比例性关系。平均绝对生物利用度为 98%，在人体内主要循环代谢产物是 N- 去甲基哌嗪衍生物，在体外其药效与原药相似。该代谢物的血浆 AUC 是原药的 16%；消除半衰期是 18 小时，活性代谢产物半衰期为 40 小时。7 天内约可排泄所给药物剂量的 81%，其中从粪便中排泄 68%，尿中排泄 13%。约 25% 为原药（尿中 5%，粪便中 20%），其余为代谢产物,在粪便和尿中活性代谢产物和原药的比例相似。

【适应证】

用于治疗费城染色体阳性的慢性髓性白血病(Ph+CML)的慢性期、加速期或急变期。用于以下适应证的安全有效性信息主要来自国外研究资料,中国人群数据有限:

1. 成人复发的或难治的费城染色体阳性的急性淋巴细胞白血病(Ph+ALL)。

2. 嗜酸性粒细胞增多症(HES)和(或)慢性嗜酸性粒细胞白血病(CEL)伴有 FIP1L1-PDGFRα 融合激酶的成年患者。

3. 骨髓增生异常综合征/骨髓增生性疾病(MDS/MPD)伴有血小板衍生生长因子受体(PDGFR)基因重排的成年患者。

4. 侵袭性系统性肥大细胞增生症(ASM),无 D816Vc-Kit 基因突变或未知 c-Kit 基因突变的成人患者。

5. 不能切除,复发的或发生转移的隆突性皮肤纤维肉瘤(DFSP)。

【剂型与特征】

本药有片剂、胶囊剂。

伊马替尼应在进餐时服用,并饮一大杯水,以使胃肠道紊乱的风险降到最小。不能吞咽胶囊或药片的患者(包括儿童),可以将胶囊内药物或药片分散于水或苹果汁中(100mg 约用50ml)。搅拌成混悬液,一旦药物溶解或崩解完全立即服用。

【用法用量】

推荐剂量:成人每日 1 次,每次 400mg 或 600mg,或日服剂量 800mg,等量分两次在早上及晚上服用。

【不良反应】

1. 全身性异常　水潴留、周围水肿(56%)、疲劳(15%)、乏力、发热、畏寒、全身水肿、寒战、僵直、胸痛、不适、出血。

2. 传染病/感染　败血症、肺炎、单纯疱疹、带状疱疹、上呼吸道感染、胃肠炎、鼻咽炎、鼻窦炎、蜂窝织炎、流感、泌尿系统感染、真菌感染。

3. 血液与淋巴系统异常　中性粒细胞减少(14%)、血小板减少(14%)、贫血(11%)、全血细胞减少、发热性中性粒细胞减少、血小板增多、淋巴细胞减少、骨髓抑制、嗜酸性粒细胞增多、淋巴结病、溶血性贫血。

4. 代谢和营养失衡　食欲不振、脱水、高尿酸血症、低钾血症、食欲增加、食欲降低、痛风、低磷酸盐血症、高钙血症、高血糖症、低钠血症、高钾血症、高镁血症。

5. 精神异常　失眠、抑郁、焦虑、性欲降低、意识模糊。

6. 神经系统异常　头痛(11%)、头晕、味觉障碍、感觉异常、感觉减退、脑出血、晕厥、周围神经病变、嗜睡、偏头痛、记忆损害、坐骨神经痛、腿多动综合征、震颤、脑水肿、颅内压增高、惊厥、视神经炎。

7. 眼部异常　眼睑水肿、结膜炎、流泪增多、视力模糊、结膜下出血、眼干、眼刺激症状、眼痛、眶周水肿、巩膜出血、视网膜出血、眼睑炎、黄斑水肿、视盘水肿、玻璃体出血、青光眼、卡他症状。

8. 耳和迷路异常　头晕、耳鸣、听力丧失。

9. 心脏异常：心悸、充血性心力衰竭、肺水肿、心动过速、心律失常、房颤、心跳骤停、心肌梗死、心绞痛、心包积液、心包炎、急性心脏压塞。

10. 血管异常　潮红、出血、血肿、高血压、硬脑膜下血肿、低血压、四肢发冷、雷诺氏现象、血栓栓塞。

11. 呼吸道、胸和纵隔异常　鼻出血、呼吸困难、咳嗽、胸腔积液、咽喉痛、咽炎、胸膜痛、肺纤维变性、间质性肺炎、肺动脉高压、肺出血。

12. 消化道反应　恶心(51%)、呕吐(25%)、腹泻(25%)、消化不良(13%)、腹痛(14%)。常见：腹胀、胀气、便秘、胃食管反流、口腔溃疡、口干、胃炎、口炎、胃肠道出血、黑便、腹水、胃溃疡、呃逆、嗳气、食管炎、呕血、唇炎、吞咽困难、胰腺炎、憩室炎、肠梗阻、肿瘤出血/肿瘤坏死(特别是 GIST 患者)、胃肠穿孔、肠炎。

13. 肝胆系统异常 转氨酶升高、黄疸、肝炎、高胆红素血症、肝衰竭、肝坏死。

14. 皮肤和皮下组织异常 周身水肿(32%)、皮炎/湿疹/皮疹(26%)、颜面水肿、瘙痒、红皮症、皮肤干燥、脱发、毛发稀少、盗汗、光过敏反应。

15. 骨骼肌、结缔组织和骨异常 肌痉挛、疼痛性肌痉挛(36%)、骨骼肌肉痛包括肌痛(14%)、关节痛、骨痛。

【禁忌证】

对本药活性物质或任何赋形剂成分过敏者禁用。

【药物相互作用】

1. 本药与酮康唑合用时,血药浓度显著增加,其他 CYP3A 强抑制剂(阿扎那韦、克拉霉素、茚地那韦、伊曲康唑、伏立康唑等)合用尚无经验。

2. 与华法林合用,可使凝血酶原时间延长,出血风险增加。

【注意事项】

1. 定期监测肝功能、血常规。

2. 密切监测体重变化。

3. 在治疗期间注意监测维持出血及瘤内出血。

4. 某些嗜酸性粒细胞增多综合征伴有心脏损害的患者,密切关注其心源性休克及左心室功能紊乱情况。

【FDA 妊娠/哺乳分级】

D/L5 级,妊娠及哺乳妇女禁用。

【用药实践】

根据毒性反应的剂量调整

1. 如果接受甲磺酸伊马替尼治疗过程中出现严重非血液学不良反应(如严重水潴留),应停药,直到不良反应消失,然后根据该不良反应的严重程度调整剂量。

2. 轻、中度肝功能损害者推荐使用最小剂量为每日400mg。如胆红素升高＞正常范围上限3倍或转氨酶升高＞正常范围上限5倍，宜停止服用甲磺酸伊马替尼，直到上述指标分别降到正常范围上限的1.5或2.5倍以下。以后甲磺酸伊马替尼治疗可以减量后继续服用。成人每日剂量应该从400mg减少到300mg、从600mg减少到400mg，或从800mg减少至600mg；儿童和青少年从260mg/m^{2}减少到200mg/m^{2}或从340mg/m^{2}减少到260mg/m^2。

3. 中性粒细胞减少或血小板减少时剂量的调整见表7-2。

表7-2 甲磺酸伊马替尼根据血细胞计数的剂量调整方案

疾病	伊马替尼起始剂量	中性粒细胞/血小板绝对值	甲磺酸伊马替尼剂量调整
Ph+CML加速期或急变期	成人每日600mg；儿童和青少年每日340mg/m^2	中性粒细胞＜0.5×10^9/L和（或）血小板＜10×10^9/L	建议剂量减少到每日400mg或260mg/m^2；如果血细胞减少持续2周，则进一步减少剂量至每日300mg或200mg/m^2，如血细胞减少持续4周，应停药，直到中性粒细胞≥1×10^9/L和血小板≥20×10^9/L；再用时剂量为每日300mg或200mg/m^2
CML慢性期	成人每日400mg，儿童和青少年每日260mg/m^2	中性粒细胞＜1.0×10^9/L和（或）血小板＜50×10^9/L	应停药，直到中性粒细胞≥15×10^9/L和血小板≥75×10^9/L恢复给药；再用时剂量为每日400mg或260mg/m^2；如果再次出现上述情况，治疗中断后重新的治疗剂量为每日300mg或200mg/m^2

疾病	伊马替尼起始剂量	中性粒细胞/血小板绝对值	甲磺酸伊马替尼剂量调整
HES/CEL、ASM	起始剂量为每日100mg	中性粒细胞<1.0×10^9/L和（或）血小板<50×10^9/L	应停药，直到中性粒细胞≥1.5×10^9/L和血小板≥75×10^9/L恢复给药；再用时剂量为每日100mg
HES/CEL、ASM、MDS/MPD	起始剂量为每日400mg	中性粒细胞<1.0×10^9/L和（或）血小板<50×10^9/L	应停药，直到中性粒细胞≥1.5×10^9/L和血小板≥75×10^9/L恢复给药；再用时剂量为每日400mg；如果再次出现上述情况，治疗中断后重新的治疗剂量为每日300mg
DFSP	起始剂量为每日800mg	中性粒细胞<1.0×10^9/L和（或）血小板<50×10^9/L	应停药，直到中性粒细胞≥1.5×10^9/L和血小板≥75×10^9/L恢复给药；再用时剂量为每日600mg；如果再次出现上述情况，治疗中断后重新的治疗剂量为每日400mg

索拉非尼 Sorafenib

【其他名称】

索伦尼克, 多吉美

【药物特征】

索拉非尼是一种多激酶抑制剂。临床前研究显示，索拉非尼能同时抑制多种存在于细胞内和细胞表面的激酶，包括 RAF 激酶、血管内皮生长因子受体 -2（VEGFR-2）、血管内皮生长因子受体 -3（VEGFR-3）、血小板衍生生长因子受体 -β（PDGFR-β）、KIT 和 FLT-3。因此索拉菲尼具有双重抗肿瘤效应，一方面，它可以通过抑制 RAF/MEK/ERK 信号传导通路,直接抑制肿瘤生长;另一方面,它又可通过抑制 VEGFR 和 PDGFR 而阻断肿瘤新生血管的形成,间接抑制肿瘤细胞的生长。

与口服溶液相比,索拉非尼片的相对生物利用度为38%~49%;高脂饮食可使索拉非尼生物利用度降低29%。主要通过肝脏代谢酶 CYP3A4 氧化代谢,以及通过 UGT1A9 葡萄糖苷酸化代谢;主要以原形物(占总剂量51%)和代谢物方式随粪便排泄,有部分葡萄糖苷酸化代谢产物(占总剂量19%)随尿液排泄。

【适应证】

不能手术的晚期肾细胞癌;无法手术或远处转移的原发性肝细胞癌。

【剂型与特征】

本药仅有片剂。空腹或伴低脂、中脂饮食服用,以一杯温开水吞服。

【用法用量】

推荐剂量:每次 0.4g,每日 2 次。

【不良反应】

常见不良事件包括皮疹、腹泻、血压升高、疲劳。

1. 皮肤及皮下组织异常 皮疹、脱发、手足皮肤反应、瘙痒、红斑、剥脱性皮炎、湿疹、多形性红斑等。

2. 消化道异常 腹泻、恶心、呕吐、便秘、口炎、消化不良、吞咽困难。

3. 血管异常 高血压、充血性心力衰竭、心肌缺血和心肌梗死、高血压危象、QT 间期延长。

4. 其他 外周感觉神经病变、营养代谢异常、肝功能异常、骨髓抑制、淀粉酶升高、发热、流感样症状等。

【禁忌证】

对索拉非尼或药物的非活性成分有严重过敏症状的患者禁用。

【药物相互作用】

无明显药物相互作用。

【注意事项】

1. 密切监测皮肤毒性反应。

2. 有心脏病史或 QT 延长倾向患者,或服用已知延长 QT 间隔药物,应定期监测心电图和电解质。

3. 合用华法林应常规监测凝血时间、INR 值并注意临床出现迹象。

【FDA 妊娠/哺乳分级】

D 级,孕期妇女禁用。

【用药实践】

1. 对血压的影响 索拉非尼相关的高血压多为轻到中度,多在开始服药后的早期阶段就出现,用常规的降压药物即可控制。应常规监控血压,如有需要则按照标准治疗方案进行治疗。对应用降压药物后仍严重或持续的高血压或出现高血压危象的患者需考虑永久停用索拉非尼。

2. 需要做大手术的患者建议暂停索拉非尼。

3. 发生心肌缺血和(或)心肌梗死的患者应该考虑暂时或长期终止索拉非尼的治疗。

4. 皮肤毒性的剂量调整见表 7-3。

表 7-3 索拉非尼根据皮肤毒性程度的剂量调整方案

CTCAE级别	索拉非尼剂量
1级	继续使用本药,同时予局部治疗对症处理
2级	首次出现,继续使用本药,同时予局部治疗对症处理;7 天内症状无改善或第 2、3 次出现时,暂停本药直至毒性缓解至 0~1 级;第 4 次出现时,终止本药治疗

续表

CTCAE级别	索拉非尼剂量
3级	第1、2次出现时,暂停本药直至毒性缓解至0~1级,重新治疗时减量为每日0.4g;第3次出现时,终止本药治疗

第四节　肿瘤细胞信号转导通路抑制剂

一、治疗药物概论

信号转导是各类信号包括分子信号和外源性刺激信号等通过细胞膜或细胞内信使分子介导,引起核内靶基因表达改变的过程。当细胞信号转导过程发生障碍或异常时,会引起细胞生长、增殖、分化、代谢、凋亡等生物学的异常,从而引起疾病或肿瘤发生。寻找能对肿瘤细胞信号转导进行调控的药物是目前全球生物医疗领域研究的热点之一。这里主要介绍 mTOR 抑制剂依维莫司。

二、药物使用精解

依维莫司 Everolimus

【其他名称】

飞尼妥

【药物特征】

依维莫司是一种 mTOR 的抑制剂(哺乳动物雷帕霉素靶点),PI3K/AKT 通路下游的一种丝氨酸 - 苏氨酸激酶。依维莫司结合至细胞内蛋白 FKBP-12,导致一种抑制剂性复合物形成和 mTOR 激酶活性的抑制。依维莫司减低 S6 核糖体蛋白激酶(S6K1)的活性和真核生物延伸因子 4E-结合蛋白(4E-BP)，mTOR 的下游效应器，涉及蛋白质合成。此外，依维莫司抑制缺氧-可诱导因子的表达(如 HIF-1)和减低血管内皮生长因子(VEGF)的表达。在体外和(或)体内研究中通过依维莫司 mTOR 的抑制作用曾显示减低细胞增殖、血管生成和葡萄糖摄取。

从 5~70mg 剂量范围口服给药后 1~2 小时达到峰依维莫司浓度；每日 1 次给药后 2 周内达到稳态、在健康受试者和中度肝损伤患者中血浆蛋白结合均为约 74%。平均消除半衰期约 30 小时，80% 从粪中排泄，5% 在尿中排泄。

【适应证】

既往接受舒尼替尼或索拉菲尼治疗失败的晚期肾细胞癌患者；需治疗但无法根治性手术切除的伴结节性硬化的室管膜下巨细胞星形细胞瘤(SEGA)；预防肾移植和心脏移植手术后的排斥反应。

【剂型与特征】

本药仅有片剂。可与食物同服或不与食物同服。用一杯水整片送服本药片剂，不应咀嚼或压碎。对于无法吞咽片剂的患者，用药前将本药片剂放入一杯水中(约 30ml)轻轻搅拌至完全溶解(大约需要 7 分钟)后立即服用。用相同容量的水清洗水杯并将清洗液全部服用，以确保服用了完整剂量。

【用法用量】

推荐剂量为 10mg，每日 1 次，口服给药只要存在临床获益就应持续治疗，或使用至出现不能耐受的毒性反应时。

【不良反应】

1. 严重不良反应　急性呼吸衰竭、感染、急性肾衰。

2. 常见不良反应　口炎、肺炎和呼吸困难。

3. 其他　疲劳、外周性水肿、发热、乏力、潮热、恶心、呕吐、腹泻、食欲下降、高血糖、关节痛、四肢疼痛、味觉障碍、失眠、皮疹、皮肤瘙痒。

【禁忌证】

对依维莫司、对其他雷帕霉素衍生物、或对辅料任何组分过敏者禁用。

【药物相互作用】

1. 与酮康唑、红霉素、维拉帕米合并使用时依维莫司的暴露量显著增加。

2. 与利福平（CYP3A4 强效诱导剂）合并使用时，依维莫司血药浓度下降。

3. 依维莫司与长效奥曲肽合用时，奥曲肽 $C_{\min}$ 上升约 50%。这个升高对晚期神经内分泌瘤患者使用依维莫司的疗效反应没有临床显著的影响。

【注意事项】

1. 密切监测感染征象和症状。

2. 治疗前和治疗期间定期监测肾功能、血糖、脂质和血液学参数。

【FDA 妊娠 / 哺乳分级】

D/L5 级，妊娠及哺乳期妇女禁用。

【用药实践】

1. Child-Pugh 分级为 B 的肝受损患者，减低依维莫司剂量至 5mg 每日 1 次。

2. 与中度 CYP3A4 抑制剂和（或）P- 糖蛋白（P-gp）合用时，先减低依维莫司剂量至 2.5mg 每日 1 次；如耐受，考虑增加至 5mg 每日 1 次。

3. 与 CYP3A4 的强诱导剂合用时，增加依维莫司剂量以每次 5mg 增量至最大 20mg 每日 1 次。

第五节　蛋白酶体抑制剂

一、治疗药物概论

蛋白酶体是具有多种催化作用的蛋白酶复合物,可以选择性降解细胞内蛋白质。蛋白酶体抑制剂通过抑制蛋白酶体的活性,影响细胞生长相关蛋白、细胞因子和信号分子的表达,进而干扰细胞原有的增殖、分化和凋亡过程,对肿瘤细胞的生长抑制更为明显。目前已有的药物为硼替佐米。

二、药物使用精解

硼替佐米 Bortezomib

【其他名称】

万珂,Velcade

【药物特征】

主要抑制 26S 蛋白酶,该酶是细胞内一种破坏细胞周期调节蛋白的大分子蛋白复合物,通过抑制作用阻断肿瘤细胞更新,诱导细胞凋亡。

单次静脉给药后,血浆药物浓度的衰减呈两相:分布相小于 10 分钟,消除相更长时间为 5~15 小时。多剂量给药后,清除率降低,终末消除相则升高。血浆蛋白结合率大于 80%。主要经 CYP3A4、CYP2C19 和 CYP1A2 代谢,小部分由 CYP2D6 和 CYP2C9 代谢。

【适应证】

1. 多发性骨髓瘤,此患者在使用本药前至少接受过两种治疗,并在最近一次治疗中病情还在进展。

2. 复发或难治性套细胞淋巴瘤,此患者在使用本药前至少接受过一种治疗。用于该适应证的安全有效性数据来自国外一项针对先前治疗后复发的套细胞淋巴瘤的单臂Ⅱ期临床研究，尚缺乏针对中国人群的临床研究。

【剂型与特征】

仅有注射剂型，供静脉注射给药，禁止鞘内注射。本药给药时需用 3.5ml 0.9% 氯化钠注射液稀释后 3~5 秒内静脉注射，随后以 0.9% 氯化钠注射液冲洗。

【用法用量】

1. 未经治疗的多发性骨髓瘤患者　本药在联合口服美法仑和口服泼尼松进行治疗时，每个疗程 6 周，共九个疗程。在第 1~4 疗程内，本药剂量为 1.3 mg/m^2，分别于低 1、4、8、11、22、25、29 和 32 天内静脉注射给药。在第 5~9 疗程内，分别在第 1、8、22 和 29 天给药。两次给药时间至少间隔 72 小时。

2. 复发的多发性骨髓瘤患者和套细胞淋巴瘤患者　初始剂量为 1.3mg/m^2，分别于第 1、4、8、11 天静脉给药，21 天为 1 个周期，连续给药至少间隔 72 小时。对于超过 8 个疗程的维持治疗，可按标准方案给药，也可按每周 1 次、连续给药 4 周的维持方案（第 1、8、15 和 22 天），随后是 13 天的休息期（第 23 至 35 天）。0.9% 氯化钠注射液 0.9% 氯化钠注射液。

【不良反应】

1. 本药常见不良反应包括食欲降低、胃肠道功能紊乱、周围神经病变、发热、血小板减少、中性粒细胞减少、贫血和直立性低血压。

2. 其他　视力模糊、眼刺激、耳鸣、眩晕、头晕、呼吸困难、皮疹、关节痛和肌痛。肿瘤溶解综合征和癫痫发作也有报道。

3. 可能有心脏毒性　心动过速、心律失常、房颤、心悸和心绞痛及心肌梗死。

4. 肝胆紊乱包括胆红素升高、转氨酶升高、胆汁淤积和急性肝衰竭。

【禁忌证】

对硼替佐米、硼或者甘露醇过敏的患者禁用。

【药物相互作用】

本药主要经过肝药酶 CYP3A4、CYP2C19 和 CYP1A2 代谢，CYP2D6 和 CYP2C9 也有一定作用，因此当与其他诱导或一致这些酶的药物合用时，应当注意。本药与有周围神经病变或低血压作用的药物合用应谨慎。

【注意事项】

1. 低血压　发生率为 11%~12%，在整个治疗过程均能观察到。如果已知患者有晕厥病史、服用能导致低血压的药物或患者脱水，建议慎用。可以通过调整抗高血压药物、补液或使用盐皮质类激素和(或)拟交感神经药物治疗直立性或体位性低血压。

2. 心脏疾病　有增加充血性心力衰竭风险。

3. 肺部疾病　有发生肺炎、间质性肺炎、肺浸润和急性呼吸窘迫综合征的报道。

【FDA 妊娠 / 哺乳分级】

D 级。动物实验揭示能导致流产和胎儿成活率下降，建议给药期间避免受孕。

【用药实践】

1. 药物过量　动物实验发现静脉注射的致死量和血压下降、心率增加、收缩力增加以及末梢致死性血压有关。一旦发现过量，应监测患者的生命体征，并采取适当的措施维持血压和体温。

2. 周围神经毒性　处理见第九章抗肿瘤药物的神经毒性部分。

3. 轻度肝功能不全和轻中度肾功能不全无需调整剂量　中重度肝功能不全者本药的起始剂量应降低为 $0.7mg/m^2$，根据患者第一个周期的耐受性，随后的治疗治疗增加至 $1.0mg/m^2$

或进一步降低为 $0.5mg/m^2$。

4．基于毒性反应的剂量调整　当发生 3 级非血液毒性或任何 4 级血液毒性（不包括神经病变），应暂停给药。等到毒性反应缓解后方可重新治疗，剂量应减少 25%。如果发生与本药有关的神经同或周围感觉神经病变，可参考表 7-4 进行计量调整：

表 7-4　硼替佐米基于神经毒性或周围神经病变的剂量调整方案
（根据 CTCAE v 4.0 分级）

周围神经病变症状和体征的严重程度	用法用量调整
1 级（无症状；感觉异常或深肌腱反射丧失），不伴有疼痛或功能丧失	不变
1 级伴疼痛或 2 级（中度症状；工具性日常活动受限）	剂量降至 $1mg/m^2$，或将本药的治疗方案改为 $1.3mg/m^2$ 每周 1 次
2 级伴有疼痛或 3 级（重度症状；自理性日常活动受限）	暂停给药直至毒性症状缓解后恢复治疗，剂量降至 $0.7mg/m^2$，每周 1 次
4 级（导致危及生命；出现需紧急干预的指征）	停止本药治疗

（王茹稼）

参 考 文 献

[1] 郝良纯, 张立忠. 利妥昔单抗治疗 CD_{20}（＋）B 细胞非霍奇金淋巴瘤的临床观察. 中华儿科杂志, 2003, 41（8）: 627-627.

[2] Plosker GL, Figgitt DP. Rituximab: a review of its use in non Hodgkin's lymphoma and chronic lymphocytic leukaemia. Drugs, 2003, 63（8）: 803-843.

[3] Fornier M, Esteva FJ, Seidman AD. Trastuzumab in combination with

chemotherapy for the treatment of metastatic breast cancer. Semin Oncol, 2000, 27(6 Suppl 11): 38-45.

[4] 韦劲松, 李志革, 宋向群, 等. Herceptin 联合化疗治疗 Her-2 过度表达的转移性乳腺癌的初步观察. 中国癌症防治杂志, 2010, 2(1)22-24.

[5] Jonker DJ, O'Callaghan CJ, Karapetis CS, et al. Cetuximab for the treatment of colorectal cancer. N Engl J Med, 2007, 357(20): 2040-2048.

[6] 杜震, 于勇, 张伟. 贝伐珠单抗治疗转移性结直肠癌不良反应的 Meta 分析. 中国现代应用药学, 2012, 29(6): 542-547.

[7] 程刚, 张力. 贝伐珠单抗治疗非小细胞肺癌的相关不良反应及处理原则. 中国肺癌杂志, 2010, 13(6): 563-567.

[8] 黄捷晖, 张艳, 郑建. 吉非替尼致间质性肺炎 1 例. 中国新药与临床杂志, 2007, 26(11): 878-879.

第八章　其他抗肿瘤药物及
　　　　　辅助药物

除前文提及的抗肿瘤药物外，尚有其他因无法按照常用抗肿瘤药物分类方法归纳的抗肿瘤药物以及具有抗肿瘤活性的中草药提取药。中草药提取药通常作为抗肿瘤辅助用药，其抗肿瘤机制尚未完全明确，但具有增强免疫力作用，通过增强免疫力发挥辅助抗肿瘤作用。此外还有些药物尽管无抗肿瘤作用，但作为某些特定抗肿瘤药物的解毒剂或增敏剂也被广泛地应用于临床。

第一节　其他抗肿瘤药物

一、治疗药物概论

本节书写的药物主要有因无法根据常用的抗肿瘤药物分类方法进行归纳的抗肿瘤药物和中草药提取物。如有促诱导分化的维 A 酸和三氧化二砷、阿糖胞苷类似物地西他滨、沙利度胺及其类似物来那度胺。这些药物主要用于血液系统肿瘤，如维 A 酸和三氧化二砷作为诱导分化剂用于 APL 的治疗，地西他滨用于 MDS，沙利度胺和来那度胺用于其他药物治疗无效的多发性骨髓瘤等。

中草药提取物尽管抗肿瘤机制尚未完全明确，但多数具有增强免疫力作用,通过增强免疫力发挥抗肿瘤作用。在使用这些药物时,临床医师需严格把握指征,切勿随意使用。这类药物的作用机制或药效药动学等研究等存在一定程度的缺失,故本节书写时无法将这些信息完全纳入。

二、药物使用精解

维 A 酸 Tretinoin

【其他名称】

维甲酸,维生素甲酸,维生素 A 酸,全反式维甲酸,迪维,艾力可,ATRA

【药物特征】

本药是细胞诱导分化剂。可以诱导急性早幼粒细胞白血病(APL)细胞分化成熟,在体外和体内实验中可抑制 APL 细胞的增殖。APL 患者使用本药治疗后,可使来源于白血病纯系细胞的原始早幼粒细胞初步成熟,随后正常的多细胞系的造血细胞使骨髓和外周血再生,从而达到缓解。

本药口服给药后吸收良好,2~3 小时可达峰浓度。吸收后与维生素 A 在体内的主要代谢产物和活性形式相同,主要是在葡萄糖醛酸转移酶的催化下生成葡糖醛酯代谢物而排出体外。主要在肝脏代谢,经胆汁和尿中排泄。

【适应证】

用于急性早幼粒细胞白血病,并可作为维持治疗药物。

【剂型与特征】

片剂和胶囊剂。

【用法用量】

用于急性早幼粒细胞白血病,按体表面积每日 45mg/m^2,每日最高总量不超过 0.12g,分 2~4 次服用,疗程 4~8 周。根据治疗反应调整用量。达到完全缓解后,还应给予标准化治疗。

【不良反应】

1. 精神系统　可见头晕、头痛、颅内压升高、目眩、混淆、忧郁、沮丧、疲劳和嗜睡等。

2. 心血管系统　心律不齐。

3. 呼吸系统　可见咳嗽、呼吸困难、胸膜渗出、胸痛、鼻充血、喉头水肿、肺炎、肺水肿、哮喘等。

4. 代谢/内分泌系统　可见血清胆固醇、甘油三酯升高。

5. 消化系统　常见口干、恶心、呕吐、畏食、腹胀、腹痛、腹泻、便秘、转氨酶升高等。

6. 血液系统　部分患者可能会出现维 A 酸综合征（RA-APL综合征），具体见用药实践部分。

7. 皮肤　可表现为皮肤干燥、皮疹、唇炎、黏膜干燥、甲沟炎和脱发等。

【禁忌证】

1. 对本药及阿维 A 酯、异维 A 酸或其他维生素 A 衍生物过敏者禁用。

2. 急性和亚急性皮炎、湿疹类皮肤病患者禁用。

【药物相互作用】

1. 与西咪替丁、环孢素、维拉帕米、酮康唑等合用可引起血药浓度升高，并可能会导致维 A 酸中毒。

2. 与苯巴比妥、戊巴比妥、利福平等联合，可使本药血药浓度下降。

3. 避免和四环素、维生素 A 同时服用。

【注意事项】

1. 出现不良反应时，需控制给药剂量或可与谷维素、维生素 B_1、维生素 B_6 等同服，可使头痛等症状减轻或消失。

2. 给药过程中应关注患者是否出现维 A 酸综合征。

【FDA 妊娠/哺乳分级】

本药有致畸性，口服制剂 D 级；口服制剂哺乳分级 L4 级。

【用药实践】

1. 警惕维 A 酸综合征　维 A 酸综合征又叫分化综合征,口服维 A 酸治疗 APL,约 25% 患者会在用药后平均 10~12 天出现维 A 酸综合征,严重程度各不相同,重者可致死。具体表现为发热、呼吸困难、急性呼吸窘迫、体质量增加、肺浸润、胸腔或心包积液、水肿和肝肾及多器官衰竭;偶尔可能会伴有心肌收缩力受损、偶发性低血压。当出现 1 个以上以下症状时可考虑诊断该病,如发热、呼吸困难、浆膜腔积液、肺浸润和体重增加等。这些症状多发生在白细胞升高阶段且与白细胞增高有一定的正相关,所以如果患者在接受维 A 酸治疗后,出现高的白细胞计数或白细胞计数快速增加,则需要警惕该综合征,因此在接受维 A 酸治疗期间需要严密监测白细胞计数和患者临床症状。

2. 维 A 酸综合征的处理　一旦出现维 A 酸综合征,应立即给予高剂量糖皮质激素治疗(如地塞米松 10mg bid ivgtt),用至症状缓解;如果需要缓解缺氧状态,可使用呼吸机。多数患者在处理时无需停药,但当出现中重度维 A 酸综合征时,应暂停给药。当白细胞计数超过 10×10^9/L,可给予口服羟基脲、阿糖胞苷或小剂量高三尖杉酯碱降白细胞数量;如果白细胞计数超过 50×10^9/L,可考虑白细胞单采分离技术。

三氧化二砷 Arsenic Trioxide

【其他名称】

亚砷酸,亚砷酸酐,亚砷酐,Trisenox

【药物特征】

本药用于 APL 的机制尚不明确。体外实验揭示,可以诱导 NB$_4$ 细胞株(一种具有典型 APL 特征的细胞株)和对维 A 酸耐药的 APL 细胞株发生凋亡;其对肿瘤细胞的作用并不依赖维 A 酸的调节途径;与 ATRA 和其他化疗药物无交叉耐药现象,对

ATRA 耐药细胞（AR-2、NBR-1 及 NB$_4$-360）仍有诱导凋亡作用，对有或无 APL 基因（PML）- 维 A 酸受体基因（RARα）异常的多种肿瘤细胞系也均有抑制生长及诱导凋亡作用。本药可能是通过干扰巯基酶的活性、调控癌相关基因的表达以及阻碍细胞周期的进程等。

本药也可显著抑制人肝癌细胞株 SMMC-7721 细胞生长，其机制与诱导肝癌细胞发生凋亡有关，且凋亡呈剂量依赖性和时间依赖性。细胞周期分析显示，本药在 1μg/ml 浓度下作用 24~72 小时，可使细胞生长受阻于 G$_2$/M 期。经本药处理 4 日后的食管癌细胞株 EC-8712 和 EC-171，可出现显著的凋亡特征，并表现为剂量依赖性和时间依赖性。

本药静脉给药后广泛分布于各组织。停药时检测组织砷的含量，由高到低依次为：皮肤、卵巢、肝、肾、脾、肌肉、睾丸、脂肪、脑组织等。停药 4 周后，脑组织中砷的含量增加。

APL 患者静脉滴注本药 10mg 后，4 小时达血药峰浓度，连续给药期间，每日尿排砷量为每日给药量的 1%~8%，而指（趾）甲和毛发砷蓄积显著增加，可达治疗前的 5~7 倍。停药后，尿排砷量和末梢蓄积的砷则逐渐下降。1~2 个月尿排砷量可下降 25%~75%。肝癌患者静脉注射 10mg 后，消除半衰期与治疗 APL 时明显延长，且个体差异大。

【适应证】

急性早幼粒细胞白血病和原发性肝癌，

【剂型与特征】

注射用粉针剂，可选择 0.9% 氯化钠注射液或 5% 葡萄糖注射液作为溶媒。

【用法用量】

1. 急性早幼粒细胞白血病　成人每日 1 次，每次 5~10mg，经溶媒用 500ml 稀释后，静脉滴注 3~4 小时，4 周为一疗程，间歇 1~2 周，也可连续用药。儿童每次 0.16mg/kg，用法同成人。

2. 原发性肝癌　每日 1 次, 每次 7~8mg/m², 2 周一疗程, 间歇 1~2 周。

【不良反应】

本药导致的不良反应与患者个体对砷化物的解毒和排泄功能以及对砷的敏感性有关, 主要有:

1. 心血管系统　心悸、胸闷、心电图变化, 包括窦性心动过速、ST 段下移、T 波倒置或低平、PR 间期延长或完全性房室传导阻滞, 多为可逆性; 另外尚有 QT 间期延长及在此基础上的室性心律失常。

2. 血液系统　白细胞计数增多(通常为异常中幼粒细胞), 表现为类似维 A 酸综合征。因白细胞增多可能会导致 DIC 或加重 DIC、纤溶亢进、脑血管栓塞引起脑出血、肺血管栓塞导致呼吸窘迫综合征、浸润症状加重, 如出现视力下降、骨关节疼痛及尿酸肾病。

3. 代谢 / 内分泌系统　体质量增加、胸膜渗出、心包积液、颜面部水肿。

4. 肌肉骨骼系统　可见关节或肌肉酸痛。

5. 神经系统　在用药 10~20 天左右出现多发性神经炎和多发性神经根炎症状。患者四肢疼痛、麻木, 感觉由过敏或异常发展到痛、温、触觉的迟钝、消失, 甚至感觉性共济失调。同时有肢体无力、远端肌肉萎缩, 可有明显的自主神经障碍。砷中毒性周围神经炎与一般周围神经炎无区别。约 34% 患者在用药早期可有一过性脑血管痉挛性头痛。

6. 皮肤　可有皮肤干燥、红斑、色素沉着、丘疹。

7. 泌尿系统　急性肾衰竭少见, 可出现肾功能变化, 一般停药后可恢复。

8. 胃肠道　可见恶心、呕吐、食欲缺乏、腹胀、腹痛、腹泻等, 停药后可消失。另外可见肝功能异常, 表现为转氨酶、胆红素等升高。

【禁忌证】

1. 对本药及其他砷剂过敏者禁用。

2. 严重肝肾功能不全者禁用。

3. 长期接触砷或有砷中毒者禁用。

【药物相互作用】

1. 避免使用含硒的药品和食品。

2. 不宜和其他容易导致 QT 间期延长的药物或电解质紊乱的药物合用,如利尿剂等。

【注意事项】

1. 本药可以导致 QT 间期延长和完全性房室传导阻滞,以及致命的尖端扭转性室性心动过速。

2. 用药期间出现外周血白细胞过高,可酌情使用白细胞单采分离,或应用羟基脲、高三尖杉碱酯、阿糖胞苷等药物。

【FDA 妊娠 / 哺乳分级】

D 级。

【用药实践】

1. 药物过量处理　如果本药过量使用导致急性中毒,可以用二巯基丙醇抢救。具体使用方法:肌内注射,每次 2.5~4mg,最初 2 日每 4~6 小时 1 次,第 3 日每 6~12 小时一次,以后每日 1 次,一疗程为 7~14 日。

2. 本药使用时需做的检查　用药前需进行 12 导联心电图、血清电解质和肌酐检查。用药过程中,每周至少 2 次检查电解质、血糖、血常规、凝血功能和心电图。

3. 三氧化二砷导致的分化综合征　使用三氧化二砷治疗 APL 的过程中,约有一半患者可能会在用药 1~2 周后出现白细胞数量大幅增高,这类患者容易发生分化综合征,临床症状与维甲酸综合征相似,所以又称为类维 A 酸综合征,处理方式参考维 A 酸综合征的处理。

沙利度胺 Thalidomide

【其他名称】

反应停，酞胺哌啶酮

【药物特征】

沙利度胺的作用机制尚未完全明确，具有抗炎和免疫调节作用，其中包括抑制肿瘤坏死因子 -α 合成，但该抑制作用并非完全且具有一定的选择性。另外尚有抗前列腺素、组胺及 5- 羟色胺作用。

本药胃肠道吸收较为缓慢，口服 3~6 小时血浆浓度可达峰值；本药可以通过胎盘屏障，并能分布到精液中。本药确切的代谢途径不明，消除半衰期是 5~7 小时。

【适应证】

常规治疗无效的多发性骨髓瘤。

【剂型与特征】

片剂及胶囊剂，最好在每日睡前或晚饭后至少 1 小时服用。

【用法用量】

初始每日 200mg，其后根据耐受程度，可按每周增加 100mg 的速度，增至每日最大 800mg。

【不良反应】

1. 严重致畸性。

2. 另一个主要不良反应是周围神经病变，可能会较为严重且不可逆转。具体表现可参考用药实践部分。

3. 血栓事件。

4. 其他不良反应还包括便秘、头晕、直立性低血压、困倦和嗜睡、皮疹等。

【禁忌证】

1. 孕妇、哺乳期妇女、儿童禁用。

2. 对本药过敏者禁用。

3. 本药能导致倦怠和嗜睡，从事危险工作者禁用。

【药物相互作用】

本药能增强其他中枢抑制剂的作用，尤其是巴比妥类药物。

【注意事项】

1. 本药有严重致畸作用，孕妇和哺乳期妇女严禁使用，育龄期妇女应避孕。

2. 本药容易导致周围神经病变，早期有手足麻木感、麻刺感或烧灼样疼痛，出现上述症状应及时处理。

3. 患者服药期间严禁献血。

4. 出现皮疹应及时停药，进行临床评价后才能重新开始服用，如皮疹为表皮剥脱性、紫癜性或大疱性、或怀疑是Steven-Johnson综合征或中毒性表皮坏死松解症，应不能再用。

【FDA妊娠/哺乳分级】

X/L5级。

本药具有强致畸作用，同时能分泌进入乳汁，故妊娠、哺乳妇女严禁使用。

【用药实践】

1. 用药警示　2015年12月14日英国药品和健康产品管理局（NHRA）发布信息，建议75岁以上老年人使用沙利度胺应降低起始剂量，推荐每日100mg，以最大限度地减少不良反应发生。

2. 沙利度胺基于周围神经毒性严重程度的剂量调整方案　根据美国国立癌症研究所常见不良事件标准（NCI-CTCAE）4.0版，周围神经病变的严重分级见表8-1。

患者出现1级周围神经病变不伴神经性疼痛，无需调整剂量；但如伴有神经性疼痛或2级周围神经病变时，沙利度胺应减量50%或暂停使用，直至恢复至1级或消失，若再度使用，应减量50%；2级周围神经病变伴神经性疼痛或3级周围神经病变,停止本药治疗,直至恢复至1级或消失,若再度使用,应减量50%;4级周围神经病变需终身停止本药治疗。

表8-1 NCI-CTC AE4.0版周围神经病变分级

病变类型	1级	2级	3级	4级	5级
感觉神经病变	无症状,深腱反射丧失或感觉异常	中度症状,工具性日常生活活动受限	症状严重,日常生活自理受限	危及生命,紧急处理	死亡
运动神经病变	无症状,仅临床或诊断观察,不干预	中度症状,工具性日常生活活动受限	症状严重,日常生活自理受限,辅助设备	危及生命,紧急处理	死亡
神经痛	轻度痛	中度痛,工具性日常生活活动受限	严重痛,日常生活自理受限	–	–

来那度胺 Lenalidomide

【其他名称】

雷利度胺,瑞复美,Revlimid

【药物特征】

本药是沙利度胺的类似物,作用机制尚未完全明确,目前已知的有抗肿瘤、抗血管生成、促红细胞生成和免疫调节作用等。本药可抑制某些造血系统肿瘤(多发性骨髓瘤浆细胞和存在5号染色体缺失的肿瘤细胞)的增殖,提高T细胞和自然杀伤细胞介导的免疫功能,提高自然杀伤T细胞的数量,通过组织内皮细胞的迁移和黏附以及阻止微血管形成抑制血管生成。通过CD_{34}阳性造血干细胞增加胎儿血红蛋白的生成,抑制由单核细胞产生的促炎性细胞因子的生成。

本药口服后吸收迅速,研究发现多发性骨髓瘤患者 AUC 比健康志愿者高 57%。本药蛋白结合率约 30%,约 2/3 以原形经肾排泄,消除半衰期为 3 小时。

【适应证】

与地塞米松联合用于曾接受过其他药物治疗的多发性骨髓瘤成年患者。

【剂型与特征】

胶囊剂,食物不影响本药的 AUC,但可以使峰浓度降低 36%。

【用法用量】

本药推荐的起始剂量是 25mg,在每个重复 28 天周期内的第 1~21 天,每日口服 25mg,直至疾病进展;地塞米松推荐在每 28 天治疗周期的第 1、8、15 和 22 天口服 40mg。

【不良反应】

1. 心血管系统　深静脉血栓、水肿等。

2. 代谢/内分泌系统　高糖血症、低钾血症、低镁血症、甲减。

3. 呼吸系统　咳嗽、呼吸困难、鼻出血、鼻咽炎、肺炎等。

4. 肌肉骨骼系统　关节疼痛、背痛、肌肉痉挛、肌无力。

5. 泌尿生殖系统　排尿困难、肾脏病变。

6. 神经系统　头晕、头痛、失眠、神经病变、周围神经病、震颤。

7. 胃肠道　消化不良、食欲缺乏、恶心、呕吐、腹痛、便秘、腹泻等。

8. 血液系统　贫血、骨髓抑制。

9. 皮肤　皮肤干燥、瘙痒、皮疹、荨麻疹等。

10. 其他尚有视物模糊、发热、四肢疼痛等。

【禁忌证】

本药过敏者禁用,孕妇禁用。

【药物相互作用】

与地高辛合用,可增加地高辛的血药峰值14%,应监测地高辛的血药浓度。

【注意事项】

1. 本药会增加深静脉血栓和肺栓塞风险。

2. 本药有血药毒性,可明显导致中性粒细胞和血小板减少。

【FDA妊娠/哺乳分级】

X级。

本药是沙利度胺衍生物,有致新生儿缺陷的潜在毒性,孕妇禁用,且男性和育龄妇要求在用药前4周、停药后4周及用药期间严格避孕。

【用药实践】

1. 根据肾功能状况的剂量调整方案见表8-2。

表8-2　来那度胺根据肾功能状况的剂量调整方案

肾功能[1]	给药剂量
Ccr ≥ 60ml/min	每28天周期第1~21天,口服25mg/d
30ml/min ≤ Ccr < 60ml/min	每28天周期第1~21天,口服10mg/d[2]
Ccr < 30ml/min,不需透析	每28天周期,隔日口服15mg/d,治疗3周
Ccr < 30ml/min,需透析	每28天周期第1~21天,口服5mg/d,透析治疗当日,应在透析后服用

注:1. Ccr是根据Cockcroft-Gault公式计算得到。

2. 如果患者能耐受10mg剂量,且未发生药物毒性,则第2个周期后可将剂量上调至15mg。

2. 根据血小板计数的剂量调整方案见表 8-3。

表 8-3 来那度胺根据血小板计数的剂量调整方案

血小板计数	给药剂量
首次降低至 $< 25 \times 10^9$/L	暂停用药,直至血小板计数恢复到 $\geq 25 \times 10^9$/L
恢复到 $\geq 25 \times 10^9$/L	在下一周期恢复治疗时,按 20mg/d 开始治疗
此后每当降至 $< 2\,5 \times 10^9$/L	暂停用药,直至血小板计数恢复到 $\geq 25 \times 10^9$/L
恢复到 $\geq 25 \times 10^9$/L	低于之前周期 5mg/d 开始用药,每日剂量不得低于 5mg

3. 根据中性粒细胞计数的剂量调整方案见表 8-4。

表 8-4 来那度胺根据中性粒细胞计数的剂量调整方案

中性粒细胞计数	给药剂量
首次降至 $< 0.5 \times 10^9$/L	暂停用药,每周检查一次全血细胞计数
恢复到 $\geq 0.5 \times 10^9$/L 且中性粒细胞减少为唯一观察到的毒性	如果该事件在某治疗周期前 15 天并已得到改善,则在本药停用 7 天后,即可按其实剂量重新开始本药每日一次的治疗。如果该事件发生在某治疗周期中的第 15 天之后,则至少在该 28 天周期中余下的日期内暂停给药
恢复至 $\geq 0.5 \times 10^9$/L,但除了中性粒细胞减少外还有观察到其他剂量依赖性血液学毒性	低于之前周期 5mg/d 重新给药
此后每当降至 $< 0.5 \times 10^9$/L	暂停本药治疗
恢复到 $\geq 0.5 \times 10^9$/L	可以按下一个更低剂量水平重新治疗,每日剂量不低于 5mg

4. 用药警示

（1）本药会导致显著的中性粒细胞减少和血小板减少。使用本药治疗多发性骨髓瘤的前 12 周内，应每 2 周进行 1 次全血细胞计数检查，之后监测频率可为每月 1 次。

（2）本药与地塞米松合用时，出现深静脉血栓和肺栓塞的风险显著升高，在使用时应加以判断。

鸦胆子油 Brucea javanica seed oil

【适应证】

用于肺癌、肺癌脑转移及消化道肿瘤。

【剂型与特征】

1. 注射液　用 0.9% 氯化钠注射液 250ml 稀释，稀释后立即使用。

2. 口服给药剂型有口服乳液和软胶囊 2 种。

【用法用量】

1. 注射液　每次 10~30ml，每日 1 次。

2. 口服乳液　每次 20ml，每日 2~3 次，30 天一疗程。

3. 软胶囊　每次 2.12g，每日 2~3 次，30 天一疗程。

【不良反应】

无明显毒副作用，少数患者有油腻感、恶心、畏食等消化道不适。

【禁忌证】

尚不明确。

【药物相互作用】

尚不明确。

【注意事项】

1. 注射液如果有分层，应停止使用；口服乳液和软胶囊制剂不可冻藏。

2. 过敏体质慎用。服药期间出现过敏者，应及时停药，并给予相应的治疗措施。

3. 静脉给药时不宜和其他药物同时滴注。

4. 本药有毒,易损害肝肾功能,请在医生指导下使用,不可过量。

【用药实践】

本药在使用过程中主要不良反应是油腻感,关注患者有无出现胃肠道不适。

康莱特 Kanglaite

【其他名称】

无

【药物特征】

本药成分是薏苡仁油。药效学实验表明,本药对小鼠 Lewis 肺癌、B_{16} 黑色素瘤肺转移、裸鼠移植性人体肝癌 QGY 有一定抑制作用。合并小剂量环磷酰胺可提高对大鼠移植性瓦克癌肉瘤(W256)的抑制作用;对氟尿嘧啶、环磷酰胺或顺铂引起的小鼠白细胞降低、GPT 升高,以及顺铂引起的小鼠 BUN 升高有抑制作用。本药能促进荷瘤小鼠的脾淋巴瘤细胞增殖,提高 NK 细胞的活性,促进巨噬细胞吞噬功能;对荷瘤和正常小鼠的常压耐缺氧存活时间、游泳时间有一定延长作用。另外本药还能抑制醋酸所致小鼠疼痛反应,使扭转次数减少。

【适应证】

益气养阴,消癥散结;使用于不宜手术的气阴两虚、脾虚湿困型原发性肺癌及原发性肝癌;配合放化疗有一定增效作用;对中晚期肿瘤患者具有一定的抗恶病质和止痛作用。

【剂型与特征】

1. 注射液,是水包油型白色乳状液体。首次使用时,滴速应缓慢,开始 10 分钟滴速为 20 滴／分钟,20 分钟后可持续增加,30分钟后可控制在40~60滴/分钟。

2. 软胶囊剂型内容为淡黄色或黄色的油状液体,气微,味淡。需要遮光、密闭置于阴凉干燥处保存。

【用法用量】

1. 注射剂 缓慢静脉滴注200ml,每日1次,21日为一疗程,间隔3~5日后可进行下一疗程。联合放化疗时,可酌情减量。

2. 软胶囊 每次2.7g,每日4次。宜联合放化疗使用。

【不良反应】

偶见脂过敏现象,如寒战、发热、轻度恶心及肝转氨酶可逆性升高,使用3~5天后此症状大多可自然消失;偶有轻度静脉炎。

【禁忌证】

在脂肪代谢严重失调时(急性休克、急性胰腺炎、病理性高脂血症、脂性肾病等患者)禁用。

【药物相互作用】

尚不明确。

【注意事项】

1. 肝功能严重异常者慎用。

2. 如偶有患者出现严重脂过敏现象可对症处理,并酌情停止使用。

3. 静脉给药时,防止外渗而引起刺激疼痛;冬季可用30℃温水预热,以免除物理性刺激。

4. 如果发现本药出现油水分层现象,禁止输注。

5. 如果在输注时出现静脉炎反应,可在注射本药前和后适量输注0.9%氯化钠注射液或5%葡萄糖注射液50~100ml。

【用药实践】

康莱特是薏苡仁中提取制成的,具有抑制癌细胞和提高免疫力的双向广谱抗癌活性,可使癌细胞停滞在G_2期和M期,抑制癌细胞增殖并导致癌细胞凋亡,可调节细胞因子水平。除说明书批准的适应症外,经查国内文献发现,本药尚能提高免疫力、控制恶性胸腹腔积液的作用。但这些用法用量仅见于文献报道,尚无权威指南推荐。

香菇多糖 Lentinan

【其他名称】

单香菇多糖,香菇菌多糖,香菇糖,天地欣,Entnan,LNT

【药物特征】

香菇多糖是从香菇子实体或菌丝体重提取出来的多糖,是生物反应调节药。本药不直接通过对肿瘤细胞产生细胞毒作用,而是通过激活宿主的防御机制,包括激活杀伤 T 细胞、巨噬细胞、自然杀伤细胞和抗体依赖性巨噬细胞的细胞毒作用,以及协同抗肿瘤和抗病毒,并使受抑制的辅助性 T 淋巴细胞恢复功能。本药对动物多种肿瘤,如肉瘤 S-180、艾氏腹水癌有较好的抑制作用。注射液给药后血浓度曲线(大鼠)半衰期为 1.9 小时,其后 72 小时呈双指数衰减。主要分布于肝,其次为脾、肺、肾等脏器,不分泌入乳汁。绝大部分经尿排出。

【适应证】

恶性肿瘤的辅助治疗。

【剂型与特征】

1. 注射用粉针剂,先用 2ml 注射液用水振摇溶解,加入 250ml 0.9% 氯化钠注射液或 5% 葡萄糖注射液中静脉滴注;或 5% 葡萄糖注射液 5~10ml 完全溶解后静脉注射。

2. 片剂,推荐饭后口服。

【用法用量】

注射剂:每次 1mg,每周 2 次。片剂:口服,每次 3~5 片(基片重 0.1g),每日 2 次。

【不良反应】

1. 休克　较为罕见,因此在患者用药后应密切观察。出现口内异常感觉、畏寒、心率异常、血压下降、呼吸困难等症状时应立即停药并适当处理。

2. 皮肤　偶见皮疹、发红,应及时停药,必要时进行处理。

3. 呼吸系统　偶见胸部压迫感、咽喉狭窄感,应密切观察。发生时应减慢给药速度,如改静脉推注为滴注或减慢滴注速度。

4. 消化系统　偶见恶心、呕吐和食欲不振。

5. 神经系统　偶见头痛、头重和头晕。

6. 血液系统　偶见红细胞、白细胞及血红蛋白减少。

7. 其他　偶见发热、出汗、面部潮红等症状。

【禁忌证】

对本药过敏者禁用。

【药物相互作用】

注射液避免和维生素 A 制剂混合。

【注意事项】

1. 虽然临床实验仅有少数患者会发生头晕、胸闷、面部潮红等一过性反应,但仍需注意过敏反应的可能性。

2. 对于本人或家族中容易发生支气管哮喘、荨麻疹等过敏症状的特异体质患者应慎用。

3. 加入溶剂后要用力振摇使之完全溶解后即刻使用。

4. 本药有抗血小板凝聚作用,出血症患者慎用。

【用药实践】

香菇多糖尽管没有直接杀伤肿瘤细胞的作用,但通过增强机体的免疫功能发挥抗肿瘤作用,与其他抗肿瘤药物合用时可起到增敏的作用。本药腹腔内局部给药可以增强腹腔积液中的杀伤性 T 细胞的抗肿瘤能力,因此国内较多文献报道可用于控制恶性腹腔积液,如晚期胃癌合并癌性腹水;另外尚有文献尝试用于其他恶性积液,如恶性心包积液、恶性胸腔积液等。

乌苯美司 Ubenimex

【其他名称】

百士欣

【药物特征】

本药是从链霉菌属的培养液中分离所得的二肽化合物,可竞争性抑制氨肽酶 B 及亮氨酸肽酶。增强 T 细胞的功能,使 NK 细胞的杀伤力增强,且可使集落刺激因子合成增加而刺激骨髓细胞的再生及分化。本药抗肿瘤机制尚不十分明确,可能干扰肿瘤的代谢,抑制肿瘤细胞增生,使肿瘤细胞凋亡,并激活人体细胞免疫功能,刺激细胞因子的生成和分泌,促进抗肿瘤效应细胞的产生和增殖。

口服给药后,吸收迅速,1 小时可达血药浓度峰值;本药约有 15% 在肝脏中被代谢成羟基乌苯美司,给药量 80%~85% 以原形自尿中排出。

【适应证】

可增强免疫力,用于抗癌化疗、放疗的辅助治疗,老年性免疫功能缺陷等。可配合放化疗及联合应用于白血病、多发性骨髓瘤、骨髓增生异常综合征及造血干细胞移植后,以及其他实体瘤患者。

【剂型与特征】

有胶囊和片剂

【用法用量】

成人每日 30mg,每日 1 次(早晨空腹服用)或分 3 次口服;儿童酌减;如果症状缓解,可每周服用 2~3 次。

【不良反应】

偶有皮疹、瘙痒、头痛、面部水肿和一些消化道反应,如恶心、呕吐、腹泻、软便等。个别患者可出现肝功能损害,表现为 GPT、GOT 升高。

【禁忌证】

尚不明确。

【药物相互作用】

尚不明确。

【注意事项】

尚不明确。

【用药实践】

1. 药物过量 目前尚无可靠参考文献。动物实验中使用本药 4 周,给药剂量超过每天 25mg/kg 的混食大鼠急性病理组织学检查,有肾变性、坏死结果出现。

2. 国内有临床研究发现,本药能明显改善或稳定 Karnofsky 体能状况(Karnofsky performance status,KPS)及体重,可提高晚期胃癌患者的生活质量。

第二节 常用抗肿瘤药物解毒剂

一、治疗药物概论

抗肿瘤药物因作用无靶向性,在杀灭癌细胞的同时,往往对正常细胞造成不必要的损伤,导致与治疗目的无关的毒副作用。为减少这些毒副作用,根据抗肿瘤药物的作用机制,现有亚叶酸钙、美司钠、右雷佐生和氨磷汀等解毒剂面世,其中亚叶酸钙不仅能减轻甲氨蝶呤毒副作用,同时还可增强氟尿嘧啶的抗肿瘤效果。但这些解毒药物仅针对特定种类或特定结构抗肿瘤药物,而且不能完全纠正抗肿瘤药物的所有毒性反应,如美司钠仅用于环磷酰胺和异环磷酰胺的尿道保护,右雷佐生仅用于蒽环类药物的心脏毒性,对已发生的心脏毒性无效;同时这些解毒药物有的甚至能加重抗肿瘤药物的毒性,如右雷佐生具有致癌作用和加重抗肿瘤药物的骨髓抑制。这些解毒剂的使用对给药时机有很高要求,如氨磷汀应在化疗前 30 分钟给药,亚叶酸钙应根据甲氨蝶呤的血药谷浓度调整给药剂量和时间。总之,在临床使用这些解毒剂时需要严格把握适应证和给药时机。

二、药物使用精解

亚叶酸钙 Calcium Folinate

【其他名称】

甲酰四氢叶酸钙,甲叶钙,亚乙酸,醛氢叶酸钙,盖尔青,路维芬,亚复欣,福能,爱捷康,康莱尔,力雷特,同奥,欧力,爱汝昔,司敏乐,弗利能,法益宁,立可林,惠仁复林,确呋力

【药物特征】

本药是四氢叶酸的甲酰衍生物,主要用于高剂量甲氨蝶呤等叶酸拮抗剂的解救。甲氨蝶呤的主要作用是与二氢叶酸还原酶结合,阻断二氢叶酸转变为四氢叶酸从而抑制 DNA 的合成。另外本药尚能在四氢叶酸还原酶的作用下转变为四氢叶酸,能有效地对抗甲氨蝶呤引起的毒性反应,但对已经存在的甲氨蝶呤神经毒性无效。

本药肌注后,血清峰浓度 0.71h ± 0.09h,血清还原叶酸为 3.5 小时,药物作用持续 3~6 小时。经肝和肠黏膜作用后本药代谢为 5- 甲基四氢叶酸,80%~90% 经肾排出,少量随粪便排泄。

【适应证】

1. 与氟尿嘧啶合用,可提高氟尿嘧啶的疗效,临床上常用于结直肠癌与胃癌治疗。

2. 作为叶酸拮抗剂(如甲氨蝶呤、乙胺嘧啶或甲氧苄啶等)的解毒剂。常用于预防甲氨蝶呤大剂量治疗后的严重毒性作用。

3. 当口服叶酸治疗效果不佳时,也用于口炎性腹泻,营养

不良,妊娠期或婴儿期引起的巨幼细胞性贫血,但不适用于维生素 B_{12} 缺乏性贫血。

【剂型与特征】

1. 注射用粉针剂及注射液,可用 0.9% 氯化钠注射液和 5% 葡萄糖注射液稀释,配制后的输液 pH 不低于 6.5;静脉滴注速度不宜超过 160mg/min;输注液须新鲜配制。本品氯化钠注射液制剂呈无色至淡黄绿色澄明液体。

2. 片剂及胶囊剂,与氟尿嘧啶合用时,应先于氟尿嘧啶半小时口服。口服吸收的饱和剂量是每日 25mg,如果超过 25mg,应改为肌注。

【用法用量】

1. 作为甲氨蝶呤的解救,用量根据甲氨蝶呤的浓度进行调整　注射剂:具体见用药实践;口服制剂:每次 5~15mg,每 6~8 小时 1 次,连续 2 日。

2. 作为氟尿嘧啶增效剂　注射剂:每次 200~500mg/m²,静滴,每日 1 次,连用 5 天;口服制剂:每次 20~30mg/m²,在氟尿嘧啶用药半小时前口服。

3. 作为乙胺嘧啶或甲氧苄啶解毒剂　注射剂:每次 9~15mg,视中毒情况而定;口服制剂:每日口服 5~15mg,视中毒情况而定。

4. 用于巨幼细胞贫血　注射剂:一般每天肌注 1mg,尚无证据证明剂量增加疗效会增加;口服制剂:每日口服 15mg。

【不良反应】

很少见,偶见皮疹、荨麻疹或哮喘等其他过敏反应。

【禁忌证】

恶性贫血或维生素 B_{12} 缺乏所引起的巨幼红细胞性贫血禁用。

【药物相互作用】

本药与大剂量与巴比妥、扑米酮或苯妥英钠同用,可影响抗癫痫作用。

【注意事项】

1. 当患者有下列情况者,本药应谨慎用于甲氨蝶呤的解救治疗,酸性尿(pH<7)、腹水、失水、胃肠道梗阻、胸腔渗液或肾功能障碍。有上述情况时,甲氨蝶呤毒性较显著,且不易从体内排出,此时需要加大本药的剂量或延长给药时间,必要时可给予高剂量静脉给药。

2. 不适用于维生素 B_{12} 缺乏的贫血。

3. 本药注射液避免光线直接照射及热接触。

【FDA 妊娠 / 哺乳分级】

C/L3 级。

【用药实践】

1. 本药用于减少甲氨蝶呤毒性反应,并非仅限于大剂量的甲氨蝶呤给药方案,适用于任何剂量的甲氨蝶呤;同时亚叶酸钙解救剂量和持续时间应根据甲氨蝶呤的血药浓度为基础进行调整,直至甲氨蝶呤血药谷浓度低于 0.05μmol/l。

2. 亚叶酸钙用于甲氨蝶呤的解救治疗推荐剂量见表8-5。

表8-5 亚叶酸钙用于甲氨蝶呤的解救治疗推荐剂量

临床情况	甲氨蝶呤谷浓度	本药给药剂量和疗程
常规消除	给药后 24 小时,浓度约 10μmol/L,48 小时后浓度约 1μmol/L,72 小时后 < 0.2μmol/L	60 小时内,肌注或静脉注射 15mg,每 6 小时 1 次(在甲氨蝶呤 24 小时候后开始使用),共 10 次
晚期延迟消除	给药后 72 小时,浓度 > 0.2μmol/L,并在用药 96 小时仍 > 0.05μmol/L	继续肌注或静脉注射 15mg,每 6 小时 1 次,直到甲氨蝶呤浓度 < 0.05μmol/L

临床情况	甲氨蝶呤谷浓度	本药给药剂量和疗程
早期延迟和（或）急性肾损伤	给药后24小时，浓度 $\geq 50\mu mol/L$，或48小时后浓度 $\geq 5\mu mol/L$，或使用甲氨蝶呤后，血清肌酐在24小时增加100%以上	每3小时静脉注射150mg，直到甲氨蝶呤浓度 < $1\mu mol/L$，然后每3小时静脉注射15mg，直到甲氨蝶呤浓度 < $0.05\mu mol/L$

美司钠 Mesna

【其他名称】

美钠，美安，巯乙磺酸钠，Mesnaum，Mesnex，Uromitexan

【药物特征】

本药是含有半胱氨酸的化合物，能与环磷酰胺或异环磷酰胺的毒性代谢产物丙烯醛双链结合，形成稳定的硫醚化合物；还可降低尿中4-羟基代谢产物的降解速度，形成一种相对稳定的4-羟基环磷酰胺（或4-羟基异环磷酰胺）与美司钠缩合而成的物质，此物质对膀胱无毒性，由此起到良好的解毒作用。另外本药可以使痰液黏蛋白的二硫键断裂，降低痰液黏稠度，局部给药可作为速效、强效的黏痰稀释剂。

本药口服吸收良好，但吸收较静脉注射略慢。注射后，主要分布于肾脏，并迅速在组织中转化为无生物活性的二硫化合物，经肾小球滤过，在肾小管上皮再转化为巯乙磺酸钠。本药吸收后立即代谢，大部分在8小时内清除。原形药和代谢药血浆半衰期分别是15~30分钟、70分钟，24小时内约有80%的药物经尿液排泄。

【适应证】

1. 用于预防异环磷酰胺、环磷酰胺的泌尿道毒性。

2. 用于慢性支气管炎、阻塞性肺炎、术后肺不张等痰液黏稠而咳嗽困难者。

【剂型与特征】

本药有注射剂型。

【用法用量】

本药常用量为环磷酰胺或异环磷酰胺的 20%。分别于环磷酰胺或异环磷酰胺给药的 0 小时、4 小时、8 小时,各注射 1 次。使用环磷酰胺连续静脉滴注时,在环磷酰胺给药的 0 小时,一次大剂量静脉注射本药,然后将其加入环磷酰胺输液中同时给药(剂量可高达环磷酰胺剂量的 100%),在输液完后 6~12 小时内再连续使用本药(剂量可高达环磷酰胺剂量的 50%)以保护尿道。

【不良反应】

常规剂量下一般没有不良反应,但当单剂量超过 60mg/kg 时,可能会出现恶心、呕吐、腹痛和腹泻,同时也可加重异环磷酰胺的中枢神经毒性。

【禁忌证】

禁用于对含巯基化合物过敏的患者。

【药物相互作用】

与华法林合用,会增加出血风险,具体机制不明。

【注意事项】

1. 与其他含巯基的化合物有交叉过敏现象。

2. 可使尿酮试验呈假阳性反应。

【FDA 妊娠 / 哺乳分级】

B 级,妊娠期妇女慎用。

【用药实践】

1. 美司钠仅限于环磷酰胺和异环磷酰胺的尿道上皮细胞保护。

2. 美司钠的给药剂量与环磷酰胺和异环磷酰胺的给药量有关,具体可参考用法用量内容。

右雷佐生 Dexrazoxane

【其他名称】

右丙亚胺，得拉唑沙，奥诺先，Cardioxane

【药物特征】

本药是哌嗪乙二胺四乙酸的一种衍生物，母体并非是有效的螯合剂，但通过在细胞内水解成开环形式后具有螯合作用，能与铁及其他重金属及多柔比星复合物螯合，从而抑制自由基的产生，起到保护心肌细胞的作用。本药还具有抑制 DNA 合成作用，在细胞分裂前末期和分裂中期之初作用最强，因此可以作为烷化剂。

静脉给药后，本药可进入胸水，在肾脏和肝脏药物浓度最高，总蛋白结合率低于 2%，分布半衰期是 3~30 分钟，母体化合物清除半衰期为 2~4 小时，肾脏排泄率 40%~60%，能否经乳汁分泌尚不明确，少量通过胆汁排泄。

【适应证】

用于减少蒽环类抗肿瘤药物引起的心肌毒性。

【剂型与特征】

注射剂：用 0.167mol/L 乳酸钠注射液配制成 10mg/ml 溶液供静脉推注，或转移至 0.9% 氯化钠注射液或 5% 葡萄糖注射液进一步稀释成 1.3~5.0mg/ml 溶液，供快速静脉滴注，30 分钟内滴完。配制成大输液后，可在室温 15~30℃或冷藏 2~8℃保存 6 小时。

【用法用量】

需要根据使用的蒽环类药物进行剂量折算。从开始给予本药计算，至少 30 分钟后方可使用多柔比星。给药时应缓慢注射或较快滴注。对于既往曾使用过亚硝基脲类药物的患者，本药最大耐受量是 750mg/m^2；既往未使用过亚硝基脲类药物的患者，本药最大耐受量是 1250mg/m^2。

【不良反应】

1. 血液　与化疗药物合用,严重者可导致骨髓抑制(儿童发生风险更高),常见白细胞和血小板减少最低点出现在用药后 8~15 天,在 21~22 天时可恢复。高剂量时更容易出现,同时可有发生凝血障碍和贫血。

2. 代谢/内分泌系统　可能会引起高三酰甘油血症,血铁浓度增高,血锌和钙浓度的降低。

3. 胃肠道　有恶心、呕吐、腹泻,少数患者可能会出现畏食和胃肠道不适;另外尚有肝功能损害。

4. 皮肤　注射局部可发生炎症,同时也可能会引起皮肤及皮下坏死和脂膜炎的报道。高剂量时,可引起脱发。

【禁忌证】

对本药过敏者禁用;禁用于不含蒽环类药物的化学治疗。

【药物相互作用】

尚不明确。

【注意事项】

1. 不得在右雷佐生使用前给予多柔比星。

2. 本药粉末或溶液接触皮肤和黏膜后,应立即用肥皂盒水彻底清洗。

【FDA 妊娠/哺乳分级】

C 级。对妊娠妇女没有进行对照研究,对孕妇是否用右雷佐生应权衡利弊,只有在本品对胎儿的影响小于其益处时方可应用。

【用药实践】

1. 用药前后及用药时需要监测的化验指标　本药可加重抗肿瘤药物引起的骨髓抑制作用,剂量超过 $1g/m^2$ 可能会显著增加骨髓抑制;同时考虑本药对血清电解质有影响,故在用药前后和整个治疗期间应监测血常规、肝功能、血清铁、锌浓度。

2. 用于蒽环类药物引起的心脏毒性,对非蒽环类药物引起的心脏毒性无效。

3. 本药尽管有心脏保护作用,但不能消除心脏毒性的风险,对多柔比星累积剂量达到 $300mg/m^2$ 的患者,需要密切监测心功能。

4. 肝肾功能不全时剂量调整　因本药是根据所使用蒽环类的剂量按一定折算比进行,故当出现高胆红素血症时,蒽环类需要减量,本药也要根据比例减量。肾功能不全,本药排泄减少,建议肌酐清除率小于 $40ml/min$ 的患者减量 50%。

5. 药物过量处理　当出现药物过量时,可采取支持治疗,改善骨髓抑制和其他相关病情,包括控制感染、体液调节和补充必需的营养等。

氨磷汀 Amifostine

【其他名称】

阿米福汀,天地达,安福定,采福

【药物特征】

本药经体内代谢为活性代谢产物 WR-1065,具有巯基,能对抗抗肿瘤药物及电离放射的毒性,对非癌细胞有保护作用。

肿瘤病人按体表面积静注本品 $740mg/m^2$ 或 $910mg/m^2$,15 分钟能达到最大的血药浓度。本品在血浆中快速地被清除,其分布半衰期($t_{1/2\alpha}$)小于 1 分钟,排除半衰期约 8 分钟。本品在用药 6 分钟后仅有少于 10% 在血浆中残存,它被快速地代谢为活性的游离巯基化合物。一个二硫化合物的代谢产物随后生成,其活性弱于游离的巯基化合物。10 秒钟内一次推注 $150mg/m^2$ 本品,原药、巯基化合物及二硫化合物的排出量在给药后的那段时期是很低的,分别是注射量的 0.69%、2.64%、2.22%。静注输注本品 5~8 分钟后,骨髓细胞中已发现游离的巯基化合物,用地塞米松或甲氧氯普胺预先处理,对本品的药代动力学无影响。

【适应证】

本药是正常细胞保护剂,主要用于各种癌症的辅助治疗;在放疗前应用本药,可显著降低口腔干燥和黏膜炎的发生。

【剂型与特征】

注射用冻干粉,2~8℃保存,静脉滴注时用 0.9% 氯化钠注射液溶解成 50ml,快速给药,15 分钟内滴完。

【用法用量】

1. 化疗患者 起始剂量为体表面积每次 500~600mg/m²,在化疗开始前 30 分钟静脉滴注。

2. 放疗患者 起始剂量为体表面积每次 200~300mg/m²,在化疗开始前 30 分钟静脉滴注。

【不良反应】

1. 头晕、恶心、呕吐、乏力、面部潮红、寒战、呃逆、嗜睡等。

2. 可导致一过性收缩压下降,极少发生舒张压降低,甚至可引起严重的血压降低和一过性意识丧失。

3. 推荐剂量下,小于 1% 的患者出现血钙浓度轻度降低。

【禁忌证】

对本药过敏者禁用;禁用于低血压或脱水患者。

【药物相互作用】

尚不明确。

【注意事项】

1. 本药能引起血压降低,给药时应嘱患者平卧位。

2. 本药应在化疗或放疗前即刻使用,否则无保护作用。

【FDA 妊娠 / 哺乳分级】

C 级。本药按体表面积计算在相当于人的推荐剂量的 60% 即 50mg/kg 时对家兔产生胚胎有毒性。对于孕妇,未做充分的具有对比性的研究,除非证明对于胎儿的潜在危险小于潜在益处时,妊娠妇女才可应用此药物。

【用药实践】

1. 氨磷汀容易导致低血压,给药前应给予患者充足的液体量,并保持仰卧位;对于应用降压药的患者,如果要接受本药,应提前 24 小时停用降压药;用药时需要检测动脉压,如果收缩压显著降低,应停止给药,但如果血压在 5 分钟内恢复,可继续给药。目前有文献资料支持氨磷汀皮下注射给药,以减少低血压的发生。

2. 药物过量处理:氨磷汀的过量最可能症状就是低血压,可给予补充液体量及其他临床支持疗法。

(陈　旭)

参 考 文 献

[1] 卫生部合理用药专家委员会. 中国医师药师临床用药指南. 第 2 版. 重庆: 重庆出版社, 2014.

[2] Sweetman SC. 马丁代尔药物大典. 第 35 版. 李大魁, 金有豫, 汤光, 等译. 北京: 化学工业出版社, 2009.

[3] 中国医师协会血液科医师分会多发性骨髓瘤专业委员会. 多发性骨髓瘤周围神经病变诊疗中国专家共识(2015 年). 全科医学临床与教育, 2015, 13(6): 603-606.

[4] Usoltsev NA, Dhamee MS. Perioperative retinoic acid syndrome in a patient with acute promyelocytic leukemia. J Clin Anesth, 2012, 24(4): 315-317.

第九章　抗肿瘤药物不良反应

　　抗肿瘤药物在杀灭肿瘤细胞的同时，受限于自身的特性，对增生活跃的骨髓、胃肠道黏膜、生殖细胞、毛囊细胞以及肝、肾、肺等脏器均能产生不同程度的损伤，导致不良反应的发生。抗肿瘤药物导致的不良反应发生类别、时间取决于所用的药物、药物分散的速度以及蓄积程度等。急性毒性反应通常表现为恶心、呕吐，剂量相关性不良反应为骨髓抑制；但也有些抗肿瘤药物具有特定的毒性，如博来霉素的肺毒性、蒽环类的心脏毒性等，这些不良反应的发生通常有一定的剂量限制性，因而也限制了这些药物的总用量。

　　总之，与其他药物相比较，抗肿瘤药物导致的不良反应发生率明显增高，且影响着患者对药物治疗的耐受程度和治疗效果，临床医师在使用抗肿瘤药物时需要对患者的状况进行仔细评估，以及进行前瞻性的预处理或预防。对已经发生的不良反应应积极进行处理，以免发生严重的毒性事件。本章主要介绍抗肿瘤药物的常见不良反应及预防和处理。

第一节　抗肿瘤药物外渗

　　抗肿瘤药物外渗是化疗严重的并发症之一，可以导致局部组织坏死、腐烂，继而造成功能丧失；具有刺激性的药物可引起外渗部位的感染和疼痛。常见外渗的表现为：静脉注射部位的疼痛和烧灼感、红肿、回血不畅、输液性质的改变。目前多数患者采用中央静脉插管给药,该种给药方式避免了化疗药物对小静脉的损伤,但同样存在药物外渗的风险,一旦发生难以处理。

系统地施行细致的、标准化的、有证据支持的操作技术可以预防大多数外渗,具体措施如下:

1. **最恰当的插管位置**:①前臂大静脉;②避免跨越关节;③避免手腕内侧和下肢;④避免肘窝、手背的静脉,尤其使用发疱性药物时;⑤不宜在有淋巴水肿处插管;⑥行乳房切除侧置管仍有待商榷。

2. **预防措施**:①输注发疱性药物时不使用蝶形针;②应当使用有弹性的导管;③输入发疱性药物达 12~24 小时者强烈推荐中心静脉置管。

3. **正确操作程序**:①置管后检查回流,回冲 10ml 0.9% 氯化钠注射液,检查有无外渗征象;②输注不同药物之间要冲 10~20ml 盐水;③注入药物前常规检查回流,静注药物时要随时检查回流;④随时注意插管位置并检查有无肿胀、疼痛、发红、输注速度下降;⑤发疱性药物静注时应与能快速输注的液体同时使用。

如果怀疑外渗千万不要立即拔除输液管,而是应当开始常规和特殊处理。

一、常规处理

一旦发生,应立即停止输液,但要保留通路。首先鉴定何种药物外渗,然后尽可能多地抽取外渗溶液并记录外渗量,避免挤压周围区域,拔出导管,标记外渗区域。明确外渗药物后,根据药物外渗导致的损害性质给予特异性治疗。药物外渗的损害性质可参考表9-1。

表 9-1　药物外渗的损害类别

发疱性	刺激性	非发疱性
氮芥、苯达莫司汀	卡莫司汀	三氧化二砷
多柔比星、柔红霉	异环磷酰胺	门冬酰胺酶
素、表柔比星、伊达	链脲霉素	博来霉素
比星、米托蒽醌	达卡巴嗪	硼替佐米
放线菌素 D	美法仑	克拉屈滨、氟达拉滨
丝裂霉素 C	脂质体多柔比星、脂质体	阿糖胞苷
长春碱类	柔红霉素	吉西他滨
紫杉醇类	米托蒽醌	白介素 -2
	依托泊苷、替尼泊苷	甲氨蝶呤
	氟尿嘧啶	培美曲塞
	铂类	雷替曲塞
	伊立替康、拓扑替康	西罗莫司
	伊沙匹隆	塞替派
		环磷酰胺

1. **蒽环类、抗生素类和烷化剂予**：①局部干燥冷敷 20 分钟，每日 4 次，1~2 日，避免酒精湿敷；②蒽环类可予右雷佐生和二甲基亚砜（DMSO），丝裂霉素可予 DMSO。

2. **生物碱、紫杉醇类和铂类予**：①局部干燥热敷 20 分钟，每日 4 次，1~2 日；②生物碱类和紫杉醇类可予透明质酸促进吸收。

非发疱性药物可局部干燥冷敷。最后嘱患者抬高患肢，必要时可给予止痛药物。

二、特殊处理

手术清创用于治疗未缓解的组织坏死或超过 10 天的疼痛。只有三分之一的药物外渗可发展成溃疡，所以手术用于严重外渗或保守治疗不得当造成局部组织损害加重的患者。手术应当是宽切缘的三维切除所有受累组织,并覆盖生物膜,同时获取移植的皮肤。损伤清理干净后,仍需延迟进行皮肤移植,移植时间通常在2~3天时进行。

　　每次外渗都应正确记录并上报:①患者姓名和数量;②发生外渗的日期和具体时间;③外渗药物的名称和溶剂;④症状和体征;⑤静脉输入方式;⑥外渗的范围(外渗药物的量);⑦治疗的时间和日期。

第二节　骨髓抑制

一、骨髓抑制的分级

　　化疗过程中最常见的不良反应是骨髓抑制。绝大多数抗肿瘤药物均能引起不同程度的骨髓毒性,不同药物导致骨髓抑制发生时间、程度及持续时间不尽相同。一般认为中性粒细胞减少通常开始于化疗停药后一周,在停药后10~14天达到最低点(亚硝脲类药物除外,该类药物表现为迟发型骨髓抑制,通常发生在停药后第28天),在低水平维持2~3天后缓慢恢复,至第21~28天恢复正常。血小板降低发生时间比中性粒细胞稍晚,红细胞降低发生时间最晚。

　　影响骨髓抑制的因素除了化疗药物的种类、用法用量(联合方案组成、给药剂量、给药顺序)等外,还与患者的全身营养状况、年龄、是否合并有其他脏器功能障碍(如脾亢、慢性肝脏疾病)、以往治疗情况(用药总量、化疗次数、是否合并放疗)等有关。根据WHO抗肿瘤药物急性及亚急性毒性反应分度标准,骨髓抑制的级别见表9-2。

表 9-2 WHO 抗肿瘤药物血液系统急性及亚急性毒性反应分度标准

血液系统	0°	I°	II°	III°	IV°
血红蛋白（g/L）	≥ 110	95~109	80~94	65~79	< 65
白细胞（10^9/L）	≥ 4.0	3.0~3.9	2.0~2.9	1.0~1.9	< 1.0
粒细胞（10^9/L）	≥ 2.0	1.5~1.9	1.0~1.4	0.5~0.9	< 0.5
血小板（10^9/L）	≥ 100	75~99	50~74	25~49	< 25
出血	无	瘀点	轻度失血	明显失血	严重失血

二、骨髓抑制的处理

（一）中性粒细胞减少与发热

化疗引起的白细胞减少主要以中性粒细胞减少为主，对中性粒细胞抑制明显的药物有亚硝脲类、蒽环类、紫杉醇类、长春碱类、依托泊苷、丝裂霉素、异环磷酰胺和卡铂等。中性粒细胞具有吞噬和杀菌作用，数量减少时会导致机体抵抗力下降，感染风险显著增加；中性粒细胞减少的程度和持续时间与化疗后发生感染的危险性成正相关。80% 以上的血液系统恶性肿瘤患者和 10%~50% 实体肿瘤的患者在 ≥1 疗程化疗后会发生与中性粒细胞减少有关的发热，同时中性粒细胞减少至 0.5×10^9/L 以下和中性粒细胞减少持续时间超过 21 天，感染风险会显著增加。

中性粒细胞减少性发热（febrile neutropenia, FN）是肿瘤患者化疗后的急症，是一个棘手的临床问题。中性粒细胞减少指的是患者外周血中性粒细胞绝对值计数<0.5×10^9/L，或预计 48 小时后<0.5×10^9/L；严重中性粒细胞减少指的是中性粒细胞<0.1×10^9/L；发热指的是口腔温度单次测定 ≥38.3℃（腋温 ≥38.0℃）或 ≥38.0℃（腋温 ≥37.7℃）持续超过 1 小时。中性粒细胞缺乏伴发热的患者群非常特殊，由于免疫功能受到抑制，导致感染的症状和体征常不典型，感染灶难以发现，病原菌培养阳性率低，发热可能是唯一的感染征象，若不及时给予抗

感染治疗,感染相关死亡率会很高,如血液系统恶性肿瘤患者中性粒细胞缺乏伴感染相关死亡率就高达11%。

(二)中性粒细胞减少处理

在临床工作中,遇到不同程度的白细胞、中性粒细胞减少,应立即采取措施,具体包括给予升白细胞药物、及时给予经验性抗菌药物和加强临床护理工作。通常对于 I°/II° 白细胞和中性粒细胞下降,可予口服药升白细胞治疗; III°/IV° 白细胞和中性粒细胞下降,一般选择粒细胞集落刺激因子联合口服药升白细胞治疗。临床上常用的升白细胞药物可参考表9-3。

表9-3 临床常用升白细胞药物的用法用量及注意事项

药物名称	用法用量	注意事项
利可君	每次 20mg,每日 3 次,口服	慎用于急慢性髓细胞白血病患者
鲨肝醇	成人:50~150mg/d,分 3 次,口服;儿童:每次 1~2mg/kg,每日 3 次,口服	需个体化给药
小檗胺	每次 112mg,每日 3 次,口服	给药初期可能会出现头痛、乏力、口干、阵发性腹痛、腹胀等表现,继续给药可耐受,但反应严重者建议停用
芪胶升白胶囊	每次 2g,每日 3 次,口服	–
重组人粒细胞集落刺激因子（rhG-CSF）	2~5µg/kg,每日 1 次,皮下注射	1. 常见不良反应有注射部位反应、发热、乏力和流感样症状;10%~30% 患者可发生骨骼肌肉疼痛,可以应用 NSAIDs 类药物对症处理

药物名称	用法用量	注意事项
		2. 可能会导致幼稚细胞增多,因此对急性髓性白血病及骨髓异常增生综合征的患者应用前需要进行细胞检查
重组人粒细胞巨噬细胞刺激因子（rhGM-CSF）	3~10μg/kg,每日 1 次,皮下注射	不良反应与 rhG-CSF 类似,但发生率较 rhG-CSF 高,可能会发生毛细血管渗漏综合征

注:NSAIDs,非甾体抗炎药。

在所有升白药物中,rhG-CSF 是里程碑式药物。它不仅可以增加粒细胞的产生,还可以增加粒细胞活性氧进而增强杀菌能力。本药升白细胞疗效确切并且有充分的循证医学证据证实可当做治疗性或预防性用药。作为治疗性应用时,对中性粒细胞缺乏伴发热患者,rhG-CSF 联合抗菌药物可以显著缩短Ⅳ。中性粒细胞减少的持续时间、抗菌药物的使用时间以及患者的入院时间。

作为预防性应用,需要严格把握指征,仅限于发生 FN 风险较大的患者。FN 发生的高危因素有:①年龄>65 岁;②既往化疗或放疗过程中发生过中性粒细胞减少症;③肿瘤分期晚或已有骨髓浸润;④营养状况差或体力状态评分低;⑤合并肝肾功能不全;⑥存在感染(包括 AIDs)或开放性伤口。若患者前一次化疗时发生过 FN 或剂量相关性中性粒细胞减少症,下一周期化疗时可考虑预防性使用 rhG-CSF;若患者发生 FN 的风险是由化疗方案引起,则可以通过减少化疗药物的剂量来降低风险,但如果减量化疗或延迟化疗可能会导致预后不良时(如影响患者的疗效,减少无疾病生存和总生存),可以考虑预防性使用 rhG-CSF。

rhG-CSF 预防性给药通常在化疗结束后 24~72 小时内进行。给药后,因骨髓中成熟的中性粒细胞被释放入血,造成中性粒细胞已恢复的假象,此时不应停药,需待中性粒细胞降至最低点后再次回升至 $>2 \times 10^9/L$ 后方可停药。

对于已发生中性粒细胞减少的患者,常规护理工作包括:①若患者中性粒细胞 $<0.5 \times 10^9/L$ 时采取保护性隔离措施,接触患者前做好手卫生;②注意口腔、鼻腔、皮肤、肛周及会阴处的清洁卫生,加强对皮肤、口腔、肛周和会阴部的护理;③告知患者避免去公共场所,外出戴口罩,注意保暖,减少感染机会。

(三)血小板减少的处理

对血小板影响较大的抗肿瘤药物有丝裂霉素、卡铂、吉西他滨和亚硝脲类等。血小板低于 $100 \times 10^9/L$ 可诊断为血小板减少症;低于 $50 \times 10^9/L$ 时,存在出血的危险性;低于 $20 \times 10^9/L$ 时,有自发性出血的高度危险性;低于 $10 \times 10^9/L$ 则是自发性出血极高度危险。对于血小板减少的患者应密切关注有无出血倾向,防止出血事件的发生,同时避免使用抗凝药物。

患者化疗后出现血小板降低,根据血小板计数值和有无合并出血给予相应处理,方法有直接输注血小板和药物治疗。直接输注血小板是纠正低血小板的最直接、最有效方法,但反复输注后患者体内会产生抗体,导致后续输注无效,因此需要严格控制预防性输注血小板。血小板输注指征是已发生出血事件或血小板计数低于 $10 \times 10^9/L$ 的患者。

用于升血小板的药物主要有重组人白介素 -11(IL-11)和重组人血小板生成素(rhTPO)两种。IL-11 由骨髓源性基质细胞、成纤维细胞及内皮细胞产生的多效性细胞因子,能促进造血干细胞及巨核系前体细胞增殖,推荐给药剂量为每日 25~50μg/kg,皮下注射,可用至血小板恢复至正常值。使用 IL-11 后,外周血血小板计数峰值出现在用药后的 14~21 天。本药不良反应发生率较高,表现为发热、水钠潴留、心率失常、肌肉关节痛及结膜充血等。因此在使用过程中,需要注意的事项有:①不推荐用于既往曾有体液潴留、充血性心力衰竭、房性心律不齐或冠状动脉疾病史的患者;②老年患者慎用,因可增加房颤发生率;③严重肾功能不全者(Ccr<30ml/min)推荐剂量是每日 25μg/kg;④使用期间警惕毛细血管渗漏综合征,需监测患者体重、胸腹腔积液、水肿等。

rhTPO 是新型的升血小板药,通过刺激巨核细胞生长及分化的内源性细胞因子,对巨核细胞生成的各阶段均有刺激作用,包括前体细胞的增殖和多倍体巨核细胞的发育及成熟,从而升高血小板数目。具体用法可参考如下:推荐给药剂量为每日 300U/kg,化疗结束后 6~24 小时皮下注射,连续使用 1~2 周。本药不良反应较少,主要表现为肌肉酸痛、头痛、结膜充血、发热、乏力等。

在实际临床过程中,当患者血小板计数低于 $10 \times 10^9/L$ 时,在接受输注血小板的同时也可给予 IL-11 或 rhTPO 治疗;血小板计数介于 $10 \times 10^9/L \sim 75 \times 10^9/L$,给予 rhTPO 或 IL-11 单药治疗;血小板计数介于 $75 \times 10^9/L \sim 100 \times 10^9/L$,监测血小板计数及观察有无出血情即可。

对于血小板减少的患者,护理工作也是非常重要:①减少活动,防止受伤,必要时绝对卧床;②避免增加腹压的动作,给予积极通便和镇咳处理;③减少黏膜损伤的机会:进软食、禁止掏鼻挖耳等行为,禁止刷牙,用口腔护理代替;④鼻出血的处理:如果是前鼻腔,可采取压迫止血;如果是后鼻腔,则需要请耳鼻喉科会诊,进行填塞;⑤颅内出血的观察:注意患者神志、感觉和运动的变化及呼吸节律的改变。

(四)贫血的处理

肿瘤相关性贫血(cancer related anemia, CRA)是肿瘤患者

常见并发症,是一个多因素所致的结果,包括肿瘤自身原因、放疗或化疗、机体营养吸收状态、溶血、失血、铁生成障碍和促红细胞生成素缺乏等,本书仅详述药物因素。最容易导致贫血的抗肿瘤药物是顺铂,其他抗肿瘤药物多次应用后亦能造成。抗肿瘤药物对红细胞的主要影响是导致红细胞大小不等和巨红细胞血症,这种影响与 DNA 合成受抑制有关;顺铂导致的贫血还可能与其损伤肾小管后导致促红细胞生成素分泌减少有关。按照贫血的严重程度,国际上采用的主要分级标准有美国国立癌症研究所(NCI)和世界卫生组织(WHO)两种,两者在轻中度的血红蛋白定量上有差异,见表9-4。

表9-4 NCI 和 WHO 肿瘤贫血严重程度分级(血红蛋白量,g/L)

严重程度	NCI分级	WHO分级
0°(正常)	正常值	≥ 110
Ⅰ°(轻度)	100~ 正常值	95~110
Ⅱ°(中度)	80~100	80~95
Ⅲ°(重度)	65~80	65~80
Ⅳ°(极重度)	< 65	< 65

CRA 的治疗手段主要是输注红细胞或全血和给予重组人促红细胞生成素(rHuEPO)治疗。但过于频繁的输血容易引起过敏反应、急性溶血反应、同种异体免疫反应、输血后心源性肺水肿、病毒感染、铁负荷过重等;而且尽管输血可以快速纠正贫血状态,但血红蛋白波动大,维持时间短,所以当血红蛋白大于80g/L,原则上不考虑输血治疗;当血红蛋白小于 60g/L 或出现亟须纠正缺氧状态或经 rHuEPO 治疗无效的患者,可考虑输血。

rHuEPO 作用于骨髓中红系造血祖细胞,能促进其增殖、分化,还可以促使红细胞自骨髓向血液中释放,进而转化为成熟的红细胞。与输血相比,rHuEPO的主要优点是耐受性良好,可用于门诊患者且无输血相关不良反应,但本药并非对所有癌性贫血患者都有效,而且临床反应较慢(通常在用药后2~4周内起效),同时本药具有较多的不良反应,如高血压、血栓和头痛等。尤其需要警惕血栓,因为肿瘤患者由于疾病因素本身即处于高凝状态,经rHuEPO治疗后可能会增加血栓发生风险,因此要对患者进行血栓形成风险评估。中国肿瘤相关性贫血临床实践指南(2015—2016版)推荐rHuEPO治疗化疗相关贫血的Hb初始值为≤100g/L,目标值为110~120g/L;如果患者Hb超过120g/L,应给予停药。

rHuEPO的推荐用法为150U/kg或10000U,每周3次,连续4~6周;若对上述剂量无反应,可提高至300U/kg或20000U,每周3次,同时可根据情况给予适当的铁剂;若治疗仍无效,则进行输血。

第三节　消化道反应

消化道是抗肿瘤药物最容易影响到的组织器官之一,因此导致消化道反应是化疗最常见的不良反应,包括恶心、呕吐、畏食、腹泻和便秘等。

一、化疗相关恶心和呕吐

化疗相关恶心和呕吐(chemotherapy-induced nausea and vomiting, CINV)是肿瘤患者在化疗过程中出现的一种常见不良反应,不仅能严重影响患者的生活质量,增加患者的痛苦和产生直接的负面情绪,进而降低化疗的依从性;严重者可以导致脱水、电解质紊乱和体重减轻。因此需要积极、合理地预防和处理。

（一）CINV 的发生机制和分类

CINV 发生的可能机制尚未十分明确，可能与以下几方面有关：

1. 最常见的机制是抗肿瘤药物直接或间接激活大脑化学受体触发区（chemoreceptortriggerzone, CTZ），导致释放多种神经递质，进而激活呕吐中枢发生呕吐。神经递质主要有多巴胺、组胺、5- 羟色胺（5-HT）、P 物质、血管紧张素、胃泌素、内啡肽等；其中多巴胺、5- 羟色胺、P 物质是与 CINV 最相关的 3 种神经递质，5- 羟色胺是引起急性呕吐的重要因素。

2. 抗肿瘤药物刺激胃肠道，导致肠道上皮嗜铬细胞释放 5-羟色胺，刺激传入迷走神经的 5- 羟色胺受体，进而导致呕吐中枢兴奋发生呕吐。

3. 感觉和精神因素直接刺激大脑皮质通路导致呕吐，此类多见于预期性呕吐。

CINV 根据发生的时间及特征可以分为以下几类，见表 9-5。

表 9-5 CINV 的分类及各类特征

CINV类别	发生时间	特征
急性	给药时或给药后 5~6 小时	多数能在 24 小时内缓解，与 5-HT 释放有关
延迟性	给药 24 小时后	可持续数天，症状较轻
预期性	给药前	与精神、心理作用有关
暴发性	不定	预处理失败而出现的 CINV
难治性	–	既往预防和挽救失败，下周期仍出现的 CINV

（二）抗肿瘤药物致吐风险分级

CINV 程度的分级与化疗药物致吐作用的强弱、药物单次剂量、用法及既往化疗是否合理有效应用止吐药物等有关，一般可以分为高度、中度、低度和极低度 4 个等级,具体各药物分级见表 9-6 和表 9-7。另外,与非药物因素也有一定关系,包括年龄、性别、乙醇摄入耐受量、妊娠期呕吐程度和既往化疗恶心呕吐程度等。通常年龄较轻、女性、酒量差、既往妊娠呕吐反应重、既往 CINV 控制不良的患者,发生恶心、呕吐的风险增大。

表 9-6 静脉/口服化疗药物致吐风险

致吐风险	静脉化疗药物	口服化疗药物
高度 (>90%)	多柔比星或表柔比星 + 环磷酰胺 （AC 方案）	丙卡巴肼 六甲蜜胺
	多柔比星 > 60mg/m^2	
	表柔比星 > 90mg/m^2	
	环磷酰胺 ≥ 1500mg/m^2	
	异环磷酰胺 ≥ 2g/m^2	
	卡莫司汀 > 250mg/m^2	
	顺铂	
	达卡巴嗪	
	氮芥	
中度 (30%~90%)	白介素 -2 > 1200 万 ~1500 万 IU/m^2	环磷酰胺 替莫唑胺
	α- 干扰素 ≥ 1000 万 IU/m^2	
	卡莫司汀 ≤ 250mg/m^2	
	甲氨蝶呤 ≥ 250mg/m^2	
	阿糖胞苷 > 200mg/m^2	
	环磷酰胺 ≤ 1500mg/m^2	
	异环磷酰胺 < 2g/m^2	
	多柔比星 ≤ 60mg/m^2	
	表柔比星 ≤ 90mg/m^2	
	氨磷汀 > 300mg/m^2	
	苯达莫司汀	
	放线菌素 D	
	奥沙利铂	

续表

致吐风险	静脉化疗药物	口服化疗药物
中度 （30%~90%）	柔红霉素 伊达比星 伊立替康 美法仑 卡铂	
低度 （10%~30%）	α- 干扰素 500 万 ~1000 万 IU/m² 甲氨蝶呤 50~250mg/m² 阿糖胞苷（低剂量）100~200mg/m² 白介素 -2 ≤ 1200 万 IU/m² 氨磷汀 ≤ 300mg/m² 普拉曲沙（pralatrexate） 多柔比星脂质体 白蛋白结合型紫杉醇 米托蒽醌 培美曲塞 氟尿嘧啶 多西他赛 依托泊苷 吉西他滨 丝裂霉素 喷司他丁 拓扑替康 紫杉醇 氟脲苷 塞替派 卡巴他赛 伊沙匹隆	卡培他滨 替加氟 氟达拉滨 沙利度胺 依托泊苷 来那度胺
极低度 （< 10%）	α- 干扰素 ≤ 500 万 IU/m² 阿糖胞苷 < 100mg/m²	苯丁酸氮芥 羟基脲

续表

致吐风险	静脉化疗药物	口服化疗药物
极低度 （＜10%）	门冬酰胺酶 博来霉素 克拉屈滨 右雷佐生 氟达拉滨 长春瑞滨 地西他滨	美法仑 硫鸟嘌呤 甲氨蝶呤

表 9-7　分子靶向药物的致吐风险

致吐风险	静脉给药	口服给药
高度（＞90%）	-	-
中度（30%~90%）	阿仑珠单抗	伊马替尼
低度（10%~30%）	硼替佐米 西妥昔单抗 帕尼单抗 曲妥珠单抗	舒尼替尼 拉帕替尼 依维莫司
极低度（＜10%）	贝伐珠单抗	吉非替尼 索拉非尼 厄洛替尼

（三）CINV 的治疗

根据前文提及的 CINV 发生机制，多巴胺、5-HT 和 P 物质是最重要的三种神经递质，通过分别与相应的多巴胺受体、5-HT$_3$ 受体和 NK-1 受体结合导致 CINV 的发生，因此这些受体的拮抗剂是控制 CINV 主要的药物；另外根据 CINV 的不同类型，尚有其他止吐药物应用于临床，见表 9-8。质子泵抑制剂无止吐作用,但如患者因剧烈呕吐出现消化道反应时可适当给予。

表 9-8 常用 CINV 治疗药物

名称	代表药物	使用注意事项
多巴胺受体拮抗剂	甲氧氯普胺、多潘立酮	1. 因能促进泌乳素分泌而禁用于乳腺癌 2. 多潘立酮可能会导致 QTc 延长;本药不建议用于促进消化用途
5-HT$_3$ 受体拮抗剂	昂丹司琼、格拉司琼、托烷司琼、帕洛诺司琼、雷莫司琼	本类药物主要用于预防急性呕吐 1. 昂丹司琼是第一代 5-HT$_3$ 受体拮抗剂可能会导致 QTc 延长 2. 帕洛诺司琼与 5-HT 有高度亲和性,并能够抑制 P 物质,可用于延迟性呕吐;但本药半衰期长,注意给药频次 3. 该类药物最常见的不良反应是头痛和便秘
NK-1 受体拮抗剂	阿瑞匹坦、福沙吡坦	常见不良反应为虚弱、乏力和打嗝;适用于急性呕吐和延迟性呕吐的预防
抗组胺药	异丙嗪	大剂量和长期使用可出现锥体外系反应
抗焦虑药	劳拉西泮	用于因焦虑引起 CINV 的患者,可以在化疗前夜给予
糖皮质激素	地塞米松	通过抗炎机制发注作用,主要用于防治延迟性呕吐

CINV 应以预防为主,预防性治疗需覆盖整个风险期,并且联合用药的止吐效果优于单药,因此目前一般采取联合用药。绝大多数止吐方案的制定通常取决于化疗药物的致吐风险分级、患者 CINV 史以及其他患者特征,如应根据化疗方案中最高级别的致吐药物制定止吐方案。对于难治性 CINV 患者,需要重新评估止吐药物的有效性,同时可以考虑适当调整方案,如新增不同作用机制的药物、调整给药剂量。表 9-9、表 9-10 和表 9-11 分别罗列的是部分指南推荐的 CINV 治疗方案,可供参考。在我国 2014 年推荐的治疗指南中质子泵抑制剂类药物和 H_2 受体抑制剂应选择性用于有胃部疾病或因剧烈呕吐出现胃部不适的患者。针对所有呕吐的患者,应严密监测电解质,保证液体摄入充足,必要时给予营养支持。

CINV 的非药物治疗包括分散患者的注意力和培养良好的生活习惯,如少食多餐,控制食量及避免食用过冷或过热食品。

表 9-9　2014 年中国肿瘤治疗相关呕吐防治指南的推荐方案

化疗方式	催吐风险	急性	延迟性	证据级别
静脉化疗	高度 (发生率 >90%)	5-HR$_3$RA+DXM+NK-1RA ± 劳拉西泮 ± H$_2$RA 或 PPI	DXM + NK-1RA ± 劳拉西泮 ± H$_2$RA 或 PPI	1
	中度 (发生率 30%~ 90%)	5-HR$_3$RA+DXM+NK-1RA ± 劳拉西泮 ± H$_2$RA 或 PPI	5-HR$_3$RA+DXM ± NK-1RA ± 劳拉西泮 ± H$_2$RA 或 PPI	2A
	低度 (发生率 10%~ 30%)	DXM;甲氧氯普胺;丙氯拉嗪 ± 劳拉西泮 ± H$_2$RA 或 PPI	无常规预防	2A

续表

化疗方式	催吐风险	急性	延迟性	证据级别
口服化疗	轻微（发生率＜10%）	无常规预防	无常规预防	2A
	高度-中度	5-HR₃RA ± 劳拉西泮 ± H₂RA 或 PPI	无常规预防	2A
	低度-轻微	无常规预防	无常规预防	2A

注:5-HR₃RA:5-HT₃ 受体拮抗剂;DXM:地塞米松;NK-1RA:NK-1 受体拮抗剂;H₂RA:H₂ 受体拮抗剂;PPI:质子泵抑制剂。

表9-10　2016 年 NCCN 止吐指南推荐方案

催吐风险	急性	延迟性
高度	阿瑞匹坦 +5-HT₃RA+DXM;帕洛诺司琼 +DXM ± 奥氮平	阿瑞匹坦 +DXM;DXM;奥氮平
中度	5-HT₃RA（优选帕洛诺司琼）+DXM ± 阿瑞匹坦或奥氮平 +DXM+帕洛诺司琼	5-HT₃RA/DXM 单药;DXM ± 阿瑞匹坦;奥氮平单药
低度	DXM;甲氧氯普胺;丙氯拉嗪;5-HT₃RA	无常规预防

注:5-HR₃RA:5-HT₃ 受体拮抗剂;DXM:地塞米松。

表9-11　2015 年 ASCO 止吐指南推荐方案

催吐风险	急性	延迟性
高度	阿瑞匹坦 +5-HT₃RA+DXM	阿瑞匹坦 +DXM
中度	5-HT₃RA（优选帕洛诺司琼）+DXM	DXM 单药
低度	DXM	无常规预防

注:5-HR₃RA:5-HT₃ 受体拮抗剂;DXM:地塞米松。

二、食欲减退

化疗药物引起的食欲减退在临床中也很常见，目前常用改善食欲方法：①促进胃肠运动药：如莫沙比利片、胃蛋白酶合剂等；②激素：地塞米松片、甲羟孕酮片等；③维生素复合制剂：五维他口服液等；④中药调理；⑤针灸及心理疏导等。

三、腹泻

化疗相关性腹泻（chemotherapy induced diarrhea, CID）是肿瘤接受化疗时容易发生的一种消化道毒性反应。CID可影响患者的生活质量，导致水和电解质紊乱，感染，重者可引起死亡。易引起腹泻的化疗药物主要有顺铂、卡培他滨、伊立替康、白消安、阿糖胞苷、放线菌素D、氟尿嘧啶、巯嘌呤、氮芥、甲氨蝶呤、丝裂霉素等；靶向药物有硼替佐米、伊马替尼、舒尼替尼、吉非替尼等。其中对伊立替康引起腹泻的机制有较为深入的研究，见表9-12。甲氨蝶呤导致的口炎和胃肠道功能紊乱是毒性的早期表现，因此一旦出现需立即停药并增加亚叶酸钙的解救剂量，否则可能出现出血性肠炎、肠穿孔及死亡。氟尿嘧啶主要影响小肠黏膜，导致小肠肠壁细胞坏死和广泛性炎症。

患者出现腹泻后，需要积极进行评估，评估内容包括腹泻持续时间和次数、有无出现腹部压痛、有无脱水貌等；需要进行大便常规检查及大便培养，以明确是否存在肠道感染情况。国际抗癌协会将CID分为6个等级，见表9-13。

治疗腹泻的常用药物有洛哌丁胺、蒙脱石散和奥曲肽等。除特定药物引发的腹泻需特殊处理外，腹泻的一般处理方法为：①给予生长因子促进消化道黏膜吸收；②明确为肠道感染，给予抗菌药物控制感染；③给予止泻药止泻，应用肠蠕动抑制剂、收敛剂等；④及时补充电解质以防脱水及电解质紊乱（特别关注 K^+）；⑤补充营养，增强患者体质。

表9-12 伊立替康导致腹泻的机制及处理

类型	发生时间	机制	处理
急性腹泻（急性胆碱能综合征）	给药后24小时	胆碱酯酶抑制，乙酰胆碱积聚	阿托品注射液 0.25mg im st
迟发性腹泻	给药后第5天	活性代谢产物 SN-38 积聚	1. 检测 UGT1A1 基因预测毒性反应发生率[1] 2. 洛哌丁胺 4mg po st, 后 2mg po q2h 至最后一次腹泻后 12 小时, 最多不超过 48 小时[2]

注:1. UGT1A1 突变导致 SN-38 转化为无活性 SN-38G 显著降低,继而导致 SN-38 积聚。

2. 倘若腹泻持续 48 小时未控,应及时就诊,改用其他治疗腹泻药物,并开始预防性使用口服广谱抗菌药物以及接受胃肠外营养支持,保持水、电解质及酸碱平衡。

表9-13 国际抗癌协会 CID 分级

等级	临床表现
0级	无
1级	与治疗前相比,排便次数增加 < 4 次 / 天
2级	与治疗前相比,排便次数增加 4~6 次 / 天
3级	与治疗前相比排便次数增加 7 次 / 天以上,大便失禁,腹部重度疼痛或大便失禁
4级	危及生命
5级	死亡

四、口腔黏膜损害

口腔黏膜上皮细胞更新较快,因此容易受到抗肿瘤药物的损害,导致口腔黏膜反应,如咽炎、口腔溃疡、口腔黏膜炎等,致病药物有氟尿嘧啶(静脉持续给药更常见)、卡培他滨、甲氨蝶呤、阿糖胞苷、多西他赛、依托泊苷和蒽环类抗肿瘤药,分子靶向药有吉非替尼和舒尼替尼等。

对于预期会发生的口腔并发症,需要教育患者保持口腔卫生,勤用 0.9% 氯化钠注射液或 2.5%~5% 碳酸氢钠溶液漱口。已经发生黏膜损害,在保持口腔卫生的基础上还需要积极对症处理:痛性溃疡可以予利多卡因溶液进行含漱止痛;复方氯己定液漱口预防感染;维生素 B_{12}、生长因子,如重组牛碱性成纤维细胞生长因子等促进上皮修复。重组牛碱性成纤维细胞生长因子对来源于中胚层和外胚层的多种组织细胞有促进修复和再生作用,可促进细胞生长分化及肉芽组织形成,还可抑制新生细胞降解,促进溃疡愈合,可缩短口腔溃疡愈合时间。

五、便秘

具有神经毒性的化疗药物容易引起便秘,与副交感神经亢进有关,具体药物为长春碱类、顺铂、多西他赛等,其他如依托泊苷和米托蒽醌也可见。长春新碱导致的便秘最为突出。对便秘的预防比治疗更容易,预防措施有增加粗纤维食物、新鲜水果蔬菜和液体量的摄入等。对于出现癌痛而使用阿片类药物的患者,应常规给予缓泻剂软化大便处理,如酚酞片、比沙可啶、乳果糖等。对于已出现便秘的患者,除上述药物通便外,还需控制使用 $5-HT_3$ 受体拮抗剂的次数,必要时摄腹部平片以排除肠梗阻,以及灌肠处理。

第四节　心血管毒性

抗肿瘤药物能产生潜在的短期或长期心血管并发症,有左心室功能障碍、心肌缺血、高血压和心律失常等。能导致心脏毒性的典型药物有：蒽环类药物、贝伐珠单抗、曲妥珠单抗、长春碱类、紫杉醇类、环磷酰胺、氟尿嘧啶、硼替佐米、索拉菲尼等。这些药物导致的心脏毒性表现形式不尽相同，具体见表9-14。

表9-14　各药物心脏毒性的临床表现

药物	临床表现
蒽环类	心内传导紊乱、心律失常、心力衰竭、心肌病
紫杉醇类	心律失常
贝伐珠单抗	高血压、充血性心力衰竭
曲妥珠单抗	左心室功能不全、无症状左心室射血分数降低
硼替佐米	心律失常、急性心力衰竭
环磷酰胺	心包炎、心律失常、ST段升高及T波倒置
氟尿嘧啶	心肌缺血、冠状动脉痉挛
索拉非尼	心肌缺血、心肌梗死
他莫昔芬	心肌梗死、心力衰竭
三氧化二砷	QT间期延长

　　蒽环类药物导致的心脏毒性研究较为多，可分为急性、慢性和迟发性三种。急性心脏毒性可立即发生，表现为急性、短暂性的可逆心肌收缩力下降；慢性和迟发性表现为扩张型心肌病，与药物的累积剂量有关，药物超过一定累积剂量后，发生率可显著上升，且呈进展性和不可逆性。因此蒽环类药物通常有剂量上限，同时各个药物之间也可按照一定比例转换，分别见表9-15和表9-16。值得注意的是，在有些患者中，尽管蒽环类药物的累积用量未达到剂量上限，但仍可发生心脏毒性。

　　目前一般认为导致蒽环类药物心脏毒性的高危因素有：年龄＞60岁、吸烟、不良生活方式、高血压、高胆固醇血症、糖尿病、肥胖或帕金森病患者及肥胖患者既往使用过5-羟色胺2B

受体激动剂、潜在的心脏瓣膜疾病、既往心脏病史和胸部放疗史等。

表 9-15　常用蒽环类药物的最大累积剂量

药物	推荐最大累积剂量
多柔比星（ADM）	550mg/m²（放射治疗或合并用药，＜350~400mg/m²）
表柔比星（EPI）	900~1000mg/m²（用过 ADM，＜800mg/m²）
柔红霉素（DNR）	成人：400~500mg/m²；＞2 岁儿童：200~300mg/m²； ＜2 岁儿童：10mg/kg
吡柔比星（THP）	950mg/m²
伊达比星（IDA）	290mg/m²
阿柔比星（ACM）	2000mg（用过 ADM，＜800mg）
米托蒽醌（MIT）	160mg/m²（用过 ADM 等药物，＜120mg/m²）

表 9-16　蒽环类药物剂量换算表

药物	转换系数	5%发生心脏毒性的蒽环累积剂量
多柔比星	1	450mg/m²
表柔比星	0.5	900mg/m²
柔红霉素	0.5	935mg/m²
伊达比星	2	225mg/m²
米托蒽醌	2.2	200mg/m²

　　常规监测手段很难预测蒽环类的心脏毒性，如心电图、左心室射血分数。公认的评估蒽环类心脏毒性最敏感、最特异的方法是心内膜心肌活检，但这是有创检查，技术要求高，推广难度大。其他较为敏感的的监测方法有超声心动图测定心脏的舒张功能、血清肌钙蛋白以及脑钠肽。EMSO 关于蒽环类心脏毒性的临床实践指南建议：可以在化疗结束时、结束后 12 小时、

24 小时、36 小时、72 小时和 1 个月定期监测心肌肌钙蛋白,化疗结束时、结束后 72 小时监测脑钠肽。

蒽环类药物所导致的心脏毒性预防措施有:严格控制累积剂量、通过适当调整用药剂量和方案(如选择蒽环类脂质体)、加强心脏功能的评估(可在使用蒽环类药物前、化疗中以及化疗后随访三个时间段进行积极评估)、以及采用右雷佐生(DZR)进行预防。其中右雷佐生是目前多个指南推荐能有效预防蒽环类心脏毒性的药物,且强调推荐第一次使用蒽环类前即开始使用,但本药仅做预防使用,对于已经发生的心脏毒性无效果。右雷佐生的使用注意事项见表 9-17。

表9-17　右雷佐生的使用注意事项

项目	内容
使用时间	第一次使用蒽环类前联合应用 DZR
使用剂量	DZR 与蒽环类的计量比为 10~20：1(DZR：ADM=20：1, DZR：DNR=20：1, DZR：EPI=10：1, DZR：MIT=50：1, DZR：PLD=10：1)
使用方法	专用溶媒乳酸钠配制后,再用 0.9% 氯化钠或 5% 葡萄糖注射液稀释至 200ml,快速静脉输注,30 分钟内滴完,滴完后即刻给予蒽环类药物
注意事项	1. 第一次使用蒽环类药物前即开始 DZR 治疗,且每次使用蒽环类时都重复使用 DZR 2. 需避光保存,冻干药物不得在 25℃ 以上储存,复溶药物应立即使用,如果不能立即使用,在室温或 2~8℃储藏条件下可稳定 6 小时 3. 为避免注射部位出现血栓性静脉炎,DZR 不得在乳酸钠溶液稀释前输注

对已经发生的心力衰竭患者,可以使用血管紧张素转化酶

抑制剂(ACEI)、血管紧张素受体拮抗剂(ARB)和β受体阻滞剂治疗;如果合并有快速性心律失常,可以使用β受体阻滞剂。除右雷佐生外,其他心脏保护剂,如辅酶Q_{10}、左卡尼汀、乙酰半胱氨酸、维生素C和维生素E等可能具有一定保护效果,但对于蒽环类药物,有Meta分析显示并没有实际临床获益。

第五节　肝　毒　性

　　抗肿瘤药物使用过程中最常见的脏器损害是肝损害。临床表现轻者可见转氨酶增高、乏力、食欲减退等,重者可有胆红素增高。抗肿瘤药物导致的肝损害,发生类型多样,见表9-18。

表9-18　不同肝损害类型的抗肿瘤药物

药物	肝损害类型
烷化剂	转氨酶升高
甲氨蝶呤	肝纤维化、肝硬化
巯嘌呤	胆汁瘀滞、肝坏死
门冬酰胺酶、伊立替康	肝脂肪变性
奥沙利铂	肝窦阻塞
达卡巴嗪	肝细胞坏死、肝静脉血栓形成

　　一旦肝功能出现损害,应停药并给予保肝药物和其他对症处理,如补液利尿加速药物排泄。目前常用的保肝药物可分为两大类:降转氨酶药物和降黄疸药物。其中降转氨酶药物品种较多,不乏中成药。目前尚无针对抗肿瘤药物引起肝损害特定的治疗药物,临床上能用于护肝的药物原则上都是可以治疗化疗相关性肝损害的。下面介绍常用的几类药物及其使用方法,见表9-19。

表 9-19 常用降转氨酶的药物

药物	作用机制	注意事项
还原型谷胱甘肽、硫普罗宁	提供巯基保护含巯基的蛋白和酶	–
联苯双酯、双环醇	对 CYP450 有明显诱导作用,对四氯化碳导致的肝脏微粒体脂质过氧化酶有抑制作用	口服,降酶迅速但停药易反跳,故肝功能恢复正常后减量停药,合用肌苷可减少反跳现象
多烯磷脂酰胆碱	提供高能多烯磷脂酰胆碱	注射剂禁用含电解质溶液配制
甘草酸制剂	抑制肝脏炎症反应	具有醛固酮样作用,可导致水钠潴留、低钾血症,故使用时应定期检测电解质、血压
水飞蓟宾	脂质过氧化、清除自由基、维持细胞膜稳定和促进肝细胞再生	–

常用降低胆红素的药物较少,主要的几种见表 9-20。

表 9-20 常用降胆红素的药物

药物	作用机制	注意事项
腺苷蛋氨酸	调节肝细胞膜流动性,促进解毒过程中硫化产物合成的作用	禁与含钙溶液及碱性液体配制及混合
熊去氧胆酸	稳定细胞膜、免疫抑制和保护线粒体作用	含铝制剂(包括蒙脱石)能减少熊去氧胆酸吸收;严重肝功能不全和完全性胆道阻塞时禁用
茴三硫	促进胆汁、胆酸和胆色素分泌	尿液变黄

　　在临床实际工作中,应根据肝功能化验指标针对性地选择降酶或褪黄药物。因为肝脏作为多数药物的代谢场所,多药联合护肝可能会增加肝脏的负担,反而不利于肝功能的恢复,所以应尽可能地简化用药,避免选择作用机制雷同或多药联合治疗(一般不推荐3种以上药物联合)。

　　对已发生肝损害的化疗患者,需要排除是否存在肝脏基础疾病,如病毒性肝炎。近年来,屡有关于因抗肿瘤药物引起乙肝患者发生乙肝病毒再激活,进而导致严重肝炎的报道。结合我国是乙型病毒性肝炎感染的大国,临床实际工作时应对化疗导致乙肝病毒的再激活给予足够的重视。根据美国胃肠病学会(AGA)2014年发布的《免疫抑制治疗中乙肝病毒再激活的预防及治疗指南》,将免疫抑制药物分为低、中、高危三组(见表9-21)。该指南强烈推荐对于中危或高危患者化疗前进行HBV筛选,且HBsAg和抗HBc阳性者须接受病毒DNA载量的测定;低危患者不建议进行常规筛选。在临床实际工作时,需要综合评估筛选高危患者,检测HBV血清学指标和病毒DNA载量。

表 9-21　HBV 再激活分组及代表药物

组别	定义	类别
高危组	HBV 再激活可能性超过 10%	1. HBsAg 阳性 / 抗 HBc 阳性,或 HBsAg 阴性 / 抗 HBc 阳性者使用利妥昔单抗 2. HBsAg 阳性 / 抗 HBc 阳性者使用蒽环类药物 3. HBsAg 阳性 / 抗 HBc 阳性者使用中高剂量糖皮质激素 ≥ 4 周,或高剂量激素
中危组	HBV 再激活可能性 1%~10%	1. HBsAg 阳性 / 抗 HBc 阳性,或 HBsAg 阴性 / 抗 HBc 阳性者使用 TNF-α 抑制剂、细胞因子或整合酶抑制剂、酪氨酸激酶抑制剂(如伊马替尼、尼洛替尼) 2. HBsAg 阳性 / 抗 HBc 阳性者使用低剂量糖皮质激素持续使用 ≥ 4 周

组别	定义	类别
		3. HBsAg 阴性/抗 HBc 阳性者使用中等剂量糖皮质激素,或高剂量激素
		4. HBsAg 阴性/抗 HBc 阳性者使用蒽环类药物
低危组	HBV 再激活可能性 <1%	1. HBsAg 阳性/抗 HBc 阳性,或 HBsAg 阴性/抗 HBc 阳性者使用传统抑制剂(如硫唑嘌呤、巯嘌呤、甲氨蝶呤)、口服糖皮质激素≤1周
		2. HBsAg 阴性/抗 HBc 阳性者使用低剂量糖皮质激素≥4周

但并非所有接受化疗的乙肝病毒感染的患者都要给予抗病毒治疗。AGA 指南建议仅对中高危患者进行预防性抗 HBV 治疗,使用时间应持续到免疫制剂治疗结束后 6 个月。目前应用最多的治疗 HBV 的药物是拉米夫定、阿德福韦酯、恩替卡韦和替诺福韦酯。根据众多乙型病毒性肝炎的治疗指南,拉米夫定耐药阈值低,容易发生耐药,用药超过 1 年者耐药率更高,因此不推荐作为预防或治疗的一线用药;恩替卡韦和替诺福韦酯的耐药基因屏障高于拉米夫定,推荐作为预防或治疗使用。

第六节 肺 损 伤

抗肿瘤药物是引起药物性肺损伤的重要原因,发生率约在10%,引起的肺部损伤发生时间差异较大,可分为早发型和迟发型两种形式,一般以用药后 2 个月为界限。临床表现可有咳嗽、发热、胸闷、呼吸困难、低氧血症、ARDS 等;病理类型可有非特异性间质性肺炎、肺纤维化、过敏性肺炎、弥漫性肺泡损伤、肺出血、肺栓塞、机化性肺炎等。临床表现和病理特征均无特异性,具体典型药物见表9-22。联合化疗可能会增加肺损伤的发生率,另外原有肺部疾病,如特发性肺间质纤维化、COPD、放疗、广泛肺转移性疾病及功能状态差的患者,也可能与肺损伤发生率增加有关。其他危险因素还包括抗肿瘤药物的总剂量、年龄、吸烟史、高浓度氧疗等。

表9-22　常见抗肿瘤药物引发的相关肺毒性及代表药物

肺毒性的分类	常见的代表药物
肺部炎症表现	
间质性肺炎	卡莫司汀、亚硝基脲类、异环磷酰胺、替莫唑胺、吉西他滨、培美曲塞、奥沙利铂、吡曲克辛、博来霉素、丝裂霉素、依维莫司、长春碱、紫杉醇、多西他赛、依托泊苷、吉非替尼、厄洛替尼、伊马替尼、伊立替康、拓扑替康、曲妥珠单抗、利妥昔单抗
细支气管闭塞性机化性肺炎	厄洛替尼、西妥昔单抗
肺纤维化	奥沙利铂、博来霉素、丝裂霉素、吉非替尼、拓扑替康
弥漫性肺泡损伤	吉西他滨、多西他赛、拓扑替康、依托泊苷、吉非替尼、厄洛替尼
弥漫性肺泡出血	吉西他滨、吉非替尼
机化性肺炎	多柔比星、米托蒽醌、厄洛替尼、西妥昔单抗、拓扑替康、曲妥珠单抗
过敏性反应	
过敏性肺炎	甲氨蝶呤、博来霉素、米托蒽醌、紫杉醇、曲妥珠单抗
嗜酸性粒细胞肺炎	奥沙利铂
超敏反应	紫杉醇、多西他赛、依托泊苷、替尼泊苷、顺铂、卡铂、丙卡巴肼、西妥昔单抗

肺毒性的分类	常见的代表药物
输液反应	吉西他滨、奥沙利铂、多柔比星、紫杉醇、曲妥珠单抗
渗透性反应	
非心源性肺水肿	阿糖胞苷、吉西他滨、卡莫司汀、长春碱、多西他赛
毛细血管渗透综合征	吉西他滨、阿糖胞苷、多西他赛
胸腔积液	卡莫司汀、紫杉醇、伊马替尼
肺血管疾病	
肺栓塞	贝伐珠单抗
肺出血	贝伐珠单抗

药物性肺损伤的诊断较难,是排他性的,需要与肺部感染、肿瘤浸润或癌性淋巴管炎、心源性肺水肿等多种疾病进行鉴别。可以根据患者抗肿瘤药物用药史、临床表现、肺功能检查、影像学检查及生化指标等项目进行综合判断。尽管目前尚无特异性血液学诊断指标,但研究发现 53.3% 的药物性肺损伤患者中,血清 KL-6(krebs von den lung-6)或 SP 蛋白(surfactant protein)水平升高,这或许对部分患者有一定意义。另外肺功能检查一般表现为肺限制性通气障碍、低氧血症及一氧化碳弥散能力下降。

当确定药物性肺损伤后,首先停用可疑的药物,同时给予低流量吸氧(避免高浓度氧,以免加重肺损伤)以及支持治疗。大剂量糖皮质激素是应用最为广泛的治疗方法,但其疗效尚无临床证据证实,常用剂量是 60~100mg/d,最佳剂量及疗程尚不清楚,使用时应缓慢减量,以免突然停药导致疾病进展。抗氧化药物,如乙酰半胱氨酸、维生素 E、维生素 C 等通过清除氧自由基,可能有一定的保护作用。其他,如氨磷汀作为抗肿瘤药物的细胞保护剂,也可以通过清除自由基达到保护作用。

第七节 泌尿系统毒性

抗肿瘤药物导致的泌尿系统损害主要有以下几种情况：①尿路刺激反应，如大剂量环磷酰胺和异环磷酰胺给药后，代谢产物丙烯醛经过尿道排泄，引起出血性膀胱炎；②肾实质的损害，如顺铂经肾小管分泌时，损伤肾小管引起肾衰竭；③抗肿瘤治疗引起肿瘤溶解综合征，导致产生大量尿酸，在输尿管结晶，引起阻塞和肾功能损害；④引起蛋白尿，重者可致肾病综合征，如贝伐珠单抗。

抗肿瘤药物引发的泌尿系统毒性防治措施因药物而异。大剂量环磷酰胺或异环磷酰胺引起的出血性膀胱炎，可以用美司钠有效预防。美司钠可在泌尿道转化成游离的巯基，与丙烯醛结合成无毒的可溶性物质而排出体外，使用剂量及时机见环磷酰胺和异环磷酰胺的用药实践部分。使用美司钠过程中，常见的不良反应是胃肠道反应、头痛、疲劳、四肢疼痛、抑郁、激惹、低血压、心动过速等。

顺铂导致肾损害的研究机制较为明确，其肾毒性可能呈剂量依赖性。主要对肾近端小管造成损害，同时也可能累及集合管，但对肾小球无影响。生化检查可见肌酐、尿素氮升高、电解质紊乱，表现为低镁、低钾、低钠、低钙等，因此在使用顺铂前后，除进行常规的肾功能检查外，还需关注电解质情况。主要预防措施是：①水化、利尿。大剂量顺铂应用时若无水化和利尿，肾毒性发生率为100%。水化可以缩短顺铂的半衰期以及经肾排泄时间，降低尿中顺铂的浓度以及减少与肾小管的接触时间。顺铂给药剂量大于 $50mg/m^2$ 时必须辅以水化，通常选择含氯离子的氯化钠注射液。应在用药前即开始给予 1000~2000ml 氯化钠注射液，用药后可给予甘露醇和再加

2000ml 氯化钠注射液，保证日尿量在 100ml/h 以上。水化时，应严密监测出入量，以免对心脏造成负荷。如果出现尿量减少或体重增加，提示水钠潴留，可给予利尿处理。水化时，可适当加入氯化钾。②使用氨磷汀。氨磷汀是一种前药，经体内代谢后可转化为含巯基的活性产物，一方面结合顺铂的活性基团起作用，另一方面可以减轻化疗产生的氧自由基对细胞膜和 DNA 的损伤，本药不会影响抗肿瘤效果。常见的不良反应是低血压、恶心、呕吐，所以正在使用降压药的患者应在开始接受本药前 24 小时停用降压药。给药时机通常为给予抗肿瘤药物前 30 分钟内，给药方式是静脉输注，输注时间控制在 15 分钟内。给药剂量为每次 920mg/m^2，每日 1 次；若不能耐受则减为每次 740mg/m^2。但现有研究发现氨磷汀皮下给药可以有效降低低血压发生率。

　　肿瘤溶解综合征常见于急性白血病、中到高度恶性淋巴瘤、快速增殖的实体瘤如小细胞肺癌、生殖细胞肿瘤等，以高尿酸血症、高钾血症、高磷血症、低钙血症为主要特征。高尿酸血症的发生致可急性肾功能损害。预防措施包括：①别嘌醇。别嘌醇可以预防性降低尿酸形成，但对已经生成的尿酸无作用，因此存在 24~72 小时的起效延迟时间，至少要在化疗前 24 小时开始用药。成人使用初始剂量 50~100mg/d，每 2~5 周检测血尿酸水平 1 次，未达标患者每次可递增 50~100mg，最大使用量是 600mg/d；肾功能不全者每日不超过 1.5mg/eGFR（估算的肾小球滤过率）；G$_3$~G$_4$ 期推荐剂量为 50~100mg，G$_5$ 期禁用。如果生化指标或临床症状恶化，可增加给药剂量或转用拉布立酶治疗。使用疗程为化疗开始后至少服用 7 天。使用别嘌醇时需要注意皮疹和肝肾功能损害的发生，重者可发生致死亡性剥脱性皮炎。HLA-B*5801 基因阳性、同时服用噻嗪类利尿剂和肾功能不全是别嘌醇发生不良反应的危险因素。②拉布立酶。拉布立酶通过促进尿酸氧化达到预防或治疗目的，不适用于 6-磷酸葡萄糖脱氢酶缺乏的患者，常用剂量为每日 0.2mg/kg，持续使用 5~7 天。③水化。每天的液体量保证 2500~3000ml/m^2，尿量保证至少每小时 2ml/kg。如果水化后尿量不达标，可适当使用呋塞米利尿。不推荐碱化尿液。

第八节 神 经 毒 性

多种抗肿瘤药物可引起中枢神经和外周神经损害，发生率与药物的特性、使用剂量和联合用药有关，临床可表现为意识程度改变、小脑功能不全、耳毒性和周围神经病变等。常见能引起中枢神经病变和外周神经病变的的抗肿瘤药物见表 9-23 和表 9-24。外周神经毒性主要影响感觉神经、运动神经和自主神经，以感觉神经损伤最为常见。感觉神经损伤后可表现为痛温觉、振动觉、触觉和位置觉异常；运动神经损伤表现为肌张力、协调能力减弱；自主神经损伤表现为便秘、肠梗阻、尿潴留和体位性低血压等。

表 9-23　引起中枢神经病变的常见抗肿瘤药物

药物	毒性剂量范围	主要临床表现
门冬酰胺酶、培门冬酶	常规剂量	困倦、抑郁、昏迷幻觉、类帕金森综合征
白消安	高剂量	惊厥、肌阵挛
苯丁酸氮芥	常规剂量	癫痫、视力损害
克拉屈滨	极高剂量	意识模糊、神经病变、失眠和嗜睡
阿糖胞苷	高剂量	小脑毒性
异环磷酰胺	高剂量	EEG 异常、定向力障碍、幻觉、紧张、昏迷，重者可致死亡
甲氨蝶呤	高剂量	急性脑膜炎、坏死性脑白质病

表 9-24 引起外周神经病变的常见抗肿瘤药物

药物	阈值	感觉神经	运动神经	自主神经
紫杉醇	$> 300mg/m^2$	主要毒性	高剂量会致损害，可有肌痛和心肌病	罕见
多西他赛	$> 100mg/m^2$	主要毒性	高剂量会致损害，可有肌痛和心肌病	罕见
奥沙利铂	$> 550mg/m^2$	急性损害和慢性损害	急性痉挛	罕见
顺铂	$> 350mg/m^2$	主要毒性	罕见	罕见
长春新碱	$> 2~6mg/m^2$	感觉神经损害	肌痉挛和远端无力	有损害
沙利度胺	$> 20g$	感觉神经损害	远端无力和痉挛	罕见
硼替佐米	$> 16mg/m^2$	疼痛，小纤维感觉神经病	罕见	有损害

铂类药物导致的神经毒性与药物累积剂量和剂量强度有关，发生机制也类同。顺铂治疗量达到 $250~350mg/m^2$ 后就可能会发生周围神经毒性，而累积剂量达到 $500~600mg/m^2$，几乎所有接受顺铂治疗的患者都会发生神经毒性，而且至少 10% 的患者可能会发生严重的神经毒性。常规剂量的卡铂神经毒性发生率和严重程度都较顺铂轻。

奥沙利铂导致神经毒性的发生率很高，可以分为两种：急性神经毒性和慢性神经毒性。急性神经毒发生于给药后 24 小时内，可见于 85%~95% 的患者，临床典型症状为肢体末端或口唇部感觉异常、感觉性共济失调、肌肉痉挛、下颌疼痛等，症状可持续数分钟至数小时不等，遇冷刺激症状更明显。因此给药后，需要教育患者做好肢端保暖，避免接触冷物体和食用冷的食物。慢性神经毒性与累积剂量相关，当累积剂量超过 $800mg/m^2$，有可能会导致永久性感觉异常和功能障碍。奥沙利铂引起特征性的神经毒性为咽喉部感觉异常，表现为不伴有喉头或支气管痉挛的呼吸困难，同时也不伴有解剖学上的改变，发生率约38%，停药可恢复。

长春碱类抗肿瘤药物中神经毒性中位发生时间为治疗后3个月，长春新碱毒性最严重，发生机制主要是与微管 β 亚单位结合，干扰神经轴突微管的功能，以感觉神经损害最明显，停药后通常可以恢复，危险因素为肝功能不全和未被识别的遗传性周围神经病变。临床表现以指（趾）末端感觉异常和深部腱反射减退为主要特征。随着累积量的增加，指（趾）末端感觉异常可逐渐扩大到整个手足，感觉可由麻木加重至烧灼感，产生神经性疼痛。对自主神经功能的影响主要表现为腹部绞痛、便秘；15%~24% 患者可能会发生阳痿，其他表现还有尿潴留和体位性低血压等。

神经毒性是长春碱类药物的剂量限制性毒性。单次给药量和累计剂量都能影响长春新碱的神经毒性，减少单次剂量、给药频次或停药是减轻长春新碱神经毒性的唯一方法，推荐单次最高剂量不超过 2mg。

紫杉醇类药物导致的神经毒性也以感觉神经为主，临床表现为对称性手套 - 袜套分布区的感觉异常和麻木感，严重时可表现为烧灼感、深部腱反射减退、振动觉消失及直立性低血压。也可能发生以肌肉疼痛和关节疼痛为表现的紫杉醇相关性急性疼痛综合征（P-APS），发生时间通常在给药后 1~4 天内。紫杉醇类药物的神经毒性呈剂量依赖性，严重的毒性反应通常见于紫杉醇累计剂量超过 $1000mg/m^2$ 或多西他赛累计剂量超过 $400mg/m^2$ 时；另外与输注时间也有关系（输注时间长，发生率低）。

硼替佐米于 2003 年经 FDA 批准开始用于多发性骨髓瘤的治疗，是第一个应用于临床的蛋白酶体抑制剂，神经毒性是其最主要的不良反应,发生率约 50%,以感觉神经损伤为主。严重的神经性疼痛是硼替佐米神经毒性的主要特征,除此之外,手套 - 袜套分布区的感觉丧失、反射减退或消失也可发生。临床症状通常在停药后 3~4 个月后可改善或完全恢复;硼替佐米的神经毒性发生与累积剂量和疾病是否复发有关。有研究发现肿瘤复发患者接受硼替佐米治疗后,神经毒性的发生率及严重程度均高于新发现患者。

尽管有多项研究尝试减轻抗肿瘤药物的神经毒性,如应用还原型谷胱甘肽、乙酰半胱氨酸、氨磷汀、输注钙镁、二乙基二硫代氨基甲酸酯、Org2766、维生素 E 等减轻铂类药物的周围神经毒性,但由于缺乏高质量、一致性的证据,认为尚无一种药物有效。美国 ASCO 2014 年颁布的癌症成人幸存者化疗诱发的周围神经毒性预防与治疗指南中,明确指出不推荐任何药物用于化疗引起的周围神经病变的预防,而且强调对于正在接受具有神经毒性的抗肿瘤药物治疗患者,不应提供乙酰左卡尼汀、还原型谷胱甘肽、乙酰半胱氨酸、氨磷汀、输注钙镁、二乙基二硫代氨基甲酸酯、Org2766、维生素 E、阿米替林、维 A 酸等预防。对于已经发生的周围神经病变,指南指出度洛西汀可能是目前最优的选择,而且可能对奥沙利铂引起的神经性疼痛更有效(非紫杉醇类)。

对于根据表 9-25 的推荐进行剂量调整,可减轻硼替佐米引起的神经毒性。

表 9-25　硼替佐米相关性神经毒性的剂量调整方案

严重程度	剂量调整方案
Grade 1[感觉异常、虚弱和(或)反射减退]无疼痛或无生理功能缺失	不调整
Grade 1 合并疼痛或 Grade 2(生理功能产生影响但不影响日常活动)	减量至 $1.0mg/m^2$

续表

严重程度	剂量调整方案
Grade 2 合并疼痛或 Grade 3（日常活动受到影响）	停止给药，直至症状控制。控制后可重新给药，剂量减至 0.7mg/m², 每周 1 次
Grade 4（感觉神经病变致残或运动神经损伤危及生命或导致瘫痪）和（或）严重的自主神经病变	停药

第九节　皮肤及附件毒性

化疗药物导致的皮肤及附属器官毒性主要表现为增加光敏反应、色素过度沉着、角化过度、皮疹、手足综合征和脱发等。

一、手足综合征

手足综合征（hand foot syndrome, HFS），又称掌趾感觉丧失性红斑（palmar plantar erythrodysesthesia syndrome, PPES），是一种进行性加重的皮肤病变。临床以指（趾）热、痛、红斑性肿胀，严重者可发展至脱屑、溃疡和剧烈疼痛，一般不会危及生命。发生机制可能是每日的创伤导致药物在手足部位的微血管处外渗，或药物在手掌和脚掌汗腺处浓缩和聚集。HFS 呈剂量限制性，在长期慢性用药过程中容易发生。最容易产生 HFS 的药物有多柔比星脂质体、阿糖胞苷、多西他赛、卡培他滨和索拉非尼等。根据美国国家癌症研究（NCI）所制定的常见毒性标准，HFS 可分为 3 个级别，见表 9-26。

一旦出现 HFS 的临床症状，应立即停药、延长给药间隔或药物减量。常用的预防或治疗措施有：①患者教育。在开始可能会导致 HFS 的药物治疗前，做好患者教育，告知不要穿紧的鞋子、不佩戴戒指、不反复按摩或搓掌；化疗结束后 3~5 天，避免挤压皮肤或使皮肤过度受热、避免热水浴或盆浴。②局部降温。在输注聚乙二醇化多柔比星脂质体时，可以在患者的手腕和脚踝处放置冰袋局部降温或使用冰水，持续至化疗结束后 24 小时。这种措施可能有效减少 HFS 的发生率和严重程度。③使用润肤剂，如尿素维 E 软膏或其他含油脂较多的乳膏。④维生素 B_6。大剂量维生素 B_6 目前广泛应用于 HFS 的治疗或预防，但实际临床获益却存在争议。一项 Meta 分析发现，没有充足的证据显示维生素 B_6 能有效防治 HFS；另一项系统性回顾也得出类似的结论（维生素 B_6 的剂量为 150mg、200mg、300mg），但认为更高剂量的维生素 B_6（400mg）可能有效。⑤ COX-2 抑制剂。一项 Meta 分析认为美洛昔康是预防 HFS 最有前景的药物；另有研究发现合用塞来昔布可能会降低卡培他滨相关 HFS 的发生率和严重程度。⑥如果级别加重，镇痛或预防感染治疗可能是需要的。

表 9-26　NCI 手足综合征的分级标准

级别	临床表现
1 级	轻微的皮肤改变或无痛性肿胀伴感觉异常（麻木、感觉迟钝/异常、针刺感），不影响日常活动
2 级	皮肤改变或疼痛性红斑和肿胀，轻度影响日常活动
3 级	溃疡性皮炎或皮肤改变（脱屑、溃疡、水疱等）伴剧烈疼痛，严重影响日常活动

二、皮肤毒性反应

皮肤毒性反应是抗肿瘤药物常见的不良反应，包括皮肤干燥、皮疹、瘙痒、水疱和脱皮等，以博来霉素、环磷酰胺、氟尿嘧啶、吉西他滨、培美曲塞等多见；同时皮肤毒性也是分子靶向药物,尤其是表皮生长因子受体抑制剂(EGFRI)的最常见不良反应之一。

根据我国《EGFRI相关皮肤不良反应中国临床治疗指导原则》,EGFRI常见的皮肤毒性有:干燥病、脱屑、瘙痒、指甲/甲周改变(通常为甲沟炎)、毛发生长异常(常为脱发、睫毛粗长或面部多毛)、毛细血管扩张(表现为小血管的膨胀及色素沉着);最常见的是丘疹脓疱型病变(粉刺或痤疮样皮疹),发生率为60%~80%。皮疹出现的中位时间是1~2周,常在3~4周达到高峰,主要出现在颜面部和躯干上部;皮疹的发展通常经历感觉障碍伴皮肤红斑和水肿(第0~1周)、丘疹脓疱型皮疹(第1~3周)、结痂(第3~5周)及红斑毛细血管扩张症(第5~8周);躯干下部常出现皮肤干燥和瘙痒。

经过研究证实EGFRI相关皮肤不良反应与疗效呈正相关,但高级别的皮肤不良反应可能干扰正常治疗,严重者可影响患者的生活质量并导致治疗的中断。因此在保证EGFRI正常治疗的前提下,如何有效控制皮肤不良反应显得有重要意义:①患者教育。告知患者减少日晒时间,注意避光,可使用SPF>18的防晒霜;保持身体清洁和干燥部位的湿润,避免接触碱性或刺激性强的洗漱用品;使用沐浴乳后,涂抹润肤膏;有趾甲倒刺者,勿穿过紧的鞋子。②根据皮肤不良反应的严重程度进行处理,具体见表9-27。

表9-27　EGFRI皮肤不良反应的分级及处理

级别	临床表现	处理方式
1级(轻)	范围较局限,几乎无主观症状,不影响日常生活,无继发感染	可能不需处理;也可局部使用复方醋酸地塞米松软膏、氢化可的松软膏、红霉素软膏;对于皮肤干燥伴瘙痒者,可使用薄酚甘油洗剂(bid)或苯海拉明软膏涂抹瘙痒部位;不要更改EGFRI的剂量,2周后再评估,若恶化,按照中度毒性处理

续表

级别	临床表现	处理方式
2级（中）	范围较广，主观症状轻，日常生活轻微受影响，无继发感染	局部使用氢化可的松软膏或红霉素软膏，并口服氯雷他定；对皮肤干燥伴瘙痒者，可使用苯海拉明软膏或复方苯甲酸软膏涂抹瘙痒部位；有主观症状者，尽早口服米诺环素；2周后再评估，若恶化，按照重度毒性处理
3级（重）	范围广，主观症状严重，日常生活影响大，有继发感染可能	干预措施基本同中度皮疹，但药物剂量可适当增加，必要时可用甲泼尼龙冲击，减少EGFRI的剂量；若合并感染，给予抗感染治疗；2~4周后再评估，若未充分缓解，考虑终止治疗

注：常规治疗痤疮的药物和维生素A可能会加重皮疹，因此避免使用；含有乙醇的凝胶或乳液会刺激皮肤，加重皮肤干燥，也不推荐使用。

（陈　旭　王峥嵘　孙华丽）

参考文献

[1] Pérez Fidalgo JA, García Fabregat L, Cervantes A, et al. Management of chemotherapy extravasation: ESMO-EONS clinical practice guidelines. Ann Oncol, 2012, 23(Suppl 7): vii167-vii173.

[2] 中国医师协会肿瘤医师分会，中国抗癌协会肿瘤临床化疗专业委员会，中学医学杂志编辑委员会. 中国重组人集落刺激因子在肿瘤化疗中的临床应用专家共识(2015版). 中华医学会杂志, 2015, 95(37): 3001-3003.

[3] 中国抗癌协会临床肿瘤学会协作专业委员会. 肿瘤化疗所致血小板减少症诊疗中国专家共识(2014版). 中华肿瘤杂志, 2014, 36(11): 876-879.

[4] 中国临床肿瘤学会肿瘤相关性贫血专家委员会. 肿瘤相关性贫血临床实践指南(2015—2016版). 中国实用内科杂志, 2015, 35(11): 921-930.

[5] 中国抗癌协会癌症康复与姑息治疗专业委员会(CRPC)，中国临床肿

瘤学会抗肿瘤药物安全管理专家委员会（ASMC）. 肿瘤治疗相关呕吐防治指南（2014 版）. 临床肿瘤学杂志, 2014, 19（3）: 263-273.

[6] Ettinger DS, Berger MJ, Aston J, et al, National comprehensive Cancer Network（NCCN）. NCCN Clinical Practice Guidelines in Oncology Antiemesis（Version 2）. J Natl Compr Canc Netw, 2016, April.

[7] 中国临床肿瘤学会, 中华医学会血液学分会. 蒽环类药物心脏毒性防治指南（2013 年版）. 临床肿瘤学杂志, 2013, 18（10）: 925-934.

[8] 姜龙, 龙浩, 王华庆. 蒽环类抗肿瘤药物的心脏毒性及保护剂的研究进展. 中国肿瘤临床, 2011, 38（16）: 991-994.

[9] 于世英, 姚阳. 肿瘤药物相关性肝损伤防治专家共识（2014 年版）. 北京: 中国协和医科大学出版社, 2014.

[10] Reddy KR, Beavers KL, Hammond SP, et al. American Gastroenterological Association institute guideline on the prevention and treatment of hepatitis B virus reactivation during immunosuppressive drug therapy. Gastroenterology, 2015, 148（1）: 215-219.

[11] 邓玲慧, 陶敏. 常用抗肿瘤药物相关肺毒性. 国际肿瘤学杂志, 2012, 39（8）: 584-587.

[12] Jones GL, Will A, Jackson GH, et al. Guidelines for the management of tumour lysis syndrome in adults and children with haematological malignancies on behalf of the British Committee for Standards in Haematology. Br J Haematol, 2015, 169（5）: 661-671.

[13] Howard SC, Jones DP, Pui CH. The tumor lysis syndrome.N Engl J Med, 2011, 364（19）: 1844-1854.

[14] Park SB, Goldstein D, Krishnan AV, et al. Chemotherapy-induced peripheral neurotoxicity: acritical analysis. Ca Cancer J Clin, 2013, 63（6）: 419-437.

[15] Albers JW, Chaudhry V, Cavaletti G, et al. Interventions for preventing neuropathy caused by cisplatin and related compounds. Cochrane Database Syst Rev, 2014, 31（3）: CD005228.

[16] Hershman DL, Lacchetti C, Dworkin RH, et al. Prevention and management of chemotherapy-induced peripheral neuropathy in survivors of adult cancers: American Society of Clinical Oncology clinical practice guideline.

J Clin Oncol, 2014, 32(18): 1941-1967.

[17] San Miguel J, Bladé J, Boccadoro M, et al. A practical update on the use of bortezomib in the management of multiple myeloma. Oncologist, 2006, 11(1): 51-61.

[18] Jo SJ, Shin H, Jo S, et al. Prophylactic and therapeutic efficacy of pyridoxine supplements in the management of hand-foot syndromeduring chemotherapy: a meta-analysis. Clin Exp Dermatol, 2015, 40(3): 260-270.

[19] Macedo LT, Lima JP, dos Santos LV, et al. Prevention strategies for chemotherapy-induced hand-foot syndrome: a systematic review and meta-analysis of prospective randomised trials. Support Care Cancer, 2014, 22(6): 1585-1593.

[20] 王洁, 张力, 周彩存, 等. 表皮生长因子受体抑制剂(EGFRIs)相关皮肤不良反应中国临床治疗指导原则(第三稿). 第二届中国肿瘤内科大会论文集. 2012.

第十章　常见恶性肿瘤的药物治疗

　　前面章节已述及常用的抗肿瘤药物和各类药物的常见不良反应及处置。本章节内容主要介绍当前我国常见恶性肿瘤的化疗方案。主要从两个方面进行阐述：①概述性的描述该恶性肿瘤的流行病学、临床表现及分期；②介绍当前主要的化疗方案，重点介绍这些化疗方案在使用过程中的注意事项。

第一节　肺　　癌

一、疾病概述

　　原发性肺癌是指原发于支气管、肺的恶性肿瘤，是我国最常见的恶性肿瘤之一。2010 年我国新发肺癌病例 60.59 万（男性 41.63 万，女性 18.96 万），居恶性肿瘤首位。肺癌好发于吸烟人群，约 85% 的肺癌发生在主动吸烟或者被动吸烟者中，估计 5% 是因被动吸烟导致发病。其他危险因素还包括职业性因素，如接触无机砷、石棉、镍、煤焦油、烟炱或煤的燃烧等；环境因素，如大气致癌物污染、室内和厨房空气污染等。

　　肺癌早期一般无特殊症状，当疾病发到一定程度时可出现以下表现：咳嗽，常为持续性无痰或少痰的刺激性咳嗽；咯血，以痰中带血最为常见；胸痛，常为持续性胸痛；呼吸困难，气道阻塞或胸腔积液可引起气促、胸闷等；累及神经可继发声嘶、Horner综合征、Pancoast综合征等；累及纵膈大血管可继发上腔静脉压迫综合征；累及食管可出现吞咽困难；副癌综合征等。

根据病理类型，肺癌分为小细胞肺癌和非小细胞肺癌，其中80%~85%为非小细胞肺癌，非小细胞肺癌有三种主要的组织学亚型：鳞癌、腺癌及大细胞癌。非小细胞肺癌的诊断和预后主要依赖于疾病的TNM分期，见表10-1和表10-2。TNM分期系统包括四种类型：临床TNM分期，即cTNM；病理TNM分期，即pTNM；再次治疗TNM，即rTNM；尸检TNM分期，即aTNM。

表10-1 国际肺癌研究协会（IASLC）第八版肺癌TNM分期

T	原发肿瘤
Tx	原发肿瘤不能评估，或痰液、支气管冲洗液中找到癌细胞，但影像学或支气管镜没有可见的肿瘤
T0	没有原发肿瘤的证据
Tis	原位癌
T1	肿瘤最大径 ≤ 3cm，周围被肺或脏层胸膜所包绕，支气管镜下肿瘤侵犯未超出支气管近端（即未累及主支气管）
T1a	肿瘤最大径 ≤ 1cm
T1b	肿瘤最大径 1cm < T1b ≤ 2cm
T1c	肿瘤最大径 2cm < T1c ≤ 3cm
T2	肿瘤最大径 3cm < T2 ≤ 5cm；侵犯主支气管（不常见的表浅扩散型肿瘤，不论体积大小，侵犯限于支气管壁时，虽可能侵犯主支气管，仍为T1），但未侵及隆突；侵及脏层胸膜；有阻塞性肺炎或者部分或全肺肺不张。符合以上任何一个条件即归为T2。
T2a	肿瘤最大径 3cm < T2a ≤ 4cm
T2b	肿瘤最大径 4cm < T2b ≤ 5cm
T3	肿瘤最大径 5cm < T3 ≤ 7cm。直接侵犯以下任何一个器官，包括：胸壁（包含肺上沟瘤）、膈神经、心包；同一肺叶出现孤立性癌结节。符合以上任何一个条件即归为T3

T4	肿瘤最大径>7cm；无论大小，侵及以下任何一个器官，包括：纵隔、心脏、大血管、隆突、喉返神经、主气管、食管、椎体、膈肌；同侧不同肺叶内孤立癌结节
N	**区域淋巴结**
Nx	区域淋巴结不能评估
N0	无区域淋巴结转移
N1	转移至同侧支气管旁淋巴结和（或）同侧肺门淋巴结，和肺内淋巴结，包括直接侵犯
N2	转移至同侧纵隔和（或）隆突下淋巴结
N3	转移至对侧纵隔淋巴结、对侧肺门淋巴结、同侧或对侧斜角肌或锁骨上淋巴结
M	**远处转移**
MX	远处转移不能评估
M0	无远处转移
M1	有远处转移
M1a	局限于胸腔内，包括胸膜播散（恶性胸腔积液、心包积液或胸膜结节）以及对侧肺叶出现癌结节（许多肺癌胸腔积液是由肿瘤引起的，少数患者胸液多次细胞学检查阴性，既不是血性也不是渗液，如果各种因素和临床判断认为渗液和肿瘤无关，那么不应该把胸腔积液纳入分期因素）
M1b	远处器官单发转移灶为M1b
M1c	多个或单个器官多处转移为M1c

表10-2 国际肺癌研究协会（IASLC）第八版肺癌TNM期别

分期	T	N	M
隐匿癌	Tx	N0	M0
0期	Tis	N0	M0
ⅠA1期	T1a	N0	M0

分期	T	N	M
ⅠA2 期	T1b	N0	M0
ⅠA3 期	T1c	N0	M0
ⅠB 期	T2a	N0	M0
ⅡA 期	T2b	N0	M0
ⅡB 期	T1a-c	N1	M0
	T2a-b	N1	M0
	T3	N0	M0
ⅢA 期	T1a-c	N2	M0
	T2a-b	N2	M0
	T3	N1	M0
	T4	N0	M0
	T4	N1	M0
ⅢB 期	T1a-c	N3	M0
	T2a-b	N3	M0
	T3	N2	M0
	T4	N2	M0
ⅢC 期	T3	N3	M0
	T4	N3	M0
ⅣA 期	任何 T	任何 N	M1a-b
ⅣB 期	任何 T	任何 N	M1c

　　小细胞肺癌若接受手术治疗，可采用以上分期。对于非手术者，亦可采用局限期和广泛期分期方法。局限期指肿瘤局限于一侧胸腔、纵膈和锁骨上淋巴结（即一个放射野所包括的范围）。广泛期指肿瘤转移至对侧胸廓或远处部位，不能为一个放射野所包括。

二、常用化疗方案

肺癌的标准治疗包括手术、放疗、化疗、靶向治疗或这些治疗方法的综合治疗。肺癌的化疗药物需根据病理类型进行选择，如培美曲塞二钠不能用于非小细胞肺癌中的鳞癌。靶向治疗为非小细胞肺癌的治疗开拓了新的天地，主要作用靶点是表皮生长因子受体（EGFR）和间变性淋巴瘤激酶（ALK）基因。现已经证实 EGFR 在非小细胞肺癌中常有表达或过表达，且 EGFR 与对 TKI 类药物的敏感性存在显著关联，特别是外显子 19 缺失和外显子 21、18 以及 20 突变；ALK 基因的融合在非小细胞肺癌患者亚群中得到确定，针对这类患者可以使用 ALK 抑制剂。EGFR-TKI 类靶向治疗药物有吉非替尼、埃克替尼、厄洛替尼等，ALK 抑制剂有克唑替尼。使用这些药物前，建议进行 EGFR 或 ALK 基因的检测。鳞癌 EGFR 或 ALK 的表达及过表达率低，导致 EGFR-TKI 的使用受到限制。小细胞肺癌是一种高度侵袭的疾病，早期即有局部淋巴结和远处转移，对化疗敏感，但极少达到远期生存。肺癌的常见化疗方案见表 10-3、表 10-4 和表 10-5。

表 10-3　非小细胞肺癌常用化疗方案

方案	药物	剂量及给药时间	注意事项
NP 方案	长春瑞滨	$25mg/m^2$ 第 1、8 天，滴注 15~20 分钟，每 3 周重复	1. 药物必须溶于 0.9% 氯化钠注射液（125ml），并在短时间内（15~20 分钟）输完，其后沿此静脉输入等量 0.9% 氯化钠注射液以冲洗血管 2. 静脉滴注应小心防止外漏，建议留置中心静脉导管
	顺铂	$75~80mg/m^2$ 第 1 天，每 3 周重复	1. 最大剂量不应超过 $120mg/m^2$ 2. 滴注时需避光 3. 注意水化、利尿，建议每日尿量2000~3000ml

方案	药物	剂量及给药时间	注意事项
TP方案	紫杉醇	$135mg/m^2$第1天,滴注时间大于3小时,每3周重复	1. 事先进行预防用药防止过敏反应,可采用地塞米松 20mg 口服,通常在用紫杉醇之前 12 小时及 6 小时给予,静脉注射苯海拉明 50mg 或其同类药、西咪替丁 300mg 或雷尼替丁 50mg,在紫杉醇之前 30~60 分钟静注 2. 配伍浓度为0.3~1.2mg/ml 3. 在治疗过程中经历了严重的中性粒细胞减少症(中性粒细胞小于 500 个/mm^3超过一周或者更长时间)或者外周神经疾病的患者,在随后的治疗中,剂量应减少 20%
	顺铂	$75mg/m^2$第1天,每3周重复	见 NP 方案
	卡铂	AUC=6第1天,每3周重复	1. 用 5% 葡萄糖注射液溶解本药,浓度为 10mg/ml,再加入 5% 葡萄糖注射液 250~500ml 滴注 2. 滴注及存放时需避光
GP方案	吉西他滨	$1~1.25g/m^2$第1、8天,滴注 30 分钟,每3周重复	联合放疗需慎重,易出现严重肺或食管病变
	顺铂	$75mg/m^2$第1天,每3周重复	见 NP 方案
	卡铂	AUC=6第1天,每3周重复	见 TP 方案

方案	药物	剂量及给药时间	注意事项
DP方案	多西他赛	$75mg/m^2$ 第1天,滴注时间至少1小时,每3周重复	1. 事先进行预防用药防止过敏反应,滴注一天前开始服用地塞米松片,每天16mg,持续至少3天,静脉注射苯海拉明50mg或其同类药、西咪替丁300mg或雷尼替丁50mg,在多西他赛之前30~60分钟静注 2. 配伍浓度不超过0.9mg/ml 3. 在治疗过程中经历了严重粒细胞减少症(中性粒细胞小于500个/mm^3超过一周或者更长时间)或者外周神经疾病的患者,在随后的治疗中,剂量酌情递减
	顺铂	$75mg/m^2$ 第1天,每3周重复	见NP方案
	卡铂	AUC=6第1天,每3周重复	见TP方案
AP方案	培美曲塞二钠	$500mg/m^2$ 第1天,至少10分钟,每3周重复	1. 用于非鳞癌 2. 只能静脉滴注,每支500mg药品用20ml0.9%氯化钠注射液慢慢旋转直至粉末完全溶解,之后进一步稀释至100ml,给药结束30分钟后再给予顺铂滴注 3. 地塞米松4mg口服每日2次,本药给药前1天、给药当天和给药后1天,连服3天。 4. 第1次给予本药治疗开始前7天口服叶酸400μg,一直服用整个治疗周期,在最后1次本药给药后21天可停服 5. 第1次本药给药前7天内肌内注射维生素B_{12}1000μg一次,以后每3个周期肌注一次,以后的维生素B_{12}给药可与本药用药在同一天进行

方案	药物	剂量及给药时间	注意事项
	顺铂	75mg/m² 第1天，每3周重复	见 NP 方案
	卡铂	AUC=6 第1天，每3周重复	见 TP 方案

表 10-4　非小细胞肺癌常用靶向药物

药物	剂量及给药时间	注意事项
埃克替尼	每次 125mg，每日3次	适用于 EGFR 基因敏感突变且不合并耐药突变的晚期患者
厄洛替尼	每次 150mg，每日1次	适用于 EGFR 基因敏感突变且不合并耐药突变的晚期患者
吉非替尼	每次 250mg，每日1次	适用于 EGFR 基因敏感突变且不合并耐药突变的晚期患者
克唑替尼	每次 250mg，每日2次	适用于 ALK 融合基因阳性或 ROS1 基因重排阳性患者；先天性长 QT 综合征患者避免使用
奥希替尼	每次 80mg，每日1次	适用于 EGFR T790M 突变阳性的局部晚期或转移性非小细胞肺癌
血管内皮抑素	每次 15mg，每日1次，滴注 3~4 小时，第 1 至 14 天，每 3 周重复	1. 需联合化疗 2. 溶于 500ml 0.9% 氯化钠注射液 3. 用药期间定期检查心电图
贝伐珠单抗	15mg/kg 第 1 天，每 3 周重复	1. 需联合化疗，非鳞癌患者 2. 首次应用静脉输注 90 分钟以上 3. 手术前后 6~8 周建议暂停使用 4. 胃肠道穿孔、伤口未愈合、严重出血或动脉栓塞事件、高血压危象或高血压脑病、可逆性后脑白质脑病综合征、肾病综合征等需停用

表 10-5 小细胞肺癌常用化疗方案

方案	药物	剂量及给药时间	注意事项
EP方案	依托泊苷	100mg/m² 第 1~3 天,每 3 周重复	静脉滴注时需防止外漏,皮肤接触可发生反应;静滴时速度不得过快
	顺铂	80mg/m² 第 1 天,每 3 周重复	见 NP 方案
	卡铂	AUC=5 第 1 天,每 3 周重复	见 TP 方案
IP方案 -1	伊立替康	60mg/m² 第 1、8、15 天,滴注 30~90 分钟,每 4 周重复	特殊不良反应有急性胆碱能综合征(阿托品处理)及迟发性腹泻(盐酸洛哌丁胺胶囊处理)
	顺铂	60mg/m² 第 1 天,每 4 周重复	见 NP 方案
IP方案 -2	伊立替康	65mg/m² 第 1、8 天,每 3 周重复	见 IP 方案 -1
	顺铂	30mg/m² 第 1、8 天或 60mg/m² 第 1 天,每 3 周重复	见 NP 方案
IC方案	伊立替康	175mg/m² 第 1 天,每 3 周重复	见 IP 方案 -1
	卡铂	AUC=4	见 TP 方案

方案	药物	剂量及给药时间	注意事项
CAV方案	环磷酰胺	1000mg/m² 第 1 天，每 3 周重复	1. 需水化、利尿 2. 同时配合使用美司钠减轻泌尿道毒性。成人常用量为环磷酰胺、异环磷酰胺剂量的 20%，时间为 0 时段（即应用该药物的同一时间）、4 小时后及 8 小时后的时段
	多柔比星	40mg/m² 第 1 天，每 3 周重复	1. 用药期间及用药后需监测心功能。最大累积剂量 < 550mg/m²，联合化疗或放疗 < 350~400mg/m² 2. 建议联合右雷佐生预防心脏毒性，右雷佐生：多柔比星 = 20：1
	长春新碱	1mg/m² 第 1 天，每 3 周重复	不超过 2mg，避免外漏
-	拓扑替康	1.5mg/m² 第 1~5 天，每 3 周重复	输注 30 分钟
-	紫杉醇	175mg/m² 第 1 天，每 3 周重复	见 TP 方案

第二节　乳　腺　癌

一、疾病概述

乳腺癌是严重威胁全世界女性健康的第一大恶性肿瘤，2015 年中国新发乳腺癌病例达 27 万，死亡约 7 万余例。至

2021年中国乳腺癌患者数量将高达250万,发病率将从不到60例/10万女性(55~69岁)增加到超过100例/10万女性。在每年新发的乳腺癌病例中约3%~10%在确诊时即有远处转移,早期患者中30%~40%可发展为晚期乳腺癌,5年生存率约20%。针对乳腺癌的病因研究发现,乳腺癌的发生与家族遗传因素、生殖因素(初潮过早、初产年龄晚等)、高脂肪或高卡路里饮食等有关,其中家族遗传因素是最高危因素,机制可能与BRCA1和BRCA2抑癌基因的突变有关,研究发现有家族史的高危患者中70%存在基因突变。男性也能发生乳腺癌,但发生率较低,不到所有乳腺癌的1%。

乳腺癌的表现通常为乳房肿块,如果乳房肿块未被发现而致较长时间未及时就诊,那肿瘤可能会侵犯并固定于皮肤和胸壁,出现皮肤溃疡、局部发红、皮温升高、炎症等改变,部分早期患者可有乳头溢液或出血,更晚者会出现病灶转移症状,如胸腔积液、淋巴结肿大、骨转移等。

根据组织学,乳腺癌中75%~80%是浸润性导管癌,10%是浸润性小叶癌。浸润性导管癌和浸润性小叶癌生物学行为相似,但后者对内分泌治疗反应较好及HER2阴性表达;三阴乳腺癌(ER、PR、HER2均为阴性,意味着内分泌治疗和靶向治疗不适用)发生率约15%。

乳腺癌的临床分期通常根据TNM分期进行,具体见表10-6和表10-7。

表10-6 2017年NCCN乳腺癌TNM分期

T	原发肿瘤
Tx	原发肿瘤无法评估(如已被切除)
T0	没有原发肿瘤证据
Tis	原位癌
Tis(DCIS)	导管原位癌

Tis（LCIS）	小叶原位癌
Tis（Paget's）	乳头 Paget's 病与浸润癌或乳腺实质的原位癌不同。与 Paget's 病有关的乳腺实质的肿瘤根据实质病变的大小和特征进行分类,此时应对 Paget's 病加以注明
T1	肿瘤最大直径 ≤ 2cm
T1mic	微小浸润癌,最大直径 ≤ 0.1cm
T1a	肿瘤最大直径 0.1cm < T1a ≤ 0.5cm
T1b	肿瘤最大直径 0.5cm < T1b ≤ 1cm
T1c	肿瘤最大直径 1cm < T1c ≤ 2cm
T2	肿瘤最大直径 2cm < T2 ≤ 5cm
T3	肿瘤最大直径 > 5cm
T4	不论肿瘤大小,直接侵犯胸壁或皮肤(溃疡或结节)
T4a	侵犯胸壁,单纯的胸肌受浸润不在此列
T4b	没有达到炎性乳癌诊断标准的皮肤的溃疡和 / 或卫星结节和 / 或水肿(包括橘皮样变)
T4c	T4a 与 T4b 并存
T4d	炎性乳腺癌
N	**区域淋巴结**
Nx	区域淋巴结无法评估(如已被切除)
N0	无区域淋巴结转移
N1	同侧 I、II 组腋窝淋巴结转移,可活动
N2	同侧 I、II 组腋窝淋巴结转移,固定或相互融合;或虽然缺乏同侧腋窝淋巴结转移的临床证据,但有临床证据显示的同侧内乳淋巴结转移
N2a	同侧 I、II 组腋窝淋巴结转移,互相融合或与其他组织固定
N2b	仅有临床证据显示的同侧内乳淋巴结转移,而无腋窝淋巴结转移的临床证据

续表

N3	同侧锁骨下淋巴结转移(Ⅲ组)伴或不伴Ⅰ、Ⅱ组腋窝淋巴结转移,或有临床证据显示同侧内乳淋巴结转移和腋窝淋巴结转移,或同侧锁骨上淋巴结转移,伴或不伴腋窝或内乳淋巴结转移
N3a	同侧锁骨下淋巴结转移
N3b	同侧内乳淋巴结及腋窝淋巴结转移
N3c	同侧锁骨上淋巴结转移
pN	**区域淋巴结病理学分期**
pNX	区域淋巴结无法评估(如已被切除,或未行病理学检查)
pN0	无组织学显示的区域淋巴结转移
pN0(i−)	组织学无区域淋巴结转移,免疫组化阴性
pN0(i+)	组织学无区域淋巴结转移,免疫组化阳性,肿瘤病灶≤0.2mm
pN0(mol−)	组织学无区域淋巴结转移,分子检测(RT-PCR)阴性
pN0(mol+)	组织学无区域淋巴结转移,分子检测(RT-PCR)阳性
pN1	微转移;同侧1~3个腋窝淋巴结转移;和(或)临床无发现,通过前哨淋巴结活检,显微镜下发现内乳淋巴结转移
pN1mi	微小转移,病灶最大径>0.2mm和/或多于200个细胞,但≤2.0mm
pN1a	同侧1~3个腋淋巴结转移,至少有一个>2mm
pN1b	内乳前哨淋巴结活检发现微转移或大转移,而临床无发现
pN1c	同侧1~3个腋淋巴结转移,内乳前哨淋巴结活检发现微转移或大转移,而临床无发现
pN2	4~9个腋窝淋巴结转移;或临床发现内乳淋巴结转移,但腋窝淋巴结无转移
pN2a	4~9个腋淋巴结转移,至少1个肿瘤灶>2mm
pN2b	临床发现的内乳淋巴结转移而腋淋巴结无转移

续表

pN3	≥ 10 个腋窝淋巴结转移；或锁骨下淋巴结转移；或临床证据显示同侧内乳淋巴结转移，同时有 1 个或更多腋窝淋巴结阳性；或多于 3 个腋窝淋巴结转移伴内乳淋巴结临床阴性但有镜下转移，或同侧锁骨上淋巴结转移
pN3a	≥ 10 个腋窝淋巴结转移（至少 1 个肿瘤灶 > 2mm）；或锁骨下淋巴结转移
pN3b	3 个以上腋淋巴结转移伴有内乳前哨淋巴结活检发现微转移或大转移，而临床无发现
pN3c	同侧锁骨上淋巴结转移
M	**远处转移**
Mx	远处转移无法评估
M0	无远处转移的临床或影像学证据
cM（i+）	无转移的症状和体征，也没有转移的临床或影像学证据，但通过分子检测或镜检，在循环血、骨髓或非区域淋巴结发现 ≤ 0.2mm 病灶
M1	经典的临床或影像学方法能发现的远处转移灶和 / 或组织学证实的 > 0.2mm 的病灶

表 10-7　根据 AJCC 第七版乳腺癌 TNM 期别

分期	T	N	M
0 期	Tis	N0	M0
ⅠA 期	T1（包括 T1mi）	N0	M0
IB 期	T0	N1mi	M0
	T1（包括 T1mi）	N1mi	M0
ⅡA 期	T0	N1	M0
	T1（包括 T1mi）	N1	M0
	T2	N0	M0
ⅡB 期	T2	N1	M0
	T3	N0	M0

分期	T	N	M
ⅢA 期	T0	N2	M0
	T1（包括 T1mi）	N2	M0
	T2	N2	M0
	T3	N1-2	M0
ⅢB 期	T4	N0-2	M0
ⅢC 期	任何 T	N3	M0
Ⅳ期	任何 T	任何 N	M1

注：M0 包括 M0（i+）。

二、常用化疗方案

临床医师需根据患者激素受体情况、分期、既往（新）辅助治疗用药等情况，选择治疗方案，使患者最大受益。几乎所有的乳腺癌化疗方案均需要联合用药，不管是同时使用还是序贯治疗。除传统的化疗方案外，激素受体阳性的患者占所有乳腺癌患者约 60% 以上，因此可以执行内分泌治疗，内分泌治疗前需要测定患者的激素受体（ER 和 PR）的表达情况，再根据患者是否处于绝经状态，选择合适的药物。ER 和 PR 是乳腺癌的预后因子，同时又是预测因子，可以预测对内分泌治疗的疗效，ER 和 PR 共同表达时肿瘤对内分泌治疗的效果较佳。

人表皮生长因子受体 -2（HER2）是乳腺癌患者重要的预后指标，也是抗 HER2 药物治疗的预测指标。曲妥珠单抗是第一个作用于 HER2 的人源化单克隆抗体，引入临床后极大地改善了 HER2 阳性乳腺癌患者的预后，改变了乳腺癌的治疗模式，实现了乳腺癌靶向治疗的重要突破。近年来，新的靶向药物的出现为 HER2 阳性的乳腺癌患者提供了更多的治疗选择。使用这些靶向药物前，需要测定 HER2 的表达水平。乳腺癌的常用化疗方案和注意事项见表 10-8、表 10-9、表 10-10、表 10-11 和表 10-12。

表 10-8 乳腺癌常用辅助/新辅助化疗方案

方案	药物	剂量及给药时间	注意事项
TAC（共6周期，均用G-CSF支持）	多西他赛	75mg/m² 第1天，滴注时间至少1小时，每3周重复	1. 事先进行预防用药防止过敏反应，滴注一天前开始服用地塞米松片，每天16mg，持续至少3天，静脉注射苯海拉明50mg（或其同类药），西咪替丁300mg或雷尼替丁50mg，在多西他赛之前30~60分钟静注 2. 配伍浓度不超过0.9mg/ml 3. 在治疗过程中经历了严重粒细胞减少症（中性粒细胞小于500个/mm³超过一周或者更长时间）或者外周神经疾病的患者，在随后的治疗中，剂量酌情递减
	多柔比星	50mg/m² 第1天，每3周重复	1. 需监测心功能。最大累计剂量<550mg/m²，联合化疗或放疗<350~400mg/m² 2. 建议联合右雷佐生预防心脏毒性，右雷佐生：多柔比星=20：1
	环磷酰胺	500mg/m² 第1天，每3周重复	1. 需水化、利尿 2. 同时配合使用美司钠减轻泌尿道毒性。成人常用量为环磷酰胺，异环磷酰胺剂量的20%，时间为0时段（即应用抗肿瘤制剂的同一时间）、4小时后及8小时后的时段

续表

方案	药物	剂量及给药时间	注意事项
剂量密集 AC→P（多柔比星联合环磷酰胺，序贯紫杉醇各用4周期，均用G-CSF支持）	多柔比星	60mg/m² 第1天，每2周重复	见TAC
	环磷酰胺	600mg/m² 第1天，每2周重复	见TAC
	紫杉醇	175mg/m² 第1天，滴注时间大于3小时，每2周重复	1. 事先进行预防用药防止过敏反应，可采用地塞米松20mg口服，通常在用紫杉醇之前12及6小时给予，静脉注射苯海拉明50mg（或其同类药），西咪替丁300mg或雷尼替丁50mg，在紫杉醇之前30~60分钟静注 2. 配伍浓度为0.3~1.2mg/ml 3. 在治疗过程中经历Ⅳ严重的中性粒细胞减少症（中性粒细胞小于500个/mm³超过一周或者更长时间）或者外周神经疾病的患者，在随后的治疗中，剂量应减少20%
AC→P/T（多柔比星联合环磷酰胺，序贯紫杉醇或多西他赛）	多柔比星	60mg/m² 第1天，每3周重复，共4周期	见TAC
	环磷酰胺	600mg/m² 第1天，每3周重复，共4周期	见TAC
	紫杉醇或多西他赛	紫杉醇80mg/m² 第1天，滴注时间大于3小时，每周重复，共12周；或紫杉醇175mg/m²	见剂量密集AC→P

续表

方案	药物	剂量及给药时间	注意事项
		第 1 天，滴注时间大于 3 小时，每 3 周重复，共 4 周期；或多西他赛 100mg/m² 第 1 天，滴注时间至少 1 小时，每 3 周重复，共 4 周期	
TC	多西他赛	75mg/m² 第 1 天，滴注时间至少 1 小时，每 3 周重复，共 4 周期	见 TAC
	环磷酰胺	600mg/m² 第 1 天，每 3 周重复，共 4 周期	见 TAC
AC	多柔比星	60mg/m² 第 1 天，每 3 周重复，共 4 周期	见 TAC
	环磷酰胺	600mg/m² 第 1 天，每 3 周重复，共 4 周期	见 TAC
FAC	氟尿嘧啶	500mg/m² 第 1，8 天，静滴 6~8 小时，每 3 周重复，共 6 周期	建议中心静脉给药；开始治疗前及治疗过程中应定期检查周围血象

续表

方案	药物	剂量及给药时间	注意事项
	多柔比星	50mg/m² 第1天，每3周重复，共6周期	见TAC
	环磷酰胺	500mg/m² 第1天，每3周重复，共6周期	见TAC
CMF	环磷酰胺	100mg/m² 第1~14天，口服，每4周重复，共6周期	见TAC
	甲氨蝶呤	40mg/m² 第1、8天，每4周重复，共6周期	给药期间需水化、碱化、利尿，与放疗同时使用可能增加软组织坏死和骨坏死风险；用药期间出现如肺部症状、建议中断治疗；大剂量使用时必须给予亚叶酸钙解救
	氟尿嘧啶	600mg/m² 第1天，每4周重复，共6周期，滴注6~8小时	见FAC
EC	表柔比星	100mg/m² 第1天，每3周重复，共8周期	1. 用药期间需监测心功能。最大累计剂量＜900~1000mg/m²，既往用过ADM则＜800mg/m² 2. 建议联合右雷佐生预防心脏毒性，右雷佐生：多柔比星=10:1
	环磷酰胺	830mg/m² 第1天，每3周重复，共8周期	见TAC

续表

方案	药物	剂量及给药时间	注意事项
剂量密集 A→T→C （均用 G-CSF 支持）	多柔比星	60mg/m² 第 1 天，每 2 周重复，共 4 周期	见 TAC
	紫杉醇	175mg/m² 第 1 天，滴注时间大于 3 小时，每 2 周重复，共 4 周期	见剂量密集 AC→P
	环磷酰胺	600mg/m² 第 1 天，每 2 周重复，共 4 周期	见 TAC
FEC→T	氟尿嘧啶	500mg/m² 第 1 天，滴注 6~8 小时，每 3 周重复，共 3 周期	见 FAC
	表柔比星	100mg/m² 第 1 天，每 3 周重复，共 3 周期	见 EC
	环磷酰胺	500mg/m² 第 1 天，每 3 周重复，共 3 周期	见 TAC
	多西他赛	100mg/m² 第 1 天，滴注时间至少 1 小时，每 3 周重复，共 3 周期	见 TAC
FEC→P	氟尿嘧啶	600mg/m² 第 1 天，滴注 6~8 小时，每 3 周重复，共 4 周期	见 FAC

续表

方案	药物	剂量及给药时间	注意事项
	表柔比星	90mg/m² 第1天，每3周重复，共4周期	见EC
	环磷酰胺	600mg/m² 第1天，每3周重复，共4周期	见TAC
	紫杉醇	100mg/m² 第1天，滴注时间大于3小时，每周重复，共8周期	见剂量密集AC→P
剂量密集AC→TH	多柔比星	60mg/m² 第1天，每2周重复，共4周期	见TAC
	环磷酰胺	600mg/m² 第1天，每2周重复，共4周期	见TAC
	紫杉醇	175mg/m² 第1天，滴注时间大于3小时，每2周重复，共4周期	见剂量密集AC→P
	曲妥珠单抗	与紫杉醇同时，首次剂量4mg/kg，之后2mg/kg，每周1次，共1年；或紫杉醇之后，首次剂量8mg/kg，之后6mg/kg，每3周1次，共1年	适用于HER2过表达的浸润性乳腺癌；用药期间每3个月监测心功能，若患者有无症状性心功能不全，监测频率应更高（每6~8周1次），出现下列情况时，应停止曲妥珠单抗治疗至少4周，并4周监测1次LVEF

续表

方案	药物	剂量及给药时间	注意事项
			1. LVEF较治疗前绝对数值下降≥16%。 2. LVEF低于正常范围并且绝对值下降≥10%。若4~8周内LVEF数值回升至正常范围或LVEF较治疗前绝对数值下降≤15%，可以恢复使用曲妥珠单抗。LVEF持续下降（>8周），或者3次以上因心肌病而停止曲妥珠单抗，应永久停止使用曲妥珠单抗。不建议同时联合蒽环类或纵膈放疗；5%葡萄糖注射液不可使用
TCH	多西他赛	75mg/m² 第1天，滴注时间至少1小时，每3周重复	见TAC
	卡铂	AUC=6，第1天，每3周重复	用5%葡萄糖注射液溶解本药，浓度为10m/ml，再加入5%葡萄糖注射液250~500ml滴注；滴注及存放时需避光
	曲妥珠单抗	首次剂量4mg/kg，之后2mg/kg，每周1次，共17次。化疗结束后改6mg/kg，每3周1次，完成1年	见剂量密集AC→TH

方案	药物	剂量及给药时间	注意事项
DH→FEC	多西他赛	100mg/m² 第 1 天，滴注时间至少 1 小时，每 3 周重复，共 3 周期	见 TAC
	曲妥珠单抗	首次剂量 4mg/kg，之后 2mg/kg，每周 1 次，共 9 次	见剂量密集 AC→TH
	氟尿嘧啶	600mg/m² 第 1 天，滴注 6~8 小时，每 3 周重复，共 3 周期	见 FAC
	表柔比星	60mg/m² 第 1 天，每 3 周重复，共 3 周期	见 EC
	环磷酰胺	600mg/m² 第 1 天，每 3 周重复，共 3 周期	见 TAC
AC→TH	多柔比星	60mg/m² 第 1 天，每 3 周重复，共 4 周期	见 TAC
	环磷酰胺	600mg/m² 第 1 天，每 3 周重复，共 4 周期	见 TAC
	多西他赛	100mg/m² 第 1 天，滴注时间至少 1 小时，每 3 周重复，共 4 周期	见 TAC

续表

方案	药物	剂量及给药时间	注意事项
	曲妥珠单抗	首次剂量 4mg/kg，之后 2mg/kg，每周 1 次，共 11 次。化疗结束后改 6mg/kg，每 3 周 1 次，完成 1 年	见剂量密集 AC→TH
TH→FECH	紫杉醇	225mg/m² 第 1 天，滴注时间 24 小时；或 80mg/m² 第 1 天，滴注时间大于 3 小时，每周重复，共 12 周	见剂量密集 AC→P
	曲妥珠单抗	首次剂量 4mg/kg，之后 2mg/kg，每周 1 次，共 23 次	见剂量密集 AC→TH
	氟尿嘧啶	500mg/m² 第 1、4 天，滴注 6~8 小时，每 3 周重复，共 4 周期	见 FAC
	表柔比星	75mg/m² 第 1 天，每 3 周重复，共 4 周期	见 EC
	环磷酰胺	500mg/m² 第 1 天，每 3 周重复，共 4 周期	见 TAC

表10-9　复发或转移乳腺癌常用联合化疗方案

方案	药物	剂量及给药时间	注意事项
CAF	环磷酰胺	100mg/m² 第1~14天，口服，每4周重复	见TAC
	多柔比星	30mg/m² 第1,8天，每4周重复	见TAC
	氟尿嘧啶	500mg/m² 第1,8天，滴注6~8小时，每4周重复	建议中心静脉给药
FAC	氟尿嘧啶	500mg/m² 第1,8天，滴注6~8小时，每3周重复	建议中心静脉给药
	多柔比星	50mg/m² 第1天，每3周重复	见TAC
	环磷酰胺	500mg/m² 第1天，每3周重复	见TAC
FEC	氟尿嘧啶	500mg/m² 第1,8天，滴注6~8小时，每4周重复	见FAC
	表柔比星	50mg/m² 第1,8天，每4周重复	见EC
	环磷酰胺	400mg/m² 第1,8天，每4周重复	见TAC
AC	多柔比星	60mg/m² 第1天，每3周重复	见TAC
	环磷酰胺	600mg/m² 第1天，每3周重复	见TAC
EC	表柔比星	75mg/m² 第1天，每3周重复	1. 需监测心功能。最大累计剂量<900~1000mg/m²，既往用过ADM则<800mg/m² 2. 建议联合右雷佐生预防心脏毒性，右雷佐生：多柔比星=10：1
	环磷酰胺	600mg/m² 第1天，每3周重复	见TAC

续表

方案	药物	剂量及给药时间	注意事项
AT	多柔比星	60mg/m² 第 1 天，每 3 周重复	见 TAC
	紫杉醇	125~200mg/m² 第 1 天，滴注时间大于 3 小时，每 3 周重复	见剂量密集 AC→P
AT（Ⅱ）	多柔比星	50mg/m² 第 1 天，每 3 周重复	见 TAC
	多西他赛	75mg/m² 第 1 天，滴注时间至少 1 小时，每 3 周重复	见 TAC
CMF	环磷酰胺	100mg/m² 第 1~14 天，口服，每 4 周重复	见 TAC
	甲氨蝶呤	40mg/m² 第 1，8 天，每 4 周重复	给药期间需水化、碱化、利尿；与放疗同时使用可能增加软组织坏死和骨坏死风险；用药期间出现肺部症状，建议中断治疗；大剂量使用时必须给予亚叶酸钙
XT	氟尿嘧啶	600mg/m² 第 1 天，滴注 6~8 小时，每 4 周重复	见 FAC
	多西他赛	75mg/m² 第 1 天，滴注时间至少 1 小时，每 3 周重复	见 TAC
	卡培他滨	950mg/m² 第 1~14 天，每日 2 次口服，每 3 周重复	1. 餐后 30 分钟内存服 2. 二氢嘧啶脱氢酶缺陷、肌酐清除率＜30ml/min 禁用 3. 出现 2 或 3 级手足综合征或 1 级。出现 3 级手足综合征时应暂停本药直至恢复正常至 1 级，合征后再用本药需减量

续表

方案	药物	剂量及给药时间	注意事项
GT	紫杉醇	175mg/m² 第 1 天，滴注时间大于 3 小时，每 3 周重复	见剂量密集 AC→P
	吉西他滨	1250mg/m² 第 1,8 天，滴注时间 30 分钟，每 3 周重复	联合放疗需慎重，易出现严重肺或食管病变
GC	吉西他滨	1000mg/m² 第 1,8 天，滴注时间 30 分钟，每 3 周重复	见 GT
	卡铂	AUC=2，第 1,8 天，每 3 周重复	见 TCH

表 10-10　复发或转移乳腺癌常用单药方案

药物	剂量及给药时间	注意事项
多柔比星	60~75mg/m² 第 1 天，每 3 周重复；或 20mg/m² 第 1 天，每周重复	见 TAC
表柔比星	60~90mg/m² 第 1 天，每 3 周重复	1. 需监测心功能。最大累计剂量＜900~1000mg/m²，既往用过 ADM 则＜800mg/m² 2. 建议联合右雷佐生预防心脏毒性，右雷佐生：多柔比星 =10:1
多柔比星脂质体	50mg/m² 第 1 天，滴注 30 分钟以上，每 4 周重复	给药间隔不宜少于 10 天；本药用 250ml 5% 葡萄糖注射液稀释；心功能不全患者接受本药治疗时要谨慎，用药期间需复查心电图

续表

药物	剂量及给药时间	注意事项
紫杉醇	175mg/m² 第1天，滴注时间大于3小时，每3周重复；或80mg/m² 第1天，滴注时间大于3小时，每周重复	—
多西他赛	60~100mg/m² 第1天，滴注时间至少1小时，每3周重复	—
白蛋白结合型紫杉醇	100~150mg/m²，滴注30分钟，第1、8、15天，每4周重复；或260mg/m²，滴注30分钟，第1天，每3周重复	无须抗过敏预处理
卡培他滨	1000~1250mg/m² 第1~14天，每日2次口服，每3周重复	见XT
吉西他滨	800~1200mg/m² 第1、8、15天，滴注时间30分钟，每4周重复	见GT
长春瑞滨	25mg/m²，滴注时间15~20分钟，每周重复	1. 药物必须溶于125ml 0.9%氯化钠注射液，输完后沿此静脉输入等量0.9%氯化钠注射液以冲洗血管 2. 静脉滴注应小心防止外漏，建议留置中心静脉导管

表 10-11　HER2 过表达复发或转移乳腺癌常用方案

方案	药物	剂量及给药时间	注意事项
PCH 三周方案	紫杉醇	175mg/m² 第 1 天，滴注时间大于 3 小时，每 3 周重复	见剂量密集 AC→P
	卡铂	AUC=6，第 1 天，每 3 周重复	见 TCH
	曲妥珠单抗	首次剂量 8mg/kg，之后 6mg/kg，每 3 周 1 次，共 1 年	见剂量密集 AC→TH
PCH 单周方案	紫杉醇	80mg/m² 第 1，8，15 天，滴注时间大于 3 小时，每 4 周重复	剂量密集 AC→P
	卡铂	AUC=2，第 1，8，15 天，每 4 周重复	见 TCH
	曲妥珠单抗	首次剂量 8mg/kg，之后 6mg/kg，每 3 周 1 次，共 1 年；或首次剂量 4mg/kg，之后 2mg/kg，每周 1 次，共 1 年	见剂量密集 AC→TH
曲妥珠单抗联合阿那曲唑	阿那曲唑	每次 1mg，每日 1 次，口服	适合于激素受体阳性、疾病发展缓慢或无内脏转移者
	曲妥珠单抗	首次剂量 4mg/kg，之后 2mg/kg，每周 1 次	见剂量密集 AC→TH

续表

方案	药物	剂量及给药时间	注意事项
拉帕替尼联合卡培他滨	拉帕替尼	1250mg 口服，每日 1 次，第 1~21 天，每 3 周重复	若出现二级以上的心脏左心室搏出分率下降时，必须停止使用，以避免产生心力衰竭；当 LVEF 恢复至正常值或患者无症状后 2 周便可以以较低剂量重新用药；拉帕替尼的心脏毒性为可逆的
	卡培他滨	1000mg/m² 第 1~14 天，每日 2 次口服，每 3 周重复	见 XT
曲妥珠单抗联合卡培他滨	曲妥珠单抗	首次剂量 8mg/kg，之后 6mg/kg，每 3 周 1 次	见剂量密集 AC→TH
	卡培他滨	1250mg/m² 第 1~14 天，每日 2 次口服，每 3 周重复	见 XT

表 10-12　激素受体阳性乳腺癌常用内分泌治疗

类别	药物	用法	注意事项
芳香化酶抑制剂	阿那曲唑	每次 1mg，每日 1 次，口服	长期使用可能导致骨密度降低；绝经前患者、妊娠期或哺乳期妇女禁用，严重肝肾功能损害患者慎用或禁用
	来曲唑	每次 2.5mg，每日 1 次，口服	
	依西美坦	每次 25mg，每日 1 次，口服	

续表

类别	药物	用法	注意事项
抗雌激素类药物	他莫昔芬	每日 20mg,1 次或分 2 次口服	禁用于妊娠期妇女;用药前检查有视力障碍,肝肾功能不全、白细胞减少、血小板减少者慎用;定期复查子宫 B 超,监测子宫内膜变化
	氟维司群	250~500mg,每月 1 次缓慢肌注	孕妇及哺乳期妇女,严重肝功能损害的患者禁用;肝肾功能不全、血小板减少者慎用
孕激素类药物	甲地孕酮	每日 160mg,口服	治疗前需排除妊娠;有严重肝功能损害、高钙血症倾向、血栓性静脉炎、血栓栓塞者禁用
	甲羟孕酮	每日 400~500mg,口服	
促性腺激素释放激素激动剂	戈舍瑞林	每次 3.6mg,腹前壁皮下注射,每 4 周 1 次	与芳香化酶抑制剂联合用于绝经前或围绝经期乳腺癌患者
	亮丙瑞林	每次 3.75mg,皮下注射,每 4 周 1 次;或每次 11.25mg,皮下注射,每 12 周 1 次	
	曲普瑞林	每次 3.75mg,肌内或皮下注射,每 4 周 1 次	

第三节　结 直 肠 癌

一、疾病概述

我国结直肠癌的发病率和病死率均保持上升趋势。2011 年结直肠癌的发病率和病死率分别为 23.03/10 万和 11.11/10 万,是消化道恶性肿瘤中发病率和死亡率最高的恶性肿瘤。结直肠癌的发生与饮食结构有很大的关系,如高蛋白、高脂肪、低纤维素的饮食,尤其是食用腌制、熏烤和油炸的食品;另外尚与肥胖、少运动等生活习惯、疾病因素、遗传因素等有密切关系。结直肠癌的发生高危人群是:有肠道症状的人群;大肠癌高发区的中老年人;大肠腺瘤患者;曾得过大肠癌的患者;有患大肠癌的家族成员;遗传性非腺瘤病性结直肠癌;家族性大肠腺瘤病;炎性肠病;盆腔受过放疗的患者。

结直肠癌的临床表现主要有:便血,血的颜色可以是鲜红色、暗红色、柏油色或褐黑色等,血的颜色越鲜红,肿瘤的发生部位越接近直肠;排便状况改变,包括排便次数增多、腹泻、便秘或两者交替;腹痛和腹部不适;腹部肿块;急性或慢性肠梗阻症状;急性结肠穿孔和腹膜炎表现;慢性消耗性表现,如乏力、消瘦、贫血等。

结直肠癌的分期更多的是根据 TNM 分期系统进行,具体可参见表 10-13 和表 10-14。

表 10-13　2017 年 CSCO 结直肠癌 TNM 分期

T	原发肿瘤
Tx	原发肿瘤无法评价
T0	无原发肿瘤证据
Tis	原位癌:局限于上皮内或侵犯黏膜固有层 [1]
T1	肿瘤侵犯黏膜下层

T2	肿瘤侵犯固有肌层
T3	肿瘤穿透固有肌层到达结直肠旁组织
T4a	肿瘤穿透腹膜脏层 [2]
T4b	肿瘤直接侵犯或粘连于其他器官或结构 [2, 3]
N	**区域淋巴结**
Nx	区域淋巴结无法评价
N0	无区域淋巴结转移
N1	有 1~3 枚区域淋巴结转移
N1a	有 1 枚区域淋巴结转移
N1b	有 2~3 枚区域淋巴结转移
N1c	浆膜下、肠系膜、无腹膜覆盖结肠 / 直肠周围组织内有肿瘤种植，无区域淋巴结转移
N2	有 4 枚以上区域淋巴结转移
N2a	4~6 枚区域淋巴结转移
N2b	7 枚及更多区域淋巴结转移
M	**远处转移**
Mx	远处转移无法评价
M0	无远处转移
M1	有远处转移
M1a	远处转移局限于单个器官或部位（如肝、肺、卵巢、非区域淋巴结）
M1b	远处转移分布于一个以上的器官 / 部位或腹膜转移

注：1. Tis 包括肿瘤细胞局限于腺体基底膜（上皮内）或黏膜固有层（黏膜内），未穿过黏膜肌层到达黏膜下层。

2. T4 的直接侵犯包括穿透浆膜侵犯其他肠段，并得到镜下诊断的证实（如盲肠癌侵犯乙状结肠），或者位于腹膜后或腹膜下肠管的肿瘤，穿破肠壁固有基层后直接侵犯其他的脏器或结构，例如降结肠后壁的肿瘤侵犯左肾或侧腹壁，或者中下段直肠癌侵犯前列腺、精囊腺、宫颈或阴道。

3. 肿瘤肉眼上与其他器官或结构粘连则分期为 cT4b。但是，若显微镜下该粘连未见肿瘤存在则分期为 pT3。V 和 L 亚分期用于表明是否存在血管和淋巴管浸润，而 PN 则用以表示神经浸润（可以是部位特异性）。

表 10-14　2017CSCO 结直肠癌 TNM 期别

分期	T	N	M	Dukes*	MAC*
0 期	Tis	N0	M0	–	–
Ⅰ 期	T1	N0	M0	A	A
	T2	N0	M0	A	B1
Ⅱ A 期	T3	N0	M0	B	B2
Ⅱ B 期	T4a	N0	M0	B	B2
Ⅱ C 期	T4b	N0	M0	B	B3
Ⅲ A 期	T1~2	N1/N1c	M0	C	C1
	T1	N2a	M0	C	C1
Ⅲ B 期	T3~4a	N1	M0	C	C2
	T2~3	N2a	M0	C	C1/C2
	T1~2	N2b	M0	C	C1
Ⅲ C 期	T4a	N2a	M0	C	C2
	T3~4a	N2b	M0	C	C2
	T4b	N1~2	M0	C	C3
Ⅳ A 期	任何 T	任何 N	M1a	–	–
Ⅳ B 期	任何 T	任何 N	M1b	–	–

注：cTNM 是临床分期，pTNM 是病理分期；前缀 y 用于接受新辅助治疗后的肿瘤分期（如 ypTNM），病理学完全缓解的患者的分期为 ypT0N0cM0，可能类似于 0 期或 1 期；前缀 r 用于经治疗获得一段无瘤间期后复发的患者（rTNM）。

*Dukes B 期包括预后较好（T3N0M0）和预后较差（T4N0M0）两类患者，Dukes C 期也同样（任何 TN1M0 和任何 TN2M0）。MAC 是改良 Astler-Coller 分期。

二、常用化疗方案

药物治疗是结直肠癌的重要治疗手段。针对结直肠癌的高效化疗药物，如奥沙利铂、卡培他滨、伊立替康等广泛应用，使结直肠癌患者生存期大幅延长。同时靶向药物的面世也为药物治疗提供了新的选择，常用化疗方案见表 10-15 和表 10-16。

表 10-15 结直肠癌常见化疗方案

方案	药物	剂量及给药时间	注意事项
FOLFOX4	奥沙利铂	85mg/m² 输注 2 小时，第 1 天，每 2 周重复	1. 开始第一疗程前已有骨髓抑制或周围神经感觉病变伴功能障碍者禁用
			2. 在氟尿嘧啶前给药
			3. 溶于 5% 葡萄糖注射液 250~500ml 中（浓度 0.2mg/ml 以上）
			4. 期间避免冷刺激
			5. 避免外漏，建议中心静脉导管给药
	亚叶酸钙	200mg/m² 输注 2 小时，第 1、2 天，每 2 周重复	在氟尿嘧啶前给药
	氟尿嘧啶	400mg/m² 静脉推，然后 600mg/m² 输注 22 小时，第 1、2 天	建议中心静脉给药
FOLFOX6	奥沙利铂	100mg/m² 输注时间 2 小时，第 1 天，每 2 周重复	见 FOLFOX4
	亚叶酸钙	400mg/m² 输注 2 小时，第 1 天，每 2 周重复	见 FOLFOX4
	氟尿嘧啶	400mg/m² 静脉推，然后 2400mg/m² 输注 46 小时	见 FOLFOX4
FOLFOX7	奥沙利铂	130mg/m² 输注时间 2 小时，第 1 天，每 2 周重复	见 FOLFOX4
	亚叶酸钙	400mg/m² 输注时间 2 小时，第 1 天，每 2 周重复	见 FOLFOX4

方案	药物	剂量及给药时间	注意事项
XELOX	氟尿嘧啶	2400mg/m² 输注 46 小时	见 FOLFOX4
	奥沙利铂	130mg/m² 输注时间 2 小时，第 1 天，每 3 周重复	见 FOLFOX4
	卡培他滨	1000mg/m² 每日 2 次口服，第 1~14 天，每 3 周重复	1. 餐后 30 分钟内存服 2. 二氢嘧啶脱氢酶缺陷，肌酐清除率 < 30ml/min 禁用 3. 出现 2 或 3 级手足综合征时应暂停本药直至恢复正常或 1 级。出现 3 级手足综合征后再用本药需减量
FOLFIRI	伊立替康	180mg/m² 滴注 90 分钟，第 1 天，每 2 周重复	1. 特殊不良反应有急性胆碱能综合征（阿托品处理）及迟发性腹泻（盐酸洛哌丁胺处理） 2. 不建议用于辅助化疗
	亚叶酸钙	400mg/m² 输注 2 小时，第 1 天，每 2 周重复	见 FOLFOX4
	氟尿嘧啶	400mg/m² 静推，然后 2400mg/m² 输注时间 46 小时，每 2 周重复	见 FOLFOX4
FLOX	奥沙利铂	85mg/m² 输注时间 2 小时，第 1、15、29 天，每 8 周重复	

续表

方案	药物	剂量及给药时间	注意事项
	亚叶酸钙	500mg/m² 输注2小时，第1、8、15、22、29、36天，每8周重复	见FOLFOX4
	氟尿嘧啶	500mg/m² 静推，第1、8、15、22、29、36天，每8周重复	见FOLFOX4
FOLFOXIRI	奥沙利铂	85mg/m²，第1天，每2周重复	见FOLFOX4
	伊立替康	165mg/m²，第1天，每2周重复	见FOLFIRI
	亚叶酸钙	200mg/m²，第1天，每2周重复	见FOLFOX4
	氟尿嘧啶	3200mg/m² 输注48小时，第1天，每2周重复	见FOLFOX4
XELIRI	伊立替康	240mg/m² 或250mg/m²，第1天，每3周重复	见FOLFIRI
	卡培他滨	1000mg/m² 每日2次口服，第2~15天，每3周重复	见XELOX
de Gramont	亚叶酸钙	200mg/m² 输注2小时，第1、2天，每2周重复	见FOLFOX4
	氟尿嘧啶	400mg/m² 静推，然后600mg/m²输注22小时，第1、2天	见FOLFOX4
—	卡培他滨	1250mg/m² 每日2次口服，第1~14天，每3周重复	见XELOX

表 10-16 结直肠癌常用靶向药物

药物	剂量及给药时间	注意事项
贝伐珠单抗	1. 5mg/kg，每 2 周重复 2. 7.5mg/kg，每 3 周重复	1. 需联合化疗 2. 首次应用静脉输注 90 分钟以上 3. 手术前后 6~8 周建议暂停使用 4. 胃肠道穿孔，伤口未愈合，严重出血或动脉栓塞事件，高血压危象或高血压脑病，可逆性后脑白质脑病综合征，肾病综合征等需停用 5. 不推荐用于辅助化疗
西妥昔单抗	1. 每次 400mg/m²，滴注 120 分钟，然后每次 250mg/m²，滴注 60 分钟，每周重复 2. 每次 500 mg/m²，滴注 120 分钟，每 2 周重复	1. 提前抗过敏预处理 2. 伊立替康必须在本药滴注结束后 1 小时之后开始 3. 监测血镁水平 4. 不建议用于 RAS 基因突变的患者 5. 不推荐用于辅助化疗

第四节　胃　癌

一、疾病概述

胃癌是我国最常见的恶性肿瘤之一。据《2015 年中国肿瘤登记年报》，我国胃癌年新发病例超过 42 万例，发病率为 222.7/10 万和死亡率为 17.9/10 万，均居各种癌症的第 3 位，严重威胁全国人民的健康和生命。胃癌发生的高危因素有：饮食，尤其是食用高盐（盐浓度＞10%）、熏制、腌制食物，以及摄入蔬菜水果不足和吸烟饮酒；胃幽门螺旋杆菌感染；遗传因素等。饮食因素和胃幽门螺旋杆菌感染是非常需要引起重视的高危因素，调整饮食结构和治疗幽门螺旋杆菌感染是胃癌预防的重要手段。胃癌的临床症状常见的是体重下降、腹部疼痛、恶心、呕吐、排便习惯的改变、乏力、食欲下降及吞咽困难。

胃癌准确的分期是制定合理的治疗方案的基础，判断预后可靠的指标，也是比较不同治疗方案疗效和开展协作研究的基础。NCCN 2016 年胃癌治疗指南中的 TNM 分期见表 10-17 和表 10-18。

表 10-17　NCCN 2016 年胃癌 TNM 分期

T	原发肿瘤
Tx	原发肿瘤无法评估
T0	无原发肿瘤的证据
Tis	原位癌：上皮内肿瘤，未侵及固有层
T1	肿瘤侵犯固有层，黏膜肌层或黏膜下层
T1a	肿瘤侵犯固有层或黏膜基层
T1b	肿瘤侵犯黏膜下层
T2	肿瘤侵犯固有肌层[1]

T3	肿瘤穿透浆膜下结构组织,而尚未侵犯脏腹膜或邻近结构 [2, 3]
T4	肿瘤侵犯浆膜(脏腹膜)或邻近结构 [2, 3]
T4a	肿瘤侵犯浆膜(脏腹膜)
T4b	肿瘤侵犯邻近结构
N	**区域淋巴结**
Nx	区域淋巴结无法评估
N0	区域淋巴结无转移
N1	1~2 个区域淋巴结有转移
N2	3~6 个区域淋巴结有转移
N3	7 个或 7 个以上区域淋巴结有转移
N3a	7~15 个区域淋巴结有转移
N3b	16 个或以上区域淋巴结有转移
M	**远处转移**
M0	无远处转移
M1	有远处转移
G	**组织学分级**
Gx	分级无法评估
G1	高分化
G2	中分化
G3	低分化
G4	未分化

注:1. 肿瘤可以穿透固有肌层达胃结肠韧带或肝胃韧带或大小网膜,但没有穿透覆盖这些结构的脏层腹膜。在这种情况下,原发肿瘤的分期为 T3 期。如果穿透覆盖胃韧带或网膜的脏层腹膜,则应分为 T4 期。

2. 胃的邻近结构包括脾、横结肠、肝脏、膈肌、胰腺、腹壁、肾上腺、肾脏、小肠以及后腹膜。

3. 经胃壁内扩展至十二指肠或食管的肿瘤不考虑为侵犯邻近结构,而是应用任何这些部位的最大浸润深度进行分期。

表 10-18　NCCN 2016 年胃癌 TTNM 期别

分期	T	N	M
0 期	Tis	N0	M0
ⅠA 期	T1	N0	M0
ⅠB 期	T2	N0	M0
	T1	N1	M0
ⅡA 期	T3	N0	M0
	T2	N1	M0
	T1	N2	M0
ⅡB 期	T4a	N0	M0
	T3	N1	M0
	T2	N2	M0
	T1	N3	M0
ⅢA 期	T4a	N1	M0
	T3	N2	M0
	T2	N3	M0
ⅢB 期	T4b	N0	M0
	T4b	N1	M0
	T4a	N2	M0
	T3	N3	M0
ⅢC 期	T4b	N2	M0
	T4b	N3	M0
	T4a	N3	M0
Ⅳ 期	任何 T	任何 N	M1

二、常用化疗方案

　　由于很多患者胃癌确诊时即处于进展期,单纯手术治疗效果较差,因此化疗是控制胃癌的重要手段。但单药治疗缓解率低、缓解时间短,对生存率的影响很小,而联合治疗能够增高缓解率和完全缓解率,所以目前胃癌的化疗方案以联合用药为主。奥沙利铂、伊立替康、紫杉醇、替吉奥、氟尿嘧啶等对胃癌显示了比较好的疗效和耐受性,因此这些药物是当前胃癌治疗的主流药物。

分子靶向治疗为胃癌的治疗提供了新的选择,研究发现曲妥珠单抗联合化疗在 HER2 过表达晚期胃癌中的疗效显著优于单纯化。但对于拟接受曲妥珠单抗的患者,应事先接受 HER2 表达状态的测定。胃癌常见化疗方案见表 10-19,常见靶向药物见表 10-20。

表 10-19　胃癌常见化疗方案

方案	药物	剂量及给药时间	注意事项
CF	顺铂	$100mg/m^2$ 第 1 天滴注,每 4 周重复	1. 最大剂量不应超过 $120mg/m^2$ 2. 滴注时需避光 3. 注意水化、利尿,建议每日尿量 2000~3000ml
	氟尿嘧啶	$1000mg/m^2$ 第 1~5 天,缓慢滴注 6~8 小时,每 4 周重复	建议中心静脉给药
XP	顺铂	$80mg/m^2$ 第 1 天滴注,每 3 周重复	见 CF
	卡培他滨	$1000mg/m^2$ 第 1~14 天,每日 2 次口服,每 3 周重复	1. 餐后 30 分钟内吞服 2. 二氢嘧啶脱氢酶缺陷、肌酐清除率 < 30ml/min 禁用 3. 出现 2 或 3 级手足综合征时应暂停本药直至恢复正常或 1 级。出现 3 级手足综合征后再用本药需减量
SP	顺铂	$75mg/m^2$ 第 1 天滴注,每 3 周重复	见 CF

方案	药物	剂量及给药时间	注意事项
	替吉奥	40~60mg/m² 第 1~14 天,每日 2 次口服,每 3 周重复	停用本药后,至少间隔 7 天以上再给予其他氟尿嘧啶类抗肿瘤药或抗真菌药氟胞嘧啶
DCF	多西他赛	75mg/m² 第 1 天滴注,每 3 周重复	1. 事先进行预防用药防止过敏反应,滴注一天前开始服用地塞米松片,每天 16mg,持续至少 3 天,静脉注射苯海拉明 50mg(或其同类药)、西咪替丁 300mg 或雷尼替丁 50mg 在多西他赛之前 30 至 60 分钟静注 2. 配伍浓度不超过 0.9mg/ml 3. 在治疗过程中经历了严重粒细胞减少症(中性粒细胞小于 500 个 /mm³ 超过一周或者更长时间)或者外周神经疾病的患者,在随后的治疗中,剂量酌情递减
	顺铂	75mg/m² 第 1 天滴注,每 3 周重复	见 CF
	氟尿嘧啶	750mg/m² 第 1~5 天滴注,6~8 小时,每 3 周重复	见 CF
EOX	表柔比星	50mg/m² 第 1 天滴注,每 3 周重复	1. 需监测心功能。最大累计剂量＜ 900~1000mg/m²,既往用过 ADM 则＜ 800g/m² 2. 建议联合右雷佐生预防心脏毒性,右雷佐生:多柔比星 =10:1

方案	药物	剂量及给药时间	注意事项
	奥沙利铂	$130mg/m^2$ 第 1 天滴注，每 3 周重复	1. 开始第一疗程前已有骨髓抑制或周围神经感觉病变伴功能障碍者禁用 2. 在氟尿嘧啶前给药 3. 溶于 5% 葡萄糖注射液 250~500ml 中（浓度 0.2mg/ml 以上） 4. 期间避免冷刺激 5. 避免外漏，建议中心静脉导管给药
	卡培他滨	$625mg/m^2$ 第 1~21 天，每日 2 次口服，每 3 周重复	见 XP
XELOX	奥沙利铂	$130mg/m^2$ 第 1 天滴注，每 3 周重复	见 EOX
	卡培他滨	$1000mg/m^2$ 第 1~14 天，每日 2 次口服，每 3 周重复	见 XP
mFOLFOX6	奥沙利铂	$85mg/m^2$ 输注时间 2 小时，第 1 天，每 2 周重复	见 EOX
	亚叶酸钙	$75mg/m^2$ 输注 2 小时第 1、2 天，每 2 周重复	在氟尿嘧啶前给药
	氟尿嘧啶	$400mg/m^2$ 静推第 1 天，然后 $1500mg/m^2$ 输注 22 小时第 1、2 天，每 2 周重复	见 CF
SOX	奥沙利铂	$85mg/m^2$ 输注时间 2 小时，第 1 天，每 2 周重复	见 EOX

续表

方案	药物	剂量及给药时间	注意事项
	亚叶酸钙片	25mg 每日 2 次,口服,第 1~7 天,每 2 周重复	–
	替吉奥	40~60mg 每日 2 次口服,第 1~7 天,每 2 周重复	–

表 10-20　胃癌常见靶向药物

药物	剂量及给药时间	注意事项
阿帕替尼	每次 850mg,每日 1 次	对于有活动性出血、溃疡、肠穿孔、肠梗阻、大手术后 30 天内、药物不可控制的高血压、3~4 级心功能不全(NYHA 标准)、重度肝肾功能不全(4 级)患者应禁用
曲妥珠单抗	负荷剂量:8mg/kg,滴注 90 分钟;维持剂量:6mg/kg,滴注 30~90 分钟;每 3 周重复	适用于 HER2 过表达的晚期胃癌,用药期间每 3 月监测心功能;若患者有无症状性心功能不全,监测频率应更高(每 6~8 周 1 次),出现下列情况时,应停止曲妥珠单抗治疗至少 4 周,并 4 周监测 1 次 LVEF: 1. LVEF 较治疗前绝对数值下降≥ 16% 2. LVEF 低于正常范围并且较治疗前绝对值下降≥ 10%。若 4~8 周内 LVEF 数值回升至正常范围或 LVEF 较治疗前绝对数值下降≤ 15%,可以恢复使用曲妥珠单抗;LVEF 持续下降(大于 8 周),或者 3 次以上因心肌病而停止曲妥珠单抗,应永久停止使用曲妥珠单抗。不建议同时联合蒽环类或纵隔放疗;5% 葡萄糖注射液不可使用

第五节　胰　腺　癌

一、疾病概述

胰腺癌好发于 40 岁以上的中年男性,是较为常见的消化道系统肿瘤,发生率居所有恶性肿瘤的第 8 位,但在癌症导致死亡的原因中却占据第 4 位。胰腺癌根据所起源的组织类型,分为外分泌肿瘤和内分泌肿瘤。大概 95% 的胰腺癌发生在胰腺外分泌腺。外分泌胰腺腺癌是一种极度侵袭性的恶性肿瘤。病因目前尚不明确,可能与吸烟、饮酒、慢性胰腺炎、高脂肪和高蛋白饮食、遗传家族史等有关。

早期胰腺癌多无明显的症状,但随着肿瘤的进展有不同的表现,具体和肿瘤的发生部位有关系。如肿瘤造成胰管或胆管梗阻导致胰管或胆管内压增高,或侵犯胰包膜导致腹部不适或疼痛;侵犯腹腔神经丛导致剧烈腹部疼痛;胰头癌可导致梗阻性黄疸;肿瘤导致胰液或胆汁排泄受阻,可引起食欲减退、消化不良、腹泻、便秘、恶心呕吐等。胰腺癌的 TNM 分期见表 10-21 和表 10-22。

表 10-21　根据 AJCC 第七版胰腺癌 TNM 分期

T	原发肿瘤
Tx	原发肿瘤无法评估
T0	无原发肿瘤的证据
Tis	原位癌
T1	肿瘤局限在胰腺内,直径 ≤ 2cm
T2	肿瘤局限在胰腺内,直径 > 2cm
T3	肿瘤超出胰腺,但没有侵及腹腔干和肠系膜上动脉
T4	肿瘤侵及腹腔干或肠系膜上动脉(不可切除的原发肿瘤)

续表

N	局部淋巴结
Nx	局部淋巴结情况无法评估
N0	无局部淋巴结转移
N1	有局部淋巴结转移

M	远处转移
M0	无远处转移
M1	有远处转移

表 10-22　根据 AJCC 第七版胰腺癌 TNM 期别

分期	T	N	M
0 期	Tis	N0	M0
Ⅰ A 期	T1	N0	M0
Ⅰ B 期	T2	N0	M0
Ⅱ A 期	T3	N0	M0
Ⅱ B 期	T1	N1	M0
	T2	N1	M0
	T3	N1	M0
Ⅲ 期	T4	任何 N	M0
Ⅳ 期	任何 T	任何 N	M1

二、常用化疗方案

尽管手术是控制胰腺癌的重要手段,但国内外的研究表明,大约 60% 的胰腺癌患者在确诊时已发生远处转移,25% 为局部晚期,不能进行根治性切除术;同时尽管接受了手术治疗,胰腺癌患者愈后仍不理想,5 年生存期也仅在 10% 左右。所以化疗在胰腺癌的治疗中占有非常重要的地位,对于不论是否已经进行手术,化疗均能一定程度地提高生存率,常用的治疗主要有吉西他滨、白蛋白结合型紫杉醇、奥沙利铂等。组成的化疗方案见表 10-23。

表 10-23　胰腺癌常见化疗方案

方案	药物	剂量及给药时间	注意事项
XELOX	奥沙利铂	$130mg/m^2$ 输注时间 2 小时,第 1 天,每 3 周重复	1. 开始第一疗程前已有骨髓抑制或周围神经感觉病变伴功能障碍者禁用 2. 在氟尿嘧啶前给药 3. 溶于 5% 葡萄糖注射液 250~500ml 中(浓度 0.2mg/ml 以上) 4. 期间避免冷刺激 5. 避免外漏,建议中心静脉导管给药
	卡培他滨	$1000mg/m^2$ 口服,第 1~14 天,每 3 周重复	1. 餐后 30 分钟内吞服 2. 二氢嘧啶脱氢酶缺陷、肌酐清除率 < 30ml/min 禁用 3. 出现 2 或 3 级手足综合征时应暂停本药直至恢复正常或 1 级。出现 3 级手足综合征后再用本药需减量
CapGcm	吉西他滨	$1000mg/m^2$ 滴注 30 分钟,第 1、8 天,每 3 周重复	–
	卡培他滨	$1000mg/m^2$,口服第 1~14 天,每 3 周重复	见 XELOX
mGemOx	吉西他滨	$1000mg/m^2$ 滴注 30 分钟,第 1、8 天,每 3 周重复	–

方案	药物	剂量及给药时间	注意事项
FOLFIR-INOX	奥沙利铂	130mg/m² 输注时间 2 小时,第 1 天,每 3 周重复	见 XELOX
	奥沙利铂	85mg/m² 输注时间 2 小时,第 1 天,每 2 周重复	见 XELOX
	伊立替康	180mg/m² 输注时间 90 分钟,第 1 天,每 2 周重复	特殊不良反应有急性胆碱能综合征(阿托品处理)及迟发性腹泻(盐酸洛哌丁胺胶囊处理)
	亚叶酸钙	400mg/m² 输注时间 2 小时,第 1 天,每 2 周重复	在氟尿嘧啶前给药
	氟尿嘧啶	2400mg/m² 输注时间 46 小时,每 2 周重复	建议中心静脉给药
吉西他滨联合白蛋白结合型紫杉醇	白蛋白结合型紫杉醇	125mg/m²,滴注 30 分钟,第 1、8、15 天,每 4 周重复	无需抗过敏预处理
	吉西他滨	1000mg/m² 滴注 30 分钟,第 1、8、15 天,每 4 周重复	–
吉西他滨单药	吉西他滨	1000mg/m² 滴注 30 分钟,第 1、8、15 天,每 4 周重复	术后辅助化疗推荐
GS	吉西他滨	1000mg/m² 滴注 30 分钟,第 1、8 天,每 3 周重复	–
	替吉奥	60~100mg 口服,第 1~14 天,每 3 周重复	–
吉西他滨联合厄洛替尼	吉西他滨	第 1 周期:1000mg/m² 滴注 30 分钟,第 1、8、15、22、29、36、43 天,休息 1 周。第 2 周期开始,第 1、8、15 天给药,每 4 周重复	–

方案	药物	剂量及给药时间	注意事项
	厄洛替尼	100mg，口服	–
替吉奥单药	替吉奥	80~120mg 口服，第 1~28 天，每 6 周重复	术后辅助化疗推荐
尼妥珠单抗联合吉西他滨	吉西他滨	1000mg/m² 滴注 30 分钟，第 1、8、15 天，每 3 周重复	–
	尼妥珠单抗	400mg，滴注 30 分钟，每周 1 次	本药在储存和运输过程中严禁冷冻
5-FU/LV	氟尿嘧啶	425mg/m² 滴注 6~8 小时，第 1~5 天，每 4 周重复	术后辅助化疗推荐
	亚叶酸钙	20mg/m² 静推，第 1~5 天，每 4 周重复	在氟尿嘧啶前给药

第六节　恶性淋巴瘤

一、疾病概述

恶性淋巴瘤是起源于淋巴造血系统的恶性肿瘤，根据病理可以分为霍奇金淋巴瘤（hodgkin lymphoma，HL）和非霍奇金淋巴瘤（non-hodgkin lymphoma，NHL）。恶性淋巴瘤是一组异质性的恶性肿瘤，异质性体现在分子表型、临床表现、自然病程和对治疗反应的差异，不同细胞来源或同一细胞来源的各个不同亚型的肿瘤均有很大的差异。恶性淋巴瘤的病因尚不明确，可能与免疫功能失调、病毒或细菌感染、家族遗传、化学因素、物理因素和生活方式等有关。

恶性淋巴瘤的临床症状包括全身症状和局部症状。全身症状有不明原因的发热、盗汗、体重下降、皮肤瘙痒和乏力等。局部症状取决于不同的原发部位和受侵犯部位,最常见的是无痛性进行性淋巴结肿大。恶性淋巴瘤的淋巴结肿大一般以浅表淋巴结为主,性质是无痛、表面光滑、可活动、质韧和饱满均匀。早期可以活动,孤立或散在于颈部、腋下、腹股沟等部位;晚期可以相互融合,与皮肤粘连、固定或形成溃疡。

　　恶性淋巴瘤的治疗模式包括内科治疗、放疗、手术等,治疗策略应根据病理类型、分期、预后因素等进行相应调整。病理诊断是淋巴瘤诊断的主要手段。病理诊断的组织样本首选切除病变或切取部分病变组织。粗针穿刺仅用于无法有效、安全地获得切除或切取病变组织的患者。恶性淋巴瘤的分类见第一章概论部分。Ann-Arbor(Cotswolds 会议修订)的分期方法(表 10-24)是目前公认的适用于 HL 和原发淋巴结的 NHL,但不适用于某些淋巴结外的 NHL。通常这些部分的 NHL 有其专属的分期系统。

表 10-24　恶性淋巴瘤 Ann-Arbor 分期

分期	病变范围
I 期	病变仅限于单一的区域淋巴结
I E 期	病变仅侵犯淋巴结以外的单一器官或部位
II 期	病变侵犯横膈同侧 2 个或以上的区域淋巴结
II E 期	病变局限侵犯淋巴结以外器官或部位,及横膈同侧 1 个或以上区域淋巴结
III 期	横膈两侧淋巴结侵犯
III E 期	病变侵犯淋巴结以外某一器官或部位,加以横膈两侧淋巴结受累
III S 期	病变侵犯脾,加以横膈两侧淋巴结受累
III E, S 期	病变侵犯淋巴结以外某一器官或部位以及脾,加以横膈两侧淋巴结受累
IV 期	病变已侵犯多处淋巴结及淋巴结以外的部位,如肺、肝及骨髓

　　注:每个分期可按症状分为 A、B:A,无 B 组所述症状;B,发热(38℃以上)、盗汗、6个月内体重下降 > 10%。

二、常用化疗方案

（一）HL常用化疗方案

HL对放化疗均为高度敏感，大多数患者可以治愈，进展性的HL也可以通过联合化疗治愈，HL常用化疗方案见表10-25。

表10-25 HL常用化疗方案

化疗方案	药物剂量	给药说明
ABVD	多柔比星 25mg/m², d1, d15, i.v. 博来霉素 10U/m², d1, d15, i.v. 长春碱 6mg/m², d1, d15, i.v. 达卡巴嗪 375mg/m², d1, d15, i.v. 28天为一周期	1. 霍奇金淋巴瘤一线推荐 2. 需监测心功能，多柔比星最大累计剂量 <550mg/m²，联合化疗或放疗 <350~400mg/m²。建议联合右雷佐生预防心脏毒性，右雷佐生：多柔比星=20:1 3. 博来霉素可 0.9% 氯化钠注射液 2~3ml 溶解（肌注），或 0.9% 氯化钠注射液、5% 葡萄糖注射液 10~20ml 溶解（静注）。继发肺炎样症状及肺纤维化症状，故用药经过放射治疗者及肺功能不良者慎用；易出现药物热 4. 长春碱类需警惕药液外渗，建议中心静脉输注

续表

化疗方案	药物剂量	给药说明
BEACOPP （标准）	博来霉素 10U/m², d8, i.v. 依托泊苷 100mg/m², d1~3, i.v. 多柔比星 25mg/m², d1, i.v. 环磷酰胺 650mg/m², d1, i.v. 长春新碱 1.4mg/m², d8, i.v. 丙卡巴肼 100mg/m², d1~7, po 泼尼松 40mg/m², d1~14, po 21 天为一周期	1. 长春新碱每次不超过 2mg，总量不超过 20mg 2. 环磷酰胺需水化、利尿，同时配合使用美司钠减轻泌尿道毒性。成人常用量为环磷酰胺，异环磷酰胺剂量的 20%，时间为 0 时段（即应用抗肿瘤制剂的同一时间），4 小时后及 8 小时后的时段 3. 为增强作用，环磷酰胺可在长春新碱给药后 4~6 小时后应用 4. 泼尼松建议进餐时服用。慎用于肝硬化、严重的精神病史、活动性胃十二指肠溃疡、new近胃肠肠物合术后、较重的骨质疏松、明显糖尿病、严重的高血压、未能用抗菌药物控制的病毒、细菌、真菌感染等 5. 余见 ABVD
BEACOPP （增强）	博来霉素 10U/m², d8, i.v. 依托泊苷 200mg/m², d1~3, i.v. 多柔比星 35mg/m², d1, i.v.	1. 多柔比星和依托泊苷的剂量较标准方案增加，心脏毒性和血液毒性发生率会相应增高，应给予足够重视

续表

化疗方案	药物剂量	给药说明
	环磷酰胺 1250mg/m², d1, i.v. 长春新碱 1.4mg/m², d8, i.v. 丙卡巴肼 100mg/m², d1~7, po 泼尼松 40mg/m², d1~14, po 21天为一周期	2. 远期急性白血病的发生率高于标准组 3. 余见 BEACOPP(标准)
COPP	环磷酰胺 650mg/m², d1, d8, i.v. 长春新碱 1.4mg/m², d1, d8, i.v. 丙卡巴肼 100mg/m², d1, d15, po 泼尼松 40mg/m², d1, d15, po 28天一周期	见 BEACOPP(标准)及 ABVD
Standford V	氮芥 6mg/m², d1, 周1、5、9, i.v. 多柔比星 25mg/m², d1, 周1、3、5、7、9、11, i.v. 长春碱 6mg/m², d1, 周1、3、5、7、9、11, i.v. 长春新碱 1.4mg/m², d1, 周2、4、6、8、10、12, i.v. 博来霉素 5U/m², d1, 周2、4、6、8、10、12, i.v. 依托泊苷 60mg/m², d1、2, 周3、7、11, i.v. 泼尼松 40mg/m², qod, d1, 周1~10, 逐渐减量, po 化疗治疗 12 周后进行放射治疗, 总剂量 36Gy	1. 给药过程繁琐, 可能更适合于大肿块的患者 2. 氮芥使用时需新鲜配制, 避免药液外漏, 一旦漏出血管外应立即局部皮下注射 0.25% 硫代硫酸钠或 0.9% 氯化钠注射液及冷敷 6~12 小时 3. 余见 BEACOPP(标准)及 ABVD

(二)NHL 常用化疗方案

NHL 常用化疗方案见表 10-26。

表 10-26　NHL 常见化疗方案

化疗方案	给药剂量	给药说明
CHOP	环磷酰胺 750mg/m², d1, i.v. 多柔比星 50mg/m², d1, i.v. 长春新碱 1.4mg/m², d1, i.v. 泼尼松 100mg, d1~5, po 14 天为一周期, 于 6~8 个周期	见 BEACOPP(标准)及 ABVD
R-CHOP	利妥昔单抗 375mg/m², d1, i.v. 环磷酰胺 750mg/m², d1, i.v. 多柔比星 50mg/m², d1, i.v. 长春新碱 1.4mg/m², d1, i.v. 泼尼松 100mg, d1~5, po 21 天为一周期, 于 6 个周期	1. 联合利妥昔单抗后, 作用效果增强, 但需要注意利妥昔单抗的不良反应, 如输液反应和肺部损害等; 每次滴注利妥昔单抗前应预先使用解热镇痛药(如对乙酰氨基酚)和抗组胺药(如苯海拉明); 还应该预先使用糖皮质激素, 尤其如果所使用的治疗方案不包括皮质激素; 滴注过程建议心电监护或在具有完备复苏设备的病区内进行; 初次滴注推荐起始滴注速度为 50mg/h; 最初 30 分钟过后, 可每 30 分钟增加 50mg/h, 直至最大速度 400mg/h。以后利妥昔单抗滴注的开始速度可为 100mg/h, 每 30 分钟增加 100mg/h, 直至最大速度 400mg/h; 治疗期间不推荐利妥昔单抗减量使用, 利妥昔单抗与标准化疗合用时, 标准化疗药剂量可以减少

续表

化疗方案	给药剂量	给药说明
COP(CVP)	环磷酰胺 750mg/m²，d1，i.v. 长春新碱 1.4mg/m²，d1，i.v. 泼尼松 100mg/m²，d1~5，po 21天后重复治疗	2. 余见 BEACOPP(标准)及 ABVD 见 BEACOPP(标准)
R±ICE	利妥昔单抗 375mg/m²，d1，i.v. 异环磷酰胺 5000mg/m²，d1(第2天)，i.v. 卡铂 AUC5(最大 800mg)，d1(第2天)，i.v. 依托泊苷 100mg/m²，d1~3，i.v. G-CSF5μg/kg，d5~12，ih 14天为一周期	1. 卡铂用 5% 葡萄糖注射液溶解，浓度为 10mg/ml，再加入 5% 葡萄糖注射液 250~500ml 滴注；滴注及存放时需避光 2. 余见 BEACOPP(标准)及 R-CHOP
DHAP	地塞米松 40mg/m²，d1~4，po/i.v. 顺铂 100mg/m²，d1，civ 阿糖胞苷 2mg/m²，d2，i.v. 21天为一周期	1. 顺铂最大剂量不应超过 120mg/m²；滴注时需避光；注意水化、利尿，建议每日尿量 2000~3000ml 2. 阿糖胞苷综合征：发热、肌痛、骨痛、偶尔胸痛、斑丘疹、结膜炎等，通常发生于给药后 6~12 小时，建议糖皮质激素与阿糖胞苷同时应用

续表

化疗方案	给药剂量	给药说明
ESHAP	依托泊苷 40mg/m², d1~4, i.v. 甲泼尼松 500mg/m², d1~5, i.v. 阿糖胞苷 2mg/m², d5, i.v. 顺铂 25mg/m², d1~4, civ 21天为一周期	3. 余见 BEACOPP(标准) 见 BEACOPP(标准)及 DHAP
剂量调整的 R-EPOCH	利妥昔单抗 375mg/m², d1, i.v. 依托泊苷 50mg/m², d1~4, civ96h 多柔比星 10mg/m², d1~4, civ96h 长春新碱 0.4mg, d1~4, civ96h 环磷酰胺 750mg/m², d5, i.v. 泼尼松 60mg/m², d1~5, po 21天为一周期	见 R-CHOP、BEACOPP(标准)及 ABVD
GemOX	吉西他滨 1000mg/m², d1、8, i.v. 奥沙利铂 130mg/m², d1, i.v. 21天为一周期	1. 奥沙利铂在开始第一疗程前已有骨髓抑制或周围神经感觉病变伴功能障碍者禁用；溶于 5% 葡萄糖注射液 250~500ml 中（浓度 0.2mg/ml 以上）。期间避免冷刺激；避免药液外漏，建议中心静脉导管给药

续表

化疗方案	给药剂量	给药说明
MINE	异环磷酰胺 1500mg/m², d1~3, i.v. 米托蒽醌 10mg/m², d1, i.v. 依托泊苷 80mg/m², d1~3, i.v.	2. 吉西他滨联合放疗需慎重，易出现严重肺或食管病变 1. 米托蒽醌单独使用首剂 14mg/m²，对于骨髓储备不足者建议用较小起始剂量，心功能受损的高危患者建议每次使用时联合右雷佐生（右雷佐生：米托蒽醌=50：1） 2. 余见 CHOP
Hyper-CVAD	包括 A 方案和 B 方案，A、B 方案交替进行： A方案： 环磷酰胺 300mg/m², d1~3, i.v. 长春新碱 2mg, d4, i.v. 多柔比星 50mg/m², d4~5, i.v. 地塞米松 10-30mg, d1~4, i.v. B方案： 甲氨蝶呤 200mg/m² i.v., 剩余剂量 civ 维持 22h, d1 阿糖胞苷 1.5g/m², d2-3, i.v.	1. 甲氨蝶呤给药期间需水化、碱化、利尿；与放疗同时使用可能增加软组织坏死和骨坏死风险；用药期间出现肺部症状，建议中断治疗；大剂量使用时必须给予亚叶酸钙解救 2. 余见 CHOP 及 DHAP

续表

化疗方案	给药剂量	给药说明
CODOX-M/ IVAC	CODOX-M: 环磷酰胺 800mg/m², d1; 200mg/m², d2~5, i.v. 多柔比星 40mg/m², d1, i.v. 长春新碱 1.5mg/m², d1、8, i.v. 甲氨蝶呤 1200mg/m² iv, 随后 240mg/m²civ 23h, d10 阿糖胞苷 70mg, d1、3, i.v. 甲氨蝶呤 12mg, d15, i.v. IVAC: 异环磷酰胺: 1500mg/m2, d1~5, i.v. 依托泊苷 60mg/m2, d1~5, i.v. 阿糖胞苷 2000mg/m2, d1、2, i.v. 甲氨蝶呤 12mg/m2, d5, i.v. 两者交替使用	见 CHOP 及 DHAP

第七节　急性白血病

一、疾病概述

白血病是一组异质性恶性克隆性疾病,有急性和慢性之分。急性白血病患者骨髓及外周血中以异常原始和早期幼稚细胞为主,原始细胞一般大于 20%,病情发展迅猛,不予治疗会导致迅速死亡。急性白血病根据外周血涂片细胞形态以及恶性细胞来源的免疫组化、免疫表型特征分为急性淋巴细胞白血病(ALL)和急性髓系白血病(AML)两类。ALL 好发于儿童,占比约 60%,有两个发病高峰,分别是 5 岁之内和超过 60 岁患者;AML 好发于 40 岁左右,不随年龄的增加而增加。

急性白血病病因不是很明确,但证实与 EB 病毒感染、基因突变、放射性物质和化疗药物及化学物质接触有关。化疗药物中烷化剂和拓扑异构酶抑制剂会诱导急性白血病的发生。临床表现一般较急,ALL 急性起病多见于 AML,AML 多为缓慢起病。两者表现相似,因正常血细胞减少,导致贫血、出血、继发性感染和发热;因白血病细胞广泛浸润各种组织,导致肝、脾、淋巴结肿大及其他脏器功能衰竭。

急性白血病需要骨髓穿刺及活检来明确诊断及疾病的程度,利用细胞基因技术和分子生物学技术对急性白血病进一步分型有利于疾病的治疗和判断预后。WHO 关于 AML 和 ALL 的分类可参见表 10-27 和表 10-28。

表 10-27　2016 年 WHO AML 分类

AML 伴重现性遗传学异常
AML 伴 t(8; 21)(q22; q22.1); RUNX1-RUNX1T1
AML 伴 inv(16)(p13.1; q22)或 t(16; 16)(p13.1; q22); CBFB/MYH11
APL 伴 PML-RARA

AML 伴 t（9；11）（p21.3；q23.3）; MLLT3-KMT2A

AML 伴 t（6；9）（p23；q34.1）; DEK-NUP214

AML 伴 inv（3）（q21.3；q26.2）或 t（3；3）（q21.3；q26.2）; GATA2,
MECOM

AML（原始巨核细胞）伴 t（1；22）（p13.3；q13.3）; RBM15-MKL1

AML 伴 NPM1 突变

AML 伴 CEBPA 双等位基因突变

暂定类型：AML 伴 BCR-ABL1

暂定类型：AML 伴 RUNX1 突变

AML 伴骨髓增生异常相关改变

治疗相关的髓系肿瘤

AML，非特定类型（NOS）

AML 微分化型、AML 未成熟型、AML 成熟型、急性粒单细胞白血病、
急性原始单核细胞 / 单核细胞白血病、纯红系细胞白血病、急性原始巨
核细胞白血病、急性嗜碱性粒细胞白血病、急性全髓增殖伴骨髓纤维化

髓系肉瘤

唐氏综合征相关髓系增殖（短暂性髓系造成异常、唐氏综合征相关髓
性白血病）

系列未明急性白血病

急性未分化型白血病

混合表型急性白血病伴 t（9；22）（q34.1；q11.2）; BCR-ABL1

混合表型急性白血病伴 t（v；11q23.3）; KMT2A 重排

混合表型急性白血病，B 与髓混合，NOS

混合表型急性白血病，T 与髓混合，NOS

表 10-28　2016 年原始 B 淋巴细胞白血病 / 淋巴瘤分类

原始 B 淋巴细胞白血病 / 淋巴瘤

1. 原始 B 淋巴细胞白血病 / 淋巴瘤（NOS，非特指型）

2. 伴重现性遗传学异常的原始 B 淋巴细胞白血病 / 淋巴瘤

伴 t（9；22）（q34.1；q11.2）/BCR-ABL 的原始 B 淋巴细胞白血病 /
淋巴瘤

伴 t(v；11q23.3)/KMT2A 重排的原始 B 淋巴细胞白血病 / 淋巴瘤

伴 t(12；21)(p13.2；q22.1)/ETV6-RUNX1 的原始 B 淋巴细胞白血病 /
淋巴瘤

伴超二倍体的原始 B 淋巴细胞白血病 / 淋巴瘤

伴亚二倍体的原始 B 淋巴细胞白血病 / 淋巴瘤

伴 t(5；14)(q31.1；q32.3)/IL3-IGH 的原始 B 淋巴细胞白血病 / 淋巴瘤

伴 t(1；19)(q23；p13.3)/TCF3-PBX1 的原始 B 淋巴细胞白血病 / 淋
巴瘤

3. 建议分类

BCR-ABL1 样原始 B 淋巴细胞白血病 / 淋巴瘤

伴 iAMP21 的原始 B 淋巴细胞白血病 / 淋巴瘤

原始 T 淋巴细胞白血病 / 淋巴瘤

根据抗原表达可以划分为不同的阶段：早期前 T、前 T、皮质 T、髓质 T。

建议分类：早期前体 T 淋巴细胞白血病（ETP ）

二、常用化疗方案

白血病的治疗原则是控制异常分化的白血病细胞增殖，解除因异常白血病细胞浸润组织器官引起的各种临床症状。治疗目的是消除白血病细胞克隆并重新构建正常的骨髓造血功能，化疗期间，感染是导致死亡的主要原因。化疗药物的剂量不能因为血细胞计数的降低而进行调整，否则不能杀灭异常白血病细胞和从根本上改善骨髓功能，同时药物毒性反应也不会避免。

急性白血病的化疗方式可分为诱导化疗和缓解后化疗两大类。诱导化疗即初始进行的大强度化疗，目的是快速消除白血病细胞克隆并诱导产生完全缓解。用于诱导的药物要求对白血病细胞敏感，并且对非增殖细胞也有杀伤力，同时短期内不能产生耐药。诱导化疗结束后，应进行缓解后化疗。缓解后化疗的目的是清除无法检测的残留白血病细胞，药物要求是耐药性出现缓慢,且与诱导缓解的药物无交叉耐药性。缓解后化疗后应立即进行巩固治疗,所用药物的种类和剂量与诱导化疗相同或类似。

下面介绍 AML 和 ALL 的常用化疗方案。

(一)AML 常用化疗方案(不含 APL)

1. 诱导化疗方案:如果接诊初治患者,若白细胞大于 $50 \times 10^9/L$,先予白细胞清除术,降低肿瘤负荷,可予羟基脲 1.0g,口服每日 3 次,据血象调整剂量,化疗开始后可停止,化疗方案见表 10-29。

表 10-29　AML 常用诱导化疗方案

化疗方案	给药计划
去甲氧柔红霉素 $8\sim12\text{mg/m}^2$, 3d 阿糖胞苷 100mg/m^2, 7d	具体剂量还是要考虑患者年龄、一般状况、耐受程度以及经济状况
柔红霉素 $45\sim90\text{mg/m}^2$, 3d 阿糖胞苷 100mg/m^2, 7d	柔红霉素大剂量疗效更佳,但国内一般在每日 60mg/m^2 以下
阿克拉霉素 $5\sim8\text{mg/m}^2$, d1~8 或 $10\sim14\text{mg/m}^2$, d1~4, qod×4 次 阿糖胞苷 10mg/m^2, ih, q12h, 14d G-CSF 150μg, qd	阿克拉霉素一般都用 10mg, qd×8 次或 20mg, qod×4 次(临床经验说明小剂量持续用效果较好); G-CSF 一般提前一天用,并根据白细胞计数调整,白细胞大于 $20\times10^9/L$ 停用;此方案适用于一般情况较差的老年患者或伴严重感染不能耐受标准化疗的患者或复发难治患者
氟达拉滨 $30\text{mg/m}^2/\text{d}$, ivgtt, 30min, d1~5(30 分钟内滴完) 阿糖胞苷 12g/m^2, ivgtt, d1~5(氟达拉滨后 4 小时起) G-CSF 200μg/m^2, d0~5 或直至中性粒细胞 $>1.0\times10^9/L$	适用于复发难治 AML,氟达拉滨骨髓抑制明显,易导致机会性感染,通常用前予抗生素预防:SMZ-CO 0.96g, bid, po,氟康唑 0.2g, bid, po

2. 巩固化疗：需结合患者一般情况、本病危险度分层及耐受程度，选择合适方案，化疗方案见表10-30。

表 10-30 AML 常用巩固化疗方案

化疗方案	给药计划
高三尖杉酯碱 $2mg/m^2/d$, 7d 阿糖胞苷 $100\sim200mg/m^2/d$, 7d	可根据患者耐受情况延长至 10~14 天
氟达拉滨 $8\sim12mg/m^2/d$, 3d 阿糖胞苷 $100\sim200mg/m^2/d$, 7d	循环 6 个周期
高三尖杉酯碱 $1mg/m^2$, d1~10 阿糖胞苷 $10mg/m^2$ih q12h, 14d G-CSF $150\mu g$ qd	根据白细胞计数调整 G-CSF
高三尖杉酯碱 $2mg/m^2/d$, d1~7 阿糖胞苷 $100\sim200mg/m^2/d$, d1~7 阿克拉霉素 $20mg/d$, d1~7	根据白细胞计数调整 G-CSF
高三尖杉酯碱 $2mg/m^2/d$, d1~7 阿糖胞苷 $100\sim200mg/m^2/d$, d1~7 柔红霉素 $40mg/m^2/d$, d1~3	根据白细胞计数调整 G-CSF
阿糖胞苷 $2\sim3g/m^2$ q12h × 6 次	使用前予地塞米松针 5mg, 减少药物反应

（二）APL 常用化疗方案

APL 是目前最好的无需行造血干细胞移植的白血病类型，是唯一可以治愈的白血病类型。但前期病情凶险，有弥散性血管内凝血（DIC）与出血风险，需动态检测 DIC，有出凝血异常以及血小板减少的患者，骨髓形态一旦确诊立即给以维 A 酸以及亚砷酸联合治疗。同时给予新鲜冰冻血浆或者冷沉淀，输注尽早纠正 DIC，可以输注血小板；在治疗过程中保持血小板计数在 $50 \times 10^9/L$ 以上（最低在 $30 \times 10^9/L$ 以上）。治疗时需注意分化综合征的发生，每日检测体重变化，观察有无水肿、腹围改变、胸闷、气促、低氧血症和发热情况,有上述情况可予胸部 X 线、心脏 B 超和腹部 B 超检查,查看有无出现胸腔积液、心包积液和腹水。一旦出现上述情况,静脉滴注地塞米松 20mg/d,好转后减量;同时暂停维 A 酸,将三氧化二砷剂量减半,好转后恢复原维 A 酸和三氧化二砷剂量;另外可给予利尿和支持对症处理。

1. 诱导化疗方案见表 10-31。

表 10-31　APL 常用诱导化疗方案

化疗方案	给药计划
维 A 酸 20mg/m²/d, d1~CR 三氧化二砷 0.16mg/kg/d, d1~CR 米托蒽醌 1.4mg/m²/d, d7~10	米托蒽醌降白细胞速度更快,根据血象调整用药,可以单药维 A 酸或者联合三氧化二砷
维 A 酸 25mg/m²/d, d1~CR 三氧化二砷 0.16mg/kg/d, d1~CR 去甲氧柔红霉素 8~12mg/m²/d, d7~10	根据血象调整用药,可以双诱导或者单药联合化疗

注:CR 完全缓解。

2. 巩固化疗方案见表 10-32。

表 10-32　APL 常用巩固化疗方案

化疗方案	给药计划
维 A 酸 20mg/m²/d, d1~14 去甲氧柔红霉素 8~12mg/m²/d, 3d	中低危组两疗程
维 A 酸 20mg/m²/d, d1~14 去甲氧柔红霉素 8-12mg/m²/d, 3d	高危组两疗程
维 A 酸 20mg/m², d1~14 高三尖杉酯碱 4mg/m², d1~3 阿糖胞苷 1g/m², 3d	高危组一疗程

如果患者不能耐受化疗,则以维 A 酸联合三氧化二砷巩固治疗六疗程;达 CR 者,如果巩固治疗后,分子生物学转阴则维持治疗,维持 2 年,以下三种方案交替(三个月一循环):

(1)三氧化二砷 0.16mg/kg/d,d1~14,间歇 14 天。

(2)三氧化二砷 0.16mg/kg/d,d1~14,间歇 14 天。

(3)维 A 酸 $20mg/m^2/d$,d1~14,间歇 14 天。

(三氧化二砷可用复方黄黛片替代,剂量为 15mg/kg qid)

(三)ALL 常用化疗方案

1. 预治疗:如果患者检查白细胞 $\geq 50 \times 10^9/L$,或者肝脾、淋巴结肿大明显,则使用预治疗,方法如下:泼尼松 60mg, po, qd × 3d 联合环磷酰胺 $200mg/m^2$, iv, qd × 3d。化疗前评估激素敏感性,极少数患者会对激素敏感,使用后骨髓内会有显著改善。

2. 诱导化疗方案(VDCLP 方案)见表 10-33。

表 10-33　ALL 常用诱导化疗方案(VDCLP 方案)

化疗方案	给药计划
长春地辛 4mg, ivgtt, d1、8、15、22 去甲氧柔红霉素 $8mg/m^2$, ivgtt, d1~3 环磷酰胺 $750mg/m^2$, ivgtt, d1、15 泼尼松 1mg/kg, 14d 门冬酰胺酶 $6000IU/m^2$, ivgtt, d11、14、17、20、23、26	1. 美司钠解救用量:Mesna:CTX=1:1.2,可于 CTX 后 0、4、8 小时或与 CTX 同步持续给药 2. 门冬酰胺酶可换成培门冬酶 $2500IU/m^2$,分三个部位肌内注射;应用前需皮试;该类药物易诱发胰腺损伤,注意监测血清淀粉酶、凝血功能变化 3. 泼尼松第 15 天开始可以降低 1/3 的用量(第 15~28 天),可改为地塞米松滴注 4. 血象恢复(白细胞 $\geq 1 \times 10^9/L$,血小板 $\geq 50 \times 10^9/L$)进行鞘内注射 2 次,中间间隔至少 3 天,间隔 28 天行巩固化疗

3. 早期巩固强化治疗方案见表 10-34（每次化疗前均需行腰穿＋鞘注）。

表 10-34　ALL 早期巩固强化治疗方案

化疗方案	给药计划
环磷酰胺 750mg/m², ivgtt, d1、8 阿糖胞苷 100mg/m²/d, ivgtt, d1~3、8~10 6-MP 或 6-TG 60mg/m²/d, po, d1~7	美司钠解救同诱导化疗方案
甲氨蝶呤 3g/m², ivgtt, qd, d1（尿 pH＞8, civ24h） 门冬酰胺酶 6000 IU/m², iv, d2~3 或培门冬酶 2500IU/m², im, d2~3	1. 测 MTX 浓度（24、48、72 小时） 2. 亚叶酸钙（CF）总量一般小于 　　10% 甲氨蝶呤（MTX），MTX 结 　　束 12 小时后开始解救，首次 　　CF 50mg, 后 18mg q6h, 根据 　　MTX 血药浓度调整
米托蒽醌 8mg/m²/d, ivgtt, qd, d1~3 阿糖胞苷 750mg/m²/d, q12h, d1~3	无需特殊给药方式

4. 晚期强化治疗方案见表 10-35。

表 10-35　ALL 晚期强化治疗方案

化疗方案	给药计划
长春地辛 4mg, ivgtt, d1、8、15、22 去甲氧柔红霉素 8mg/m²/d, ivgtt, d1~3 门冬酰胺酶 6000IU/m², ivgtt, d11、14、 17、20、23、26 地塞米松 8mg/m²/d, d1~7、15~22	门冬酰胺酶可用培门冬酶替 代，柔红霉素可以替代去甲氧 柔红霉素
环磷酰胺 750mg/m², d1 长春新碱 2mg, d1 阿糖胞苷 100mg/m², d1~7 替尼泊苷 100mg/m², d1~4 地塞米松 6mg/m²/d, d1~7	接受头颅和脊髓照射的患者， Ara-C 和 VM-26 均减 1 天

化疗方案	给药计划
甲氨蝶呤 3g/m², ivgtt qd, d1（尿 pH > 8, civ24h） 门冬酰胺酶 6000IU/m², d2~3 或培门冬酶 2500IU/m², im, d2~3	1. 测甲氨蝶呤浓度（24、48、72 小时） 2. 亚叶酸钙（CF）用量 ≥ 7%~ 8% 甲氨蝶呤（MTX），MTX 结束 12 小时后开始解救，首次 CF 50mg，后 18mg q6h，根据 MTX 血药浓度调整

5. 维持治疗方案见表 10-36。

表 10-36　ALL 维持治疗方案

维持方案
6-MP 60mg/m², po qd, d1~7
甲氨蝶呤 20mg/m², ivgtt qd, d8
强化方案（每6个月强化一次）
米托蒽醌　8mg/m²/d, ivgtt, d1~2
长春地辛　4mg, ivgtt, d1
环磷酰胺　600mg/m², ivgtt, d1
阿糖胞苷　100mg/m²/d, ivgtt, d1~5
地塞米松　6mg/m²/d, ivgtt, d1~7

每月一疗程，直至缓解后 3 年。每 6 个月予强化治疗 1 次；维持治疗期间尽量保证 3 个月复查一次。高危组、未行头颅照射的患者，每 6 个月强化的同时鞘内注射一次，共鞘内注射约 12 次（低危组）至 16 次（高危组），L-ASP 总应用次数 16 次左右。

注意：①在化疗（尤其是应用 L-ASP）的过程中若出现肝功能、出血凝血检查等的异常或严重感染，可以酌情调整治疗。② ALL 的维持治疗既可以在完成巩固强化治疗之后单独连续使用,也可与强化巩固方案交替序贯进行。

中枢神经系统白血病(CNSL)预防治疗:18岁以上的高危组患者一般应考虑进行颅脑分次(10~12次)照射,总量18~20Gy;有中枢神经系统白血病的证据者照射剂量为24Gy,照射野为颅脑和脊髓;标危组患者可以酌情进行。18岁以下的患者,未诊断CNSL时可以不进行头颅放疗。放疗期间可予泼尼松口服或VP(VCR+泼尼松)方案维持已行颅脑照射的患者,若无CNSL的证据则半年内不进行鞘注治疗。

所有Ph+ALL化疗可以同时应用伊马替尼。

(王峥嵘 沈 健)

参 考 文 献

[1] 汤钊猷. 现代肿瘤学. 第3版. 上海:复旦大学出版社, 2011.

[2] Skeel RT, Khleif SN. 癌症化疗手册. 第8版. 于世英, 译. 北京:科学出版社, 2012.

[3] Treat JA, Gonin R, Socinski MA, et al. A randomized, phase III multicenter trial of gemcitabine in combination with carboplatin or paclitaxel versus paclitaxel plus carboplatin in patients with advanced or metastatic non-small-cell lung cancer. Ann Oncol, 2010, 21(3): 540-547.

[4] Pallis AG, Agelaki S, Agelidou A, et al. A randomized phase III study of the docetaxel/carboplatin combination versus docetaxel single-agent as second line treatment for patients with advanced/metastatic non-small cell lung cancer. BMC Cancer, 2010, 10: 633-640.

[5] Shi Y, Zhang L, Liu X, et al. Icotinib versus gefitinib in previously treated advanced non-small-cell lung cancer (ICOGEN): a randomised, double-blind phase 3 non-inferiority trial. Lancet Oncol, 2013, 14(10): 953-961.

[6] Zhou C, Wu YL, Chen G, et al. Erlotinib versus chemotherapy as first-line treatment for patients with advanced EGFR mutation-positive non-small-cell lung cancer (OPTIMAL, CTONG-0802): a multicentre, open-label, randomised, phase 3 study. Lancet Oncol, 2011, 12(8): 735-742.

[7] Maemondo M, Inoue A, Kobayashi K, et al. Gefitinib or chemotherapy for non-small-cell lung cancer with mutated EGFR. N Engl J Med, 2010, 362(25): 2380-2388.

[8] Shaw AT, Kim DW, Nakagawa K, et al. Crizotinib versus chemotherapy in advanced ALK-positive lung cancer. N Engl J Med, 2013, 368(25): 2385-2394.

[9] Solomon BJ, Mok T, Kim DW, et al. First-line crizotinib versus chemotherapy in ALK-positive lung cancer. N Engl J Med, 2014, 371(23): 2167-2177.

[10] Zhou C, Wu YL, Chen G, et al. BEYOND: A randomized, double-blind, placebo-controlled, multicenter, phase III study of first-line carboplatin/paclitaxel plus bevacizumab or placebo in chinese patients with advanced or recurrent nonsquamousnon-small-cell lung cancer. J Clin Oncol, 2015, 33(19): 2197-2204.

[11] Chen W, Zheng R, Baade PD, et al. Cancer statistics in China, 2015. CA Cancer J Clin, 2016, 66(2): 115-132.

[12] Rinaldi F, George E, Adler AI. NICE guidance on cetuximab, bevacizumab, and panitumumab for treatment of metastatic colorectal cancer after first-line chemotherapy. Lancet Oncol, 2012, 13(3): 233-234.

[13] Shi M, Ji J, Wu J, et al. Cetuximab combined with FOLFOX4 as the first-line treatment for advanced gastric cancer: report of 25 cases from a single institution. Hepatogastroenterology, 2012, 59(116): 1054-1058.

[14] 秦叔逵, 李进. 阿帕替尼治疗胃癌的临床应用专家共识. 临床肿瘤学杂志, 2015, 20(9): 841-847.

[15] Koizumi W, Narahara H, Hara T, et al. S-1 plus cisplatin versus S-1 alone for first-line treatment of advanced gastric cancer(SPIRITS trial): a phase III trial. Lancet Oncol, 2008, 9(3): 215-221.

[16] Bang YJ, Kim YW, Yang HK, et al. Adjuvant capecitabine and oxaliplatin for gastric cancer after D2 gastrectomy(CLASSIC): a phase 3 open-label, randomised controlled trial. Lancet, 2012, 379(9813): 315-321.

[17] Hironaka S, Sugimoto N, Yamaguchi K, et al. S-1 plus leucovorin versus

S-1 plus leucovorin and oxaliplatin versus S-1 plus cisplatin in patients with advanced gastric cancer: a randomised, multicentre, open-label, phase 2 trial. Lancet Oncol, 2016, 17(1): 99-108.

[18] Von Hoff DD, Ervin T, Arena FP, et al. Increased survival in pancreatic cancer with nab-paclitaxel plus gemcitabine. N Engl J Med, 2013, 369(18): 1691-1703.

[19] Su D, Jiao SC, Wang LJ, et al. Efficacy of nimotuzumab plus gemcitabine usage as first-line treatment in patients with advanced pancreatic cancer. Tumour Biol, 2014, 35(3): 2313-2318.

[20] Ueno H, Ioka T, Ikeda M, et al. Randomized phase III study of gemcitabine plus S-1, S-1 alone, or gemcitabine alone in patients with locally advanced and metastatic pancreatic cancer in Japan and Taiwan: GEST study. J Clin Oncol, 2013, 31(13): 1640-1648.

附录1 FDA抗肿瘤药物妊娠期应用危险性分级

FDA分类	定义	注意事项	抗肿瘤药物
A	在孕妇中研究证实无危险性	妊娠期患者可安全使用	无
B	动物中研究无危险性，但人类研究资料不充分，或对动物有毒性，但人类研究无危险性	有明确指征时慎用	曲妥珠单抗，美司钠
C	动物研究显示毒性，人类研究资料不充分，但用药时可能患者的受益大于危险性	在确有应用指征时，充分权衡利弊决定是否选用	放线菌素D、门冬酰胺酶，达卡巴嗪，利妥昔单抗，贝伐珠单抗，亚叶酸钙，右雷佐生，氨磷汀，培门冬酶
D	已证实对人类有危险性，	避免应用，但在确有	盐酸氮芥，环磷酰胺，异环磷酰胺，苯丁酸氮芥，顺铂，卡铂，奥沙利铂，

FDA 分类	定义	注意事项	抗肿瘤药物
	但仍可能收益多	应用指征,且患者受益大于可能的风险时严密观察下慎用	丝裂霉素、博来霉素,培美曲塞,氟尿嘧啶(肠道外给药),卡培他滨,巯嘌呤,磷酸氟达拉滨,盐酸阿糖胞苷,盐酸吉西他滨,硫酸长春新碱,硫酸长春瑞滨,紫杉醇,多西他赛,伊立替康,盐酸拓扑替康,多柔比星,表柔比星,柔红霉素,米托蒽醌,依托泊苷,他莫昔芬,托瑞米芬,来曲唑,阿那曲唑,依西美坦,氟他胺,吉非替尼,厄洛替尼,伊马替尼,索拉非尼,依维莫司,硼替佐米,三氧化二砷
X	对人类致畸,危险性大于受益	禁用	甲氨蝶呤,氟尿嘧啶(局部/皮肤外用),醋酸戈舍瑞林,醋酸亮丙瑞林,醋酸曲普瑞林,比卡鲁胺,醋酸甲羟孕酮,醋酸甲地孕酮,沙利度胺,来那度胺

注:妊娠期用药可参考表中分类,权衡患者的受益程度及可能的风险后决定。

附录2 Hale教授哺乳期用药危险性分级

Hale分级	定义	抗肿瘤药物
L1级 （safest）	许多哺乳母亲服药后没有观察到对婴儿的副作用会增加。在哺乳妇女的对照研究中没有证实对婴儿有危险，可能对哺乳婴儿的危害甚微，或者本药物在婴儿不能口服吸收利用	培门冬酶
L2级 （safer）	在有限数量的对哺乳母亲的用药研究中没有证据显示副作用增加；和（或）哺乳母亲使用该种药物有危险性的证据很少	无
L3级 （Moderately safe）	没有在哺乳妇女进行对照研究，但喂哺因而出现不良反应的危害性可能存在；或对照研究仅显示有很轻微的非致命性副作用。本类药物只有在权衡对婴幼儿的利大于弊后方可应用。没有发表相关数据的新药自动划分至该级别，无论其安全与否	盐酸氮芥，甲氨蝶呤，巯嘌呤，羟基脲，门冬酰胺酶，醋酸曲普瑞林，醋酸甲地孕酮，贝伐珠单抗，亚叶酸钙

续表

Hale分级	定义	抗肿瘤药物
L4级 （Possibly Hazardous）	有对喂哺婴儿或母乳制品的危害性的明确的证据。但不如母亲用药后益处大于对婴儿的危害，例如母亲处于危及生命中疾病情况下，二其他较安全的药物不能使用或无效	异环磷酰胺，博来霉素，氟尿嘧啶，盐酸吉西他滨，枸橼酸托瑞米芬，来曲唑，醋酸甲羟孕酮，利妥昔单抗，厄洛替尼，维A酸
L5级 （Contrain- dicated）	对哺乳母亲的研究已证实对婴儿有明显的危害或该类药物对婴儿产生明显损害的风险性高。哺乳妇女应用这类药物显然是无益的。该类药物禁用于哺乳期妇女	环磷酰胺，苯丁酸氮芥，替莫唑胺，顺铂，卡铂，奥沙利铂，丝裂霉素，放线菌素D，盐酸阿糖胞苷，硫酸长春新碱，酒石酸长春瑞滨，紫杉醇，多西他赛，多柔比星，表柔比星，柔红霉素，盐酸米托蒽醌，依托泊苷，枸橼酸他莫昔芬，阿那曲唑，依西美坦，醋酸亮丙瑞林，伊马替尼，依维莫司，沙利度胺

注：（1）哺乳用药"L"分级中的"L"为lactation（授乳，哺乳）的首字母大写，"L"分级是美国儿科学教授 Thomas W. Hale 提出的哺乳期药物危险分级系统。Hale 教授通过总结所有临床应用数据的药物，包括其理化性质、代谢动力学参数，并利用理论婴儿剂量（TID）、相对婴儿剂量（RID）和药物乳汁/血浆比值（M/P）等参数归纳了数千种药物在哺乳期使用的危险分级。

（2）Hale TW, Rowe HE. Medications & Mothers' Milk. 16th. Ed. Amarillo, TX : Hale Publishing, 2014.

附录3 临床常用计算公式

一、体表面积

成人男性体表面积(m^2)=0.00607 × 身高(cm)+0.0127 × 体重(kg)-0.0698

成人女性体表面积(m^2)=0.00586 × 身高(cm)+0.0126 × 体重(kg)-0.0461

儿童体表面积(m^2)=0.0061 × 身高(cm)6+0.0128 × 体重(kg)-0.1529

或儿童体表面积(m^2)= 体重(kg) × 0.035+0.1

二、内生肌酐清除率(Ccr)和肾小球滤过率(GFR)

(一)Cockcroft-Gault 公式

$$Ccr(ml/min)= \frac{(140- 年龄) × 体重(kg)}{72 × 血肌酐浓度(mg/dl)}（男性）$$

注意单位换算:72 × 血肌酐浓度(mg/dl)=0.818 × 血肌酐浓度(μmol/L)

女性 =0.85 × 男性计算值

说明:该公式是经未标化血肌酐(Scr)值回归得出,若实验室使用的是标化后的 Scr,结果可造成 Ccr 的估算值偏高。

(二)MDRD 公式

GFR[ml/(min · 1.73m^2)]=186 × Scr(mg/dl)$^{-1.154}$ × 年龄$^{-0.203}$(Scr未标化)

GFR[ml/(min · 1.73m^2)]=175 × Scr(mg/dl)$^{-1.154}$ × 年龄$^{-0.203}$(Scr已标化)

女性 =0.742 × 男性计算值

说明：当 GFR＞60ml/（min・1.73m^2），会低估 GFR 值。

(三)CKD-EPI 公式

CKD-EPI 公式见附表 1。

附表 1　CKD-EPI 公式

性别	Scr值	公式
女性	Scr ≤ 0.7mg/dl	GFR[ml/（min・1.73m^2）]=144 × （Scr /0.7）$^{-0.329}$ × 0.993^{age}
	Scr ＞ 0.7mg/dl	GFR[ml/（min・1.73m^2）]=144 × （Scr /0.7）$^{-1.209}$ × 0.993^{age}
男性	Scr ≤ 0.9mg/dl	GFR[ml/（min・1.73m^2）]=141 × （Scr /0.9）$^{-0.411}$ × 0.993^{age}
	Scr ＞ 0.9mg/dl	GFR[ml/（min・1.73m^2）]=141 × （Scr /0.9）$^{-1.209}$ × 0.993^{age}

说明：当 GFR ＞ 60ml/（min・1.73m^2）时，CKD-EPI 公式比 MDRD 更准确。

　　总结：Cockcroft-Gault 公式的单位与 MDRD 公式和 CKD-EPI 公式不一样，如果药物说明书中规定根据肾功能进行调整，但没有明确表明何种公式进行估算，可根据肾功能的单位进行判断，如果是 ml/min，可选用 Cockcroft-Gault 公式；如果是 ml/（min・1.73m^2），可选用 MDRD 公式和 CKD-EPI 公式，但要注意 MDRD 公式对 GFR＞60ml/（min・1.73m^2）准确性不如 CKD-EPI 公式。

12检